AF549038

Harlich H. Stavemann

Lebensziele in Therapie und Beratung

Harlich H. Stavemann

Lebensziele in Therapie und Beratung

Sinn- und Wertefragen klären, Handlungsziele bestimmen

Mit Online-Material

2. vollständig überarbeitete und erweiterte Auflage

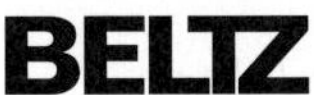

Anschrift des Autors:
Dr. Harlich H. Stavemann
IVT – Institut für Integrative Verhaltenstherapie
Osterkamp 58
22043 Hamburg
E-Mail: stavemann@i-v-t.de

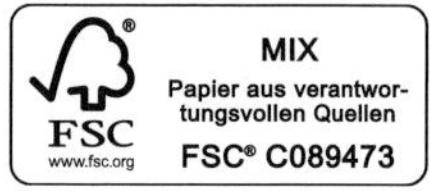

Dieses Buch ist erhältlich als:
ISBN 978-3-621-28444-8 Print
ISBN 978-3-621-28452-3 E-Book (PDF)

1. Auflage 2008
2. Auflage 2017

Lektorat: Natalie Brecht
Bildnachweis: Shutterstock/robodread
Einbandtypografie: Lelia Rehm
Herstellung: Lelia Rehm
Gesamtherstellung: Beltz Bad Langensalza GmbH, Bad Langensalza
Printed in Germany

Weitere Informationen zu unseren Autoren und Titeln finden Sie unter: www.beltz.de

Inhaltsübersicht

Inhalt

Vorwort

Die Frage nach dem »richtigen« Lebensziel ist eine der wesentlichsten lebensphilosophischen Themen, die Menschen beschäftigt. Therapeuten werden damit konfrontiert, wenn ihre Klienten unter zu vielen, fehlenden, irrationalen oder widersprüchlichen Vorhaben leiden. Insofern gehört das Analysieren und Planen von Zielen mit unterschiedlicher Zeitperspektive zu den alltäglichen Aufgaben von Psychotherapeuten, Seelsorgern und Beratern.

Um anderen sinnvoll beim Prüfen und Planen ihrer Ziele helfen zu können, werden die Helfenden sich zuvor mit den Lebensregeln und -prämissen ihrer Gesprächspartner vertraut machen müssen. Aus dieser Perspektive heraus wird ein angemessenes Prüfkriterium erhalten und es kann nach einer funktionalen Lösung gesucht werden. Dabei werden sie sich u. a. mit den wesentlichen Fragen nach dem *Sinn des Lebens* und nach den gewählten religiösen und moralischen Zielen, sowie den sozialen und kulturellen Normen des Klienten auseinandersetzen. Erst dieses Hintergrundwissen liefert den Maßstab, an dem sich Analyse und Planen orientieren sollten.

Die Fragen nach Lebenssinn und Lebenszielen sind metaphysischer Art und ihrer Natur gemäß durch naturwissenschaftliches Herangehen nicht zu beantworten. Um hier selbst oder mit Hilfesuchenden voranzukommen, sind philosophische Reflexionen notwendig. Leider sind nur wenige Therapeuten und Berater im Umgang mit lebensphilosophischen Themen geübt, beherrschen die dazu notwendige innere Haltung und hilfreiche Gesprächsstrategien. Als überzeugter Vertreter Kognitiver (Verhaltens-)Therapie weiß ich hiervon aus eigener Erfahrung ein Klagelied zu singen: Auch nach langjähriger Ausbildung in kognitiven Verfahren und Therapietechniken war ich wenig auf die lebensphilosophischen Fragen meiner Klienten vorbereitet. Ich musste verunsichert feststellen, dass hier eine gewaltige Lücke klaffte, die erst durch mühsames Auseinandersetzen und Reflektieren von relevanten Themen nach und nach zu füllen war.

Und genau hierfür soll dieses Buch dienen: Es soll Therapeuten, Beratern und Seelsorgern Möglichkeiten aufzeigen, wie sie ihrer Klientel hilfreich zur Seite stehen, wenn diese Antworten auf eigene lebensphilosophische Fragen suchen. Es vermittelt, wie sie diese eigenverantwortliche Suche nach Lebenszielen und Lebenssinn non-direktiv unterstützen können.

Inhalte und Ziele. Zu diesem Zweck werden im Teil I einige therapeutische Strategien und Tools vermittelt sowie Anregungen für das Reflektieren metaphysischer Themen gegeben. Das Buch vermittelt keine allgemeingültigen philosophischen Erkenntnisse oder Einsichten. Vielmehr wird ein Weg aufgezeigt, wie man anderen dabei behilflich sein kann, zu eigenen Erkenntnissen und Ansichten zu gelangen. Was Therapeuten dazu benötigen sind philosophische Fertigkeiten, und die lassen sich schlecht anlesen.

Jemandem mit Hilfe eines Buchs das Philosophieren vermitteln zu wollen, ist ein kaum erfüllbarer Anspruch (vergleichbar dem, auf diese Art das Musizieren lehren zu wollen). Hierzu wäre das philosophische Gespräch weitaus geeigneter. So sehen auch Philosophen von Sokrates (Platon, 1964) bis Nelson (2002) und Heckmann (1981) den gemeinsamen Dialog, die gemeinsame Reflexion als optimale Vermittlungsweise an. Aber das wird auf diese Weise schwierig ...

Aus pragmatischen Gründen wird daher in Teil II die nach Platon (1964) zweitbeste Möglichkeit zum Vermitteln philosophischer Fertigkeiten gewählt: anhand schriftlich wiedergegebener Dialoge. Hier wird das praktische Vorgehen beim Analysieren und Planen von Lebenszielen bei unterschiedlichen Arten von Zielproblemen wiedergegeben und kommentiert.

Das Durchlesen allein wird nicht reichen, um ad hoc philosophische Fertigkeiten zu besitzen. Um die erworbenen Kenntnisse danach erfolgreich anwenden zu können, bedarf es leider noch umfangreichen Übens.

Auch wer darauf spekuliert haben sollte, dass er zumindest selbst am Ende die Wahrheit über die richtigen Ziele und das wahre Leben kennt, wird merken: Daraus wird leider nichts, denn wir arbeiten hier mit Glaubenssätzen.

Auch ich habe mir zu den aufgeworfenen Fragen eine eigene Meinung gebildet und an einigen Stellen mag diese auch durchscheinen. Wie auch immer: Sie ist nur eine Ansicht, irgendeine von unendlich vielen, die man dazu haben kann.

Die von mir aufgeworfenen Fragen, meine Reflexionen und Beispiele sollen und können nur dabei helfen, einen Einstieg in das eigene Reflektieren zu finden und diesen zu erleichtern. Am Ende muss sich doch jeder seine eigene Meinung in völliger Unsicherheit bilden und eigenverantwortlich entscheiden, woran er glauben will und woran nicht, welche Lebensziele er verfolgt und welchen Lebensinhalten und Werten er sich verschreiben möchte. Schließlich muss jeder die Konsequenzen seiner Glaubensentscheide und seiner Lebensziele selbst (er-)tragen.

Ich beschreibe das Analysieren und Planen von Lebenszielen sowohl für den Einsatz in der Psychotherapie als auch für die beraterische und seelsorgerische Tätigkeit. Aus stilistischen Erwägungen und Vereinfachungsgründen benenne ich jedoch den therapeutischen Einsatz und verwende die Begriffe »Therapeut« und »Klient«. Alle Beispiele sind leicht auf den beraterischen oder seelsorgerischen Bereich übertragbar. Aus denselben Gründen habe ich auf das »geschlechtsausgeglichene« Benennen der männlichen und weiblichen Formen verzichtet und lediglich die männliche verwendet. Natürlich sind die Leser*innen* stets in diesen Formulierungen miteingeschlossen.

Begriffe, die für Leser ohne profunde Kenntnis in Kognitiver (Verhaltens-)Therapie oder Philosophie erklärungsbedürftig sein könnten, sind mit einem → gekennzeichnet und werden im Glossar erläutert.

Besonders relevant für Praktiker:
Zu den einzelnen Veränderungsschritten und Problemtypen werden die häufigsten typischen Klienten-Widerstände aufgezeigt und ein möglicher therapeutischer Umgang beschrieben.

Neu in dieser Auflage sind umfangreiche Informations- und Arbeitsblätter zum Download für Therapeuten und Klienten.

Die Informationen für Therapeuten enthalten Hinweise und beschreiben Therapiewerkzeuge und therapeutische Strategien. Und zwar auch solche, die nicht speziell dem Thema Lebensziele analysieren und planen, sondern eher dem therapeutischen Allgemeinwissen zuzuordnen sind. Sie dienen dazu, dass Leser bei Bedarf diese vielfach an anderen Stellen beschriebenen Inhalte rekapitulieren können. Dadurch soll eine unnötige Redundanz im Buch vermieden werden. Die Informationen für Therapeuten sind auf den Materialien mit »INFO T« gekennzeichnet.

Die Informationen und Arbeitsblätter für Klienten (markiert mit »INFO K« und »AB«) dienen dem Therapeuten zur Arbeitserleichterung und den Klienten zur Therapieunterstützung. Mithilfe der Informationsblätter lassen sich wichtige Inhalte vor- oder nachbereiten und sie beugen dem Vergessen vor. Die Aufgabenblätter dienen dem konkreten Umsetzen des Erarbeiteten.

Die Informations- und Arbeitsblätter befinden sich im Anhang. Für den praktischen Einsatz können sie zudem kostenfrei heruntergeladen werden (s. Abschn. im Anhang: Hinweise zu Arbeitsmaterialien).

In den Behandlungsplänen, Arbeits- und Informationsblättern kommt es zu einigen inhaltlichen Überschneidungen. Diese sind der höheren Praktikabilität geschuldet und deswegen gewollt. So kann der Leser bei Bedarf direkt auf Behandlungsstrategien bei bestimmten Störungsbilder zurückgreifen, ohne den gesamten Bereich rekapitulieren zu müssen. Gleiches gilt für die Arbeitsblätter, die dadurch den Klienten gezielt für das jeweilige Störungsbild ausgeteilt werden können.

Ihre Rückmeldung, Kritik, Verbesserungs- oder Ergänzungsvorschläge zur theoretischen Ableitung oder praktischen Anwendung sind sehr willkommen. Kontakt: siehe Autorenanschrift im Impressum.

Vaisala (Savaii), im Januar 2017 *Harlich Stavemann*

I Therapeutische Strategien und Tools für das Reflektieren metaphysischer Themen und für das Analysieren und Planen von Lebenszielen

Einleitung

Nachfolgend werden wir ständig mit den Begriffen »Lebensziele«, »Handlungsziele«, »metaphysische Prämissen« etc. konfrontiert. Für das bessere Verständnis möchte ich diesen Abschnitt mit einigen Definitionen beginnen. (Diese Übersicht finden Sie auch auf dem vorderen Innenteil des Buchs.)

Lebensziele beschreiben, wie jemand sein Dasein gestalten möchte. Sie bestehen aus metaphysischen Zielen und aus kurz-, mittel- und langfristig orientierten Handlungszielen.

Metaphysische Ziele oder *metaphysische Prämissen* bezeichnen grundlegende Glaubens- und Wertvorstellungen in Form moralischer, religiöser, politischer, sozialer und hedonistischer Konzepte, Vorlieben und Normen. Sie beschreiben also, *wie* bzw. unter welchen normativen → Randbedingungen jemand seine Handlungsziele verfolgen will.

Handlungsziele beschreiben, was jemand kurz-, mittel- und langfristig durch eigenes Commitment erreichen möchte. Handlungsziele beinhalten Zeitpunktziele, Etappenziele und Zeitraumziele.

Zeitraumziele können beständig verfolgt werden und sind nie final erreichbar (z. B. »nach meinen moralischen Regeln leben« oder »Beziehungen pflegen«).

Zeitpunktziele sind zu einem bestimmten Zeitpunkt final erreicht (z. B. »Abitur machen« oder »mein Kind großziehen«).

Etappenziele beschreiben Zeitpunktziele, die schrittweise zu übergeordneten Oberzielen führen (z. B. die Etappenziele »Hochschulreife«, »Medizinstudium« und »Approbation« beim Endziel »Arztpraxis eröffnen«).

Oberziele sind langfristig angelegt. Sie können sowohl aus Zeitpunkt- als auch aus Zeitraumzielen bestehen.

Commitment meint die Einsatzbereitschaft, die Überwindung aufzubringen, um das zu tun, was zum Erreichen der gesteckten Ziele notwendig ist.

Philosophie und Psychotherapie

Wenn wir uns mit den Problemen beschäftigen, die Menschen mit ihren Lebenszielen haben und Lösungen dafür suchen, Lebensinhalte fokussieren und einzelne Punkte mit den Betroffenen auf Rationalität und Funktionalität reflektieren, dann geht es um die wichtigste aller lebensphilosophischen Fragen: um die Begründung und den Inhalt des eigenen Seins.

Aber was haben Psychotherapeuten und Berater mit Philosophie zu tun? Nun, hierzu gibt es bereits deutliche Statements namhafter Psychotherapeuten.

Zitat

- »Psychologie blieb eine harmlose Kunst, bis sich die Philosophie ihrer annahm ... [Die Metaphysik] hat das Leben der Menschen und ihre Entwicklung im stärksten Maße beeinflußt.« (Adler, 2004 S. 40, 190)
- »For the psychotherapist, philosophy ... should be a mandatory field of study.« (Chessick, 1971, S. 50)
- »Philosophy permeates the living of all lives, whether consciously or otherwise; and its relevance should therefore require little defense.« (Mahoney, 1991, S. 24).
- »Ich habe noch keinen Fall von Neurose gesehen, bei dem nicht als letztes Problem und als letzter Konflikt, wenn man es so nennen will, sich eine ungelöste metaphysische Frage enthüllt hätte.« (Frankl, 2010, S. 104)

Aussagen wie diese, die von Vertretern verschiedenster Psychotherapierichtungen stammen, machen allzu deutlich, wie stark Philosophie und Psychologie miteinander verwoben sind.

Die Bedeutung philosophischer Inhalte für die eigene Disziplin wird von vielen Psychologen jedoch leider allzu häufig übersehen. Sie sind in der Regel auch nicht Bestandteil der Ausbildungscurricula für Psychotherapeuten. Nicht nur Verhaltenstherapeuten sind mit ihren, in erster Linie auf naturwissenschaftliche Techniken ausgerichteten Ausbildungen in philosophischem Vorgehen untrainiert (vgl. Stavemann, 2002; Bucher, 2014). Das gilt auch für Kognitive Psychotherapeuten und alle anderen Therapieschulen, die heute universitär gelehrt werden. Viele meiden daher dieses für sie unsichere Terrain. So sieht Chessick (1971) auch einen Hauptgrund für das Versagen von Psychotherapeuten in deren Unfähigkeit begründet, den lebensphilosophischen Fragen ihrer Klienten adäquat zu begegnen.

Lebensziele und Metaphysik

Die Metaphysik gilt vielen als Königsdisziplin der Philosophie. Sie beschäftigt sich mit den → empirisch-naturwissenschaftlich nicht erfassbaren Bereichen der Wirklichkeit und forscht nach den Ursachen, den allgemeinen Regeln, Zusammenhängen und Prinzipien sowie dem Sinn und Zweck des Seins. Auch die Frage nach dem Sinn und Zweck des eigenen Daseins und somit nach den eigenen Lebenszielen ist eine metaphysische. Dies macht deutlich, weshalb Psychotherapeuten und Berater sich auch mit Metaphysik auskennen sollten, um ihren Klienten angemessen weiterhelfen zu können.

Bevor wir uns mit Lebenszielen und Lebensplänen befassen und die metaphysischen Axiome von Klienten erheben sowie gemeinsam mit ihnen reflektieren, werden wir in Kapitel 1 einige notwendige und / oder hilfreiche Begriffe betrachten.

Das Klären von Begriffen, wie »Lebenssinn«, »Lebenszweck«, »Tod«, »Sicherheit«, »Ewigkeit« oder »Gott« liefert uns das nötige philosophische Rüstzeug für das Klientengespräch.

Wozu Lebensziele analysieren und planen?
Egal wie kurzfristhedonistisch oder fatalistisch Menschen orientiert sind: Wohl jeder verfolgt bewusst oder unbewusst mehr oder weniger präzise formulierte Ziele. Mit dem Begriff »Lebensziel« sind langfristig angelegte Ziele gemeint, und zwar nicht nur Handlungsziele (mit denen wir festlegen, *was* wir erreichen oder beständig verfolgen möchten), sondern auch *wie* wir dies umsetzen, welche moralischen, religiösen, kulturellen und sozialen Normen wir dabei beachten wollen. Die meisten Menschen besitzen bereits mehr oder weniger präzise Lebensziele und können damit ihren Lebensalltag oftmals ohne besondere Probleme bewältigen. Nicht immer sind solche Ziele realistisch, widerspruchsfrei und dem eigenen Wohlbefinden dienlich. Häufig wird dann ein Psychotherapeut, Berater oder Seelsorger um Hilfe gebeten.

Wenn jemand unter seinen Lebenszielen leidet, kann dies z. B. darin begründet sein, dass

- ▶ er keine konkreten Ziele besitzt.
- ▶ er utopische, unrealistische Ziele verfolgt.
- ▶ er zu viele Ziele verfolgt.
- ▶ sich seine Handlungsziele inhaltlich widersprechen.
- ▶ sich die Handlungsziele nicht mit den metaphysischen Prämissen vereinbaren lassen.
- ▶ sich die metaphysischen Prämissen widersprechen.

Wie sich solche Probleme darstellen und wie ihnen zu begegnen ist, betrachten wir ausführlich in Kapitel 3.

Lebensziele in der Psychotherapie analysieren und planen
Für die meisten Psychotherapeuten ist das Erheben und Analysieren der Klientenziele eine »Conditio sine qua non«. Denn ein wesentliches Kennzeichen humanistischer Therapieverfahren (wie z. B. der Integrativen KVT) besteht im Bemühen des Therapeuten, die metaphysischen Prämissen und die langfristigen Ziele des Klienten zu erheben und zu verstehen, bevor er darangeht, anhand dieser Prämissen die vorhandenen Konzepte und Handlungsziele zu prüfen und ggf. einen Behandlungsplan aufzustellen, um inadäquate Ziele zu modifizieren.

Dabei achten Therapeuten auch auf die Kausalität, die zwischen Lebenszielen und emotionalen / psychischen Problemen besteht. Wie wir in Kapitel 3 noch ausführlicher betrachten werden, können einerseits ungünstige Zielvorhaben zu emotionalen / psychischen Problemen führen, andererseits bewirken aber bestimmte psychische Probleme häufig auch Probleme mit Lebenszielen.

Sollte das Erheben dieser wichtigen Inhalte nicht innerhalb der Diagnosephase in den probatorischen Sitzungen möglich sein (z. B. wegen einer ausgeprägten depressiven Störung), werden sie z. B. im KVT-Therapieprozess (siehe Informationsblatt Info 1 T »Phasen einer ambulanten Integrativen KVT«; Stavemann 2015c) in der Phase 3 zunächst ausführlich erarbeitet, bevor zum Veränderungsprozess übergegangen wird.

INFO 1 T

Da Ziele nicht per se sinnvoll oder »gut« sind oder zu angenehm empfundenen Konsequenzen führen, besteht ein weiterer therapeutischer Aspekt darin, die Klienten über die »Kosten« ihrer Lebensziele reflektieren zu lassen. Sind sie bereit, die kurz- und langfristigen Konsequenzen für Ihre Ziele und Werthaltungen zu (er-)tragen? Oder wollen sie diese lieber so modifizieren, dass sie ihnen erträglicher werden?

Lebensziele in der Beratung analysieren und planen

Ob in der Berufs-, Karriere- oder Partnerberatung, im »Personal Coaching« oder in der Sozialarbeit: Auch hier besteht der Auftrag häufig darin, dem Klienten dabei zu helfen, Alternativen abzuwägen und sich für die sinnvollste zu entscheiden. Ebenso benötigt der Berater zunächst ein Verständnis von den übergeordneten Zielen und den metaphysischen Prämissen, um hilfreich zur Seite stehen zu können.

Möglicherweise erlebt der Klient auch berufliche oder soziale Probleme. Dies könnte darin begründet sein, dass er ungünstig oder unrealistisch plant, keine funktionale Zielhierarchie besitzt oder Ziele aufstellt, die er nicht aus eigener Kraft erreichen kann. Hier kann ein gemeinsam aufgestellter und geprüfter Handlungszielplan hilfreich sein.

Ein weiterer Aspekt im Beratungssetting besteht im Aufdecken und Auflösen von Handlungszielkonflikten.

Lebensziele in der Seelsorge analysieren und planen

Seelsorgerische Arbeit ist angezeigt, wenn Klienten mit ihren moralischen oder religiösen Wertvorstellungen in Konflikt geraten. Sei es, dass

- sie plötzlich alte Konzepte bezweifeln,
- sie auf der Suche nach der objektiven Wahrheit Schiffbruch erleiden und deswegen in emotionale Turbulenzen geraten,
- einige ihrer Werte nicht miteinander vereinbar sind und zu moralischen Konflikten führen oder
- sie mit der Unsicherheit nicht klar kommen, ob bzw. wie es im erhofften Jenseits weiter geht.

Häufig geht es darum, unrealistische, zu rigide oder widersprüchliche Ziele hinsichtlich moralischer oder religiöser Wertvorstellungen zu relativieren oder in ein widerspruchsfreies Konzept zu integrieren.

Voraussetzungen für das Analysieren und Planen von Lebenszielen

Voraussetzungen beim Klienten

Als Therapievoraussetzungen werden vom Klienten regelmäßig folgende fünf Bedingungen erwartet:

(1) Problemeinsicht
(2) Veränderungsmotivation
(3) Reflexionsfähigkeit
(4) Reflexive Persönlichkeit
(5) (Lebens-)Ziele

Dabei sollten die Punkte (1) bis (4) auch beim Analysieren und Planen von Lebenszielen vorausgesetzt werden, damit ein solches Angehen Aussicht auf Erfolg hat. Der Punkt (5) entfällt als Voraussetzung, da er durch den angestrebten Prozess erarbeitet werden soll.

Gerade im psychotherapeutischen Bereich müssen die Punkte (1), (2) und (4) regelmäßig überprüft und ggf. vor einem Therapiebeginn noch verstärkt oder aufgebaut werden, damit ein Therapieerfolg möglich wird. Der Punkt (3) ist kaum modifizierbar. Ist er zu sehr eingeschränkt, ist eine Therapie oder Beratung i. d. R. nicht hilfreich.

Zum Auf- und Ausbau der Punkte (1) und (2) dient die Phase 2 im KVT-Behandlungsprozess (siehe INFO 1 T). Hierzu können die Klienteninformationsblätter INFO 2 K und INFO 3 K (aus: Stavemann 2014c) genutzt werden.

Bei ungenügend ausgeprägter reflexiver Persönlichkeit muss zunächst die Ursache hierfür geklärt werden. Ist sie psychogener Natur, kann der Auf- und Ausbau von reflexiver Persönlichkeit durch einen eigenständigen therapeutischen Behandlungsplan angegangen werden. Ein mögliches Vorgehen wird von Stavemann & Hülsner (2016) beschrieben.

Voraussetzungen beim Therapeuten

Auch Therapeuten und Berater müssen bestimmte Kriterien erfüllen, wenn sie ihren Klienten beim Analysieren und Aufbauen von Lebenszielen behilflich sein wollen. Hierzu gehören neben der Bereitschaft, Klientenprämissen sorgfältig zu erheben und aus dieser erarbeiteten Klientenperspektive heraus vorhandene Konzepte zu prüfen und neue funktionale zu suchen, eine zugewandte Haltung und neutrale Position. Zudem sollte der Therapeut fähig und bereit sein, den Klienten zu eigenverantwortlichen Entscheiden zu leiten und die erarbeiteten Erkenntnisse und Veränderungserfolge dem Klienten zuzuschreiben. Um all dies zu erreichen, benötigen Therapeuten und Berater

(1) ein bedingtes Wahrheitskonzept,
(2) die Fähigkeit, Sokratische Dialoge zu führen,
(3) ein glaubwürdiges, kongruentes Modellverhalten und
(4) ein bedingungsfreies, multidimensionales Selbst(wert)konzept.

Die Punkte (1) und (2) sind für den Therapieerfolg derart relevant, dass sie im folgenden Abschnitt gesondert aufgegriffen werden.

Da die Glaubwürdigkeit des Therapeuten oder Beraters der wesentlichste Faktor in der Therapeut-Klient-Beziehung ist und zentral den Therapieerfolg mitbestimmt, muss die Relevanz von Punkt (3) nicht weiter begründet werden. Ein Therapeut, der selbst ziel- und planlos agiert, nicht konsequent eigene Vorgaben und Ankündigungen verfolgt und einhält, kann andere schlecht zum Aufbau und Verfolgen langfristiger Ziele motivieren.

Wer – wie in Punkt (4) gefordert – darauf abzielt, dass der Klient Erkenntnisse und Übungserfolge als eigene Leistung attribuiert, um dessen Selbsteffizienzerwartung und Selbstvertrauen zu stärken, benötigt als Therapeut ein Selbst(wert)konzept, das von

Leistung, Anerkennung oder Zuneigung anderer unabhängig ist. (Vertiefend zu den Therapeutenanforderungen siehe Stavemann, 2014b.)

Therapeutische Haltung und Dialogstil

Die therapeutische Haltung

Metaphysische Fragen lassen sich nicht auf naturwissenschaftliche Weise beantworten und die einzelnen Lösungswege sind nicht in objektiv »gut« oder »schlecht«, »richtig« oder »falsch« zu unterscheiden. Wir bewegen uns hier auf spekulativem Terrain und auf einer reinen Geschmacks- und Glaubensebene. Es ist – auch für noch so begnadete Psychotherapeuten und Berater – schlichtweg unmöglich, objektiv richtige Antworten auf lebensphilosophische Fragen zu erkennen. Dazu müssten sie das Universum von außen, von der nächsthöheren Abstraktionsebene aus betrachten können. Antworten auf Fragen wie z. B. nach der Existenz Gottes oder nach dem Sinn und Zweck des Lebens sind sowohl unbeweisbare als auch unwiderlegbare Glaubenssätze. Das gilt auch für die Antworten, die der Therapeut für sich selbst darauf gefunden hat.

Dies berücksichtigend ist eine förderliche therapeutische Haltung durch ein offenes, zugewandtes, nicht wertendes, neutrales Auftreten hinaus besonders durch folgende Merkmale gekennzeichnet:

- Der Therapeut besitzt ein reflektiertes, bedingtes Wahrheitskonzept,
- er ist zum Perspektivenwechsel fähig und bereit,
- er kann zwischen innerer und äußerer Freiheit diskriminieren und
- er beherrscht den sokratischen Dialogstil.

Das bedingte Wahrheitskonzept

Auch Psychotherapeuten und Berater besitzen keine objektive Erkenntnisfähigkeit. Selbst das, was wir durch Beobachtung und Erfahrung zu *wissen* meinen, ist es nicht sonderlich beeindruckend, sondern nur ein – wie auch immer gelungener oder missratener – individueller Versuch, die Realität zu beschreiben (vgl. Korzybski, 1951; Hayakawa, 1984; Mead, 1987; Singer, 2002; Watzlawick, 2005). Es ist nicht die Wirklichkeit selbst.

Nach Watzlawick et al. (2011) kann man Wissen hierarchisch gliedern in:

(1) Wissen erster Ordnung: das sinnliche Gewahrsein von Objekten
(2) Wissen zweiter Ordnung: Wissen um die Objekte
(3) Wissen dritter Ordnung: Das »Weltbild«, das aus dem mit Bedeutungen versehenen Wissen zweiter Ordnung zusammengesetzt ist.

Als Psychotherapeuten und Berater beschäftigen wir uns mit dem Betrachten und Verändern der Prämissen und damit mit dem Wissen dritter Ordnung. Dies kann allerdings nur von einer Metaebene aus erfolgen: Allein auf der nächsten, der vierten Ebene kann die Einsicht erarbeitet werden, dass die empfundene Wirklichkeit keine schicksalhafte, objektive, unabänderliche Größe ist, sondern durch das eigene subjektive Erleben bestimmt wird.

Korzybski (1995), Watzlawick et al. (2011) und Hayakawa (1984) betonen diese Notwendigkeit, Systeme – und dazu gehören auch metaphysische Glaubenskonzepte – verlassen und von einer Metaebene betrachten zu müssen, um sie erkennen und beurteilen zu können. Aber leider haben wir damit ein Problem, denn bereits die fünfte Ebene ist mit menschlichem Verstand nicht mehr zu erfassen. Und obwohl das Beantworten metaphysischer Fragen so ungeheuer bedeutsam für unseren Lebensweg und unsere Lebensweise ist, können wir doch nur spekulieren, raten und *glauben.*

Richtige oder falsche Lösungen sind für uns nur subjektiv unter der Bedingung der angenommenen Klientenprämissen zu diskriminieren. Um entscheiden zu können, ob ein Ziel, eine Haltung oder Handlung des Klienten funktional oder dysfunktional ist, benötigt der Therapeut daher ein bedingtes Wahrheitskonzept.

Die Annahme eines bedingten Wahrheitskonzepts wirkt missionarischem Agieren auf Seiten des Therapeuten entgegen. Es wird deutlich, dass seine auch noch so perfekten eigenen Lösungen nicht sinnvoll auf den Klienten zu übertragen sind.

! Ein Konzept, eine Handlung oder Haltung sind immer dann für den Klienten »richtig«, wenn sie unter der Bedingung *seiner* metaphysischen Prämissen und Oberziele angemessen sind.

(Ausführlich zu bedingtem Wahrheitskonzept und seinen Implikationen für Psychotherapie und Beratung siehe Stavemann, 2014b und nachfolgend im Kap. 1 sowie INFO 4 T.)

INFO 4 T

Perspektivenwechsel

Mit einem bedingten Wahrheitskonzept ist dem Therapeuten die Notwendigkeit deutlich, dass er die für seine Klienten richtigen Lösungen nur aus deren Perspektive heraus suchen und finden kann.

Die Bereitschaft und Fähigkeit zu einem solchen Perspektivenwechsel ist für das Analysieren und Planen von Zielen unabdingbar. Daher ist der Therapeut von Beginn an durch intensive Exploration bemüht, das Klientenkonzept in Form seiner metaphysischen Prämissen und Oberziele zu erheben und zu verstehen.

Dieses Vorgehen wirkt zudem extrem Widerstand reduzierend. Erkennt der Klient, dass er nicht von außen verändert werden soll, sondern dass der Therapeut eine Lösung sucht, die den obersten Klientengrundsätzen genügen und dass er selbst entscheiden darf, ob er diese neue Lösung übernehmen möchte, kann er allenfalls Widerstand gegen seine eigenen Regeln, Normen und Vorhaben zeigen.

Innere und äußere Freiheit

Gerade beim Festlegen von Zielen kommt es darauf an, das Machbare, das aus eigener Kraft Erreichbare (die → innere Freiheit) vom Wunsch- und Anspruchsdenken und von dem von außen Hemmbaren (die → äußere Freiheit) zu trennen. Einerseits ist dies notwendig, um keine Energie für utopische Ziele zu verschwenden, andererseits um vorhandene eigene Einfluss- und Veränderungsmöglichkeiten nicht zu übersehen.

Der therapeutische Fokus wird beim Prüfen der Klientenziele ständig darauf gerichtet, ob er diese prinzipiell aus eigenem Zutun erreichen kann. Der Bereich der inneren Freiheit bezeichnet gleichzeitig das, wofür jemand selbst Verantwortung trägt. Dieses Differenzieren dient auch dem Auf- und Ausbau der Eigenverantwortungsübernahme beim Aufstellen und Verfolgen eigener Ziele. (Ausführlich zur inneren und äußeren Freiheit und ihren Implikationen für die Therapie und Beratung siehe Stavemann, 2014b.)

Der Sokratische Dialogstil

Beim Erarbeiten von Antworten auf lebensphilosophische Fragen bedienen wir uns sinnvollerweise eines non-direktiven Gesprächsstils, in dem kein explizites Wissen vermittelt und nicht → sophistisch belehrt wird. Die Klienten sollen möglichst wenig in ihrem eigenverantwortlichen Entscheiden beeinflusst werden und selbst bestimmen, was, woran und an wen sie glauben wollen, welchen Werten sie folgen und welche Ziele sie anstreben möchten. Stattdessen sollen die Betroffenen zur eigenen Reflexion über die Thematik anregt werden. Ein derartiges Vorgehen finden wir in den unterschiedlichen Formen der Sokratischen Dialoge und den darin verwendeten Disputtechniken.

> ! Sokratische Dialoge sind wegen ihres non-direktiven Vorgehens besonders bei allen lebensphilosophischen, metaphysischen Themen geeignet, in denen Klienten ihre eigene, subjektiv *wahre* Lösung suchen.

Das Wesen, die unterschiedlichen Modelle, Ziele und Möglichkeiten Sokratischer Dialoge mit ihren typischen Frage- und Disputtechniken sind inzwischen vielfach beschrieben (siehe z. B. Stavemann, 2015a, b; 2013b), sodass wir uns an dieser Stelle nur überblickartig damit beschäftigen.

Ein Sokratischer Dialog setzt ein Thema in Form einer Grundüberzeugung, Lebensphilosophie, Zielfrage oder Moralvorstellung voraus. Das typisch Sokratische im Vorgehen besteht nicht nur im Dialog*stil* mit seiner nichtwissenden, erfragenden, um Verständnis bemühten, zugewandten, akzeptierenden Therapeutenhaltung. Ein weiterer Bestandteil ist die Dialog*strategie*. Sie beschreibt, *wie* behauptetes Wissen hinterfragt wird, um den Klienten in den → »Zustand innerer Verwirrung« zu führen, und *wie* der Therapeut (mit oder ohne → regressive Abstraktion) seine Klienten mithilfe induktiver und deduktiver Fragen zu funktionalen Erkenntnissen führt, ohne selbst neues Wissen oder eigene Ansichten zu vermitteln. Der Klient soll selbst vorhandene Unstimmigkeiten oder Fehler in seiner alten Denkweise aufdecken, damit *er* sie unglaubwürdig findet. Der Erfolg kognitiven Umstrukturierens hängt entscheidend davon ab, wie sehr der Klient von seiner neuen Ansicht überzeugt ist und die Dysfunktionalität der alten versteht.

Einzelne Disputstrategien und -techniken oder Kommunikationswerkzeuge in Form von Analogien, Metaphern, Reframing, Humor, Ironie, Überzeichnen, Rollentausch, Modellen und Verhaltensübungen wirken zwar sehr effektiv im Sokratischen

Dialog, bilden allerdings nicht die Methode selbst. Diese besteht aus mehr als einem Aneinanderreihen verschiedener Techniken.

Das wesentlichste Kennzeichen Sokratischer Dialoge besteht im Bemühen des Therapeuten, das Weltbild seines Klienten zu verstehen. Aus dieser Perspektive heraus wird gemeinsam untersucht, ob seine Ziele unter Annahme der Klientenprämissen funktional sind. Sind sie das nicht, entscheidet der Klient, ob er seine Handlungsziele oder seine Prämissen verändern möchte.

Sokratische Dialoge sind ergebnisoffen, verlaufen jedoch strukturiert und prozesshaft. Sie lassen sich auf drei Arten für unterschiedliche therapeutische Ziele einsetzen:

- explikative Sokratische Dialoge dienen zum Klären von Begriffen (z. B.: »Was ist das: Ein erfolgreiches Leben?«).
- normative Sokratische Dialoge werden zum Lösen moralischer Fragen oder Konflikte genutzt (z. B.: »Darf ich das: Mich scheiden lassen und eine neue Beziehung eingehen, obwohl ich zwei schulpflichtige Kindern habe?«).
- funktionale Sokratische Dialoge klären Zielfragen oder -konflikte (z. B.: »Soll ich das: Meine »sichere« Anstellung kündigen und in eine andere Stadt ziehen, um dort eine interessantere freiberufliche Tätigkeit aufzunehmen, wobei der Erfolg unsicher ist?«).

Für Leser, die zum besseren Verständnis dieses Gesprächsstils und seiner Techniken etwas rekapitulieren möchten, dienen die Informationsblätter 4 bis 12. Dabei beschreiben INFO 5 T, INFO 6 T und INFO 7 T die Struktur und das Vorgehen beim explikativen, normativen und funktionalen Sokratischen Dialog. INFO 8 T zeigt das Vorgehen bei der Regressiven Abstraktion in den unterschiedlichen Dialogformen und INFO 9 T führt Regeln und Tipps für Therapeuten beim sokratischen Dialogisieren an. Die dabei verwendeten Werkzeuge in Form von Fragetechniken (darunter besonders die Disputtechniken) werden in INFO 10 T und INFO 11 T dargestellt. INFO 12 T beschreibt die Differenzialindikation: Wann werden sinnvollerweise Disputtechniken genutzt, wann Sokratische Dialoge?

Gebot der Zurückhaltung. Da beim Beantworten metaphysischer Fragen keine objektiv richtigen Lösungen angestrebt werden können, wird der Therapeut bei der Reflexion bedenken, dass es ausschließlich um die individuelle, für den Klienten richtige Lösung geht. Wenn der Klient sein eigenes Konzept reflektiert und auf Angemessenheit prüft, werden wir daher Heckmanns »Gebot der Zurückhaltung« (Heckmann, 1981) in abgewandelter Form als therapeutische Grundregel beachten:

> **!** Wie auch immer die Sichtweise des Therapeuten zu einer metaphysischen Thematik aussieht, er wird sich stets dessen bewusst sein, dass der eigene Glaube und die eigenen Wertvorstellungen nur eine Sicht unter unendlich vielen Möglichkeiten darstellen, die ebenso unbeweisbar sind, wie das Glaubens- und Wertesystem des Klienten. Beim gemeinsamen Reflektieren wird er daher lediglich die kurz- und langfristigen emotionalen, ökonomischen, sozialen »Kosten« und

Verhaltenskonsequenzen unterschiedlicher Konzepte herausarbeiten lassen. Der Klient wird dann eigenverantwortlich entscheiden, ob er einem bestimmten Glaubens- oder Wertesystem angehören und die damit verbundenen Konsequenzen weiter (er-)tragen möchte, oder ob er künftig lieber ein anderes mit dessen Konsequenzen wählt.

Struktur beim Analysieren und Planen von Lebenszielen

Um sich bei der Analyse und dem Planen von Lebenszielen nicht in der Vielzahl unterschiedlich stark gewichteter Ober- und Unterziele und diverser Wert- und Geschmacksvorstellungen zu verirren, hilft es Therapeuten und Klienten einer inhaltlichen Logik zu folgen und das Vorgehen systematisch aufeinander aufzubauen. Einen solchen strukturierten Verlauf zeigt die folgende Übersicht.

Übersicht

Struktur beim Analysieren und Planen von Lebenszielen

(1) Relevante Glaubensgrundsätze und Werte erheben und reflektieren

1. **Relevante Glaubensgrundsätze erheben:** Wie lauten die religiösen Glaubensgrundsätze des Klienten, denen sich seine einzelnen Zielvorhaben unterzuordnen haben?
2. **Relevante Glaubensgrundsätze reflektieren:** Hält der Klient diese nach intensiver Reflexion weiter für glaubwürdig? Oder möchte er sie ganz oder teilweise verwerfen und durch andere ersetzen?
3. **Ist er bereit, die daraus resultierenden Konsequenzen zu (er-)tragen?**
4. **Relevante Werte erheben:** Wie lauten die moralischen, sozialen, kulturellen, politischen Werte des Klienten, denen sich seine einzelnen Zielvorhaben unterzuordnen haben?
5. **Relevante Werte reflektieren:** Hält der Klient diese nach intensiver Reflexion weiter für glaubwürdig? Oder möchte er sie ganz oder teilweise verwerfen und durch andere ersetzen? Ist er bereit, die daraus resultierenden Konsequenzen zu (er-)tragen?

(2) Handlungsziele: Den Ist-Zustand erheben

1. **Bestehende Handlungsziele erheben:** Welche Handlungsziele verfolgt der Klient zurzeit in unterschiedlichen Lebensbereichen (Sozial-, Arbeits-, Freizeit- und sonstiger Bereich)?
2. **Zeit- und Energiebedarf für bestehende Handlungsziele erheben:** Wie viel Zeit und Energie wendet der Klient aktuell für die einzelnen Vorhaben auf?

(3) Bestehende Ziele analysieren und auf Angemessenheit prüfen

Keine Ziele analysieren, bevor die metaphysischen Axiome des Klientenmodells verstanden und reflektiert wurden!

1. **Ziele auf Widersprüchlichkeit prüfen:** Um Zielkonflikte zu vermeiden, werden alle Ziele des Klienten auf Widerspruchsfreiheit geprüft, und zwar jeweils für die
   (a) Glaubens- und Wertvorstellungen
   (b) Handlungsziele
2. **Handlungsziele auf Normenverträglichkeit prüfen:** Hier wird geprüft, ob einzelne Handlungsziele gegen die erhobenen Werte oder Glaubensgrundsätze des Klienten verstoßen.
3. **Handlungsziele auf Rationalität und Funktionalität prüfen:** Rational sind Handlungsziele, wenn sie prinzipiell aus eigener Kraft zu erreichen sind. Funktional sind sie, wenn sie unter Beachten der metaphysischen Klienten-Axiome dessen Oberziele verfolgen.
4. **Art, Ursache und Konsequenzen des Zielproblems diagnostizieren:** Wie sieht die Zielproblematik des Klienten aus? Verfolgt er keine, zu viele, irrationale oder widersprüchliche Ziele oder Werte? Wodurch wird das bestehende Zielproblem hervorgerufen? Besteht eine psychische Erkrankung, die das Problem verursacht? Worin bestehen die Symptomgewinne, worin die langfristigen Symptomkosten?

(4) Handlungszielpläne: Den Soll-Zustand erarbeiten

Keine Ziele planen, bevor die Art des bestehenden Problems, dessen Symptomgewinne, Konsequenzen und typischen Widerstände verstanden sind!

1. **Therapeutische Strategie:** Je nachdem, welche Art von Zielproblematik vorliegt, entwickelt der Therapeut eine adäquate Behandlungsstrategie. Hier wird z. B. entschieden, ob dem eigentlichen Bearbeiten des vorliegenden Zielproblems eine Phase vorgeschaltet werden muss z. B. um die Problemeinsicht oder Veränderungsmotivation des Klienten aufzubauen oder zu stärken.
2. **Veränderungsziele des Klienten erfragen und ggf. neue erarbeiten:** Sieht der Klient selbst Probleme, Entscheidungs- oder Veränderungsbedarf? Ggf. werden neue Veränderungsziele für die vorliegende Problematik erarbeitet (z. B. Handlungsziele reduzieren oder neue erarbeiten).
3. **Handlungszielpläne für unterschiedliche Zeithorizonte erstellen lassen:** Welche Handlungsziele möchte der Klient künftig für unterschiedliche Zeithorizonte neu, stärker, weniger oder gar nicht mehr verfolgen? Welcher Zeit- und Energieeinsatz ist dafür geplant?
4. **Handlungszielpläne prüfen:** Sind die einzelnen Handlungsziele konkret beschrieben? Sind sie rational und funktional? Ist der geplante Zeit- und Energieeinsatz funktional und realistisch? Wird für alle Zeithorizonte das 100-Prozent-Kriterium eingehalten?
5. **Hierarchische Struktur der Handlungsziele erstellen lassen:** Besitzt der Klient eine Zielhierarchie, um künftig Zielkonflikte leichter auflösen zu können? Ggf. muss noch eine Hierarchie der Handlungsziele erstellt werden.

6. **Korrigierte Handlungszielpläne prüfen und ggf. nachbessern lassen:** Die korrigierten Handlungspläne werden erneut wie unter Punkt 4. beschrieben geprüft und ggf. erneut nachgebessert.

Die einzelnen Schritte dieser Systematik werden in den Kapiteln 1 bis 4 ausführlich betrachtet.

Strategien für typische Widerstände

Manche Klienten erwarten, dass der Therapeut oder Berater ihnen eine präzise, richtige und garantiert erfolgreiche Lösung für ihr Zielproblem vorlegt, die sie nur noch zu befolgen haben. Sie reagieren oft irritiert oder mit Unverständnis auf die non-direktive Haltung des Therapeuten und dessen Erwartung, selbst über ihr Problem zu reflektieren und auch eine eigenverantwortliche Lösung dafür zu suchen.

Betrachten wir nachfolgend einen möglichen Umgang mit den diesbezüglich häufigsten Widerständen.

(1) **»Warum eiern wir hier eigentlich so lange rum? Können Sie mir nicht sagen, wie die Lösung heißt!?« Oder: »Ich brauche keine Fragen. Was ich brauche sind Antworten!«**

Vermutlich haben wir hier einen reflexionsunwilligen Menschen vor uns, der seine (Welt-)Anschauungen noch in »richtig« und »falsch« sortiert und auf der Suche nach der einzig wahren Lösung für sein Problem ist. Wenn der Therapeut etwas taugt, wird er die wohl kennen …

Therapeutischer Ansatz. Hier muss der Therapeut erst vorbereitende Einsichtsarbeit betreiben, bevor er zu seinem eigentlichen Anliegen vordringen kann: dass der Klient eigenverantwortlich seine eigene Lösung sucht.

Die Frage wird er aber besser zunächst direkt beantworten, z. B. mit: »Leider nicht, denn dazu fehlen mir zwei Voraussetzungen: Erstens absolutes Wissen, um Ihnen eine garantiert richtige, für alle Zeit gültige Lösung präsentieren zu können. Zweitens fehlt mir noch hinreichendes Wissen über Ihre persönlichen Normen, Glaubengrundsätze, Werte und Ziele, um Ihnen bei einer persönlich richtigen Lösung helfen zu können. Aber an Letzterem arbeiten wir gerade. Ich möchte Ihnen das gern an einem Beispiel verdeutlichen: Stellen Sie sich vor, wir treffen drei Kinder auf der Straße. Zwei davon lecken ein Eis, das eine ein Himbeer-, das andere ein Vanilleeis. Das dritte Kind hat das Geld für das Eis behalten und schaut zu. Was meinen Sie, welches Kind hat die richtige Lösung gefunden?«

Danach wird der Therapeut den Unterschied zwischen »Glauben« und »Wissen«, zwischen »richtig« und »falsch« und »bevorzugen« erarbeiten lassen und mit Hilfe eines explikativen Sokratischen Dialogs zum Thema »Was ist das: richtig?« zur Erkenntnis leiten, dass

- es ohne absolutes Wissen keine garantiert richtigen Lösungen geben kann,
- kein Mensch über absolutes Wissen verfügt,
- objektiv richtige Lösungen daher für Menschen nicht erkennbar sind,
- stattdessen lediglich subjektiv »richtige« Lösungen auf Geschmacks- und Glaubensbasis angestrebt werden können und
- nur die beschrittenen Wege zu den subjektiven Lösungen in funktionale oder dysfunktionale, in richtige und falsche unterschieden werden können.

Vermutlich wird auch der Widerstand des Klienten vor der Selbstverantwortungsübernahme für eigene Entscheide zum Thema gemacht. Dazu wird der Therapeut zunächst dessen Ursache klären: Handelt es sich dabei um Vermeidungs- oder Null-Verzicht-Denken oder um die Angst, Fehler zu begehen mit a) darauf begründetem Selbstwertverlust oder b) der Erwartung, dafür durch ein höheres Wesen bestraft zu werden.

Die jeweiligen therapeutischen Strategien für diese drei Möglichkeiten betrachten wir in Kap. 4.

(2) **»Das ist ja ein merkwürdig unausgewogenes Gespräch: Immer soll ich alles von mir preisgeben. Haben Sie eigentlich auch eine Meinung?«**

So argumentiert ein Mensch mit einem Selbstwertproblem. Vermutlich ein »Punktekämpfer«, der sich um einen Punkteverlust aufgrund einer hierarchisch strukturierten Situation sorgt. Er interpretiert diese Befürchtung als Schwäche und versucht sie deswegen mit aggressiv-forschem Verhalten zu kaschieren. Der Klient möchte vermutlich mit seiner Frage die Hierarchie zu seinen Gunsten verändern.

Therapeutischer Ansatz. Meist ist es am sinnvollsten, wenn der Therapeut zunächst die Tür, die der Klient einzurennen versucht, sperrangelweit öffnet und ihm so viele Punkte hinüberschiebt, wie der zu brauchen meint: »*Sie* stehen hier im Mittelpunkt, weil *Sie* hier die Nummer eins sind. Ich werde dafür bezahlt, dass ich mich in dieser Zeit ausschließlich darum kümmere, mit Ihnen zusammen die für *Sie* günstigste Lösung zu finden. Um das beurteilen zu können, muss ich ganz genau verstehen, wer Sie sind, welche Einstellungen, Normen, Wert- und Moralvorstellungen Sie haben und welche Ziele Sie verfolgen. Da wir uns hier sicherlich unterscheiden (wie die meisten anderen Menschen auch) wird Ihnen meine eigene Meinung zu bestimmten Fragen und Themen nicht nützen. Damit wir beide nicht bei der Suche nach der für *Sie* optimalen Lösung abgelenkt werden, versuche ich, mich völlig herauszuhalten.«

Anschließend wird der Therapeut das Selbstwertkonzept des Betroffenen herausarbeiten. Durch gemeinsame Reflexion wird die Erkenntnis erarbeitet, dass hierarchische Situationen nicht zum Selbstwertbestimmen taugen (ebenso wenig wie andere interne oder externe Kriterien). Er wird die immensen psychischen Turbulenzen verdeutlichen, die pauschales Selbstwertbestimmen verursacht. Anschließend wird er mit Hilfe eines explikativen Sokratischen Dialogs zum Thema »Was ist das: ein wertvoller Mensch?« ein alternatives Konzept erarbeiten lassen, mit dem man sich selbst sinnvoll beurteilen kann. (Zum Beschreiben dieses Vorgehens mit kommentiertem Beispieldialog siehe: Stavemann, 2015a, Abschnitt 7.2.)

Weiterführende Literatur

Stavemann, H. H. (2002). Plädoyer für eine »philosophische Wende« in der Kognitiven (Verhaltens-) Therapie. Zeitschrift für Rational-Emotive & Kognitive Verhaltenstherapie, 13 (1), 43 – 52.

Stavemann, H. H. (2006). Differentialindikation für Disputationstechniken und Sokratische Dialoge in der Kognitiven Verhaltenstherapie. Verhaltenstherapie & Psychosoziale Praxis, 38 (2), 337–349.

Stavemann, H. H.(2014b). Integrative KVT. Die Therapie emotionaler Turbulenzen (5. Aufl.). Weinheim: Beltz.

Stavemann, H. H. (2015a). Sokratische Gesprächsführung in Therapie und Beratung (3. Aufl.). Weinheim: Beltz.

1 Wert- und Glaubensgrundsätze erheben und reflektieren

Metaphysische Prämissen erheben

»Herr Ober, was können Sie mir denn empfehlen?« Falls der derart ungenau Befragte nun nicht nachhakt: »Mögen Sie lieber Fisch, Fleisch oder etwas Vegetarisches?«, wird der Gast auf diese Weise allenfalls erfahren, was der Ober selbst am liebsten äße – oder was die Küche gern los wäre. Der Befragte wird nicht angemessen beraten können, solange er nicht die Präferenzen (den Geschmack) und Prämissen des Gastes kennt, wie z. B. Restriktionen wegen vorhandener Allergien, Intoleranzen, Diabetes oder glaubensbedingte Einschränkungen, z. B. bei Vegetariern, Veganern, Moslems (kein Schweinefleisch) oder Hindus (kein Rindfleisch).

In einer ebensolchen Lage befindet sich ein Therapeut, der seinem Klienten beim Lösen von Problemen helfen möchte, die aus bestimmten Lebenszielen resultieren. Auch er kann dabei nicht sinnvoll unterstützen, solange er nicht die Oberziele und → metaphysischen Prämissen seines Klienten kennt, denn diese liefern den Maßstab zum Beurteilen, ob einzelne Handlungsziele angemessen, funktional und widerspruchsfrei hinsichtlich dieser Glaubensgrundsätze sind.

Wenn wir die Oberziele und metaphysischen Axiome des Klienten erfahren wollen, benötigen wir hierzu dessen Antworten auf Fragen wie:

- »Wodurch bin ich?«
- »Weshalb und wozu bin ich hier?«
- »Gibt es etwas nach dem Tod?«
- »Wie lebt man *richtig*?«
- »Welcher Moral will ich folgen?«
- »Welche sozialen Regeln und Ziele finde ich wichtig?«

Für diesen ersten explorativen Teil können verschiedene Fragebögen zu Hilfe genommen werden. Hierzu dienen z. B. die Arbeitsblätter AB 1 (»Relevante Glaubensgrundsätze«) und AB 2 (»Relevante Wertvorstellungen«). Lebenszielrelevante Werte können auch mit Fragebögen erhobenen werden, die aus der Akzetanz- und Commitmenttherapie stammen [siehe z. B. »Der Fragebogen zu Lebensleitsätzen« (Ciarrochi & Bailey, 2010, Arbeitsblatt 14) oder »Werte sortieren: Was ist mir wichtig?« und »Wertefragebogen« (Wengenroth, 2012, Arbeitsblätter 88 und 89)]. Einen Überblick über die Relevanz von Werten und die Problematik ihres Erfassens geben Flassbeck & Keßler (2013).

AB 1

AB 2

Erst wenn wir die Klientenperspektive zu diesen Fragen kennen, können wir daran gehen, sie zu reflektieren, auf ihre Konsequenzen hin zu betrachten und sie ggf. modifizieren, falls die Konsequenzen dem Klienten zu massiv erscheinen.

Metaphysische Prämissen reflektieren

Glaubens- und Wertekonzepte sind die obersten Regeln, nach denen Menschen sich durchs Leben bewegen und die wesentlich bestimmen, welche kurz- und langfristigen Handlungsziele sie sich setzen. Schon allein deswegen wird der Analyse der Handlungsziele stets das Reflektieren der Glaubens- und Werteprämissen vorangehen. Sie wirken handlungssteuernd oder -blockierend und sie bestimmen, wie zufrieden jemand mit sich und seinem Verhalten ist. Aber sie können auch hohen emotionalen Stress erzeugen und krank machen. Dies geschieht regelmäßig, wenn die verfolgten Glaubensgrundsätze oder Werte und die dazu aufgestellten Regeln unerreichbar sind oder sich gegenseitig widersprechen.

Deshalb geht es beim Reflektieren der metaphysischen Prämissen in erster Linie darum, den Klienten dazu anzuleiten, zu prüfen,

- ob die einzelnen Glaubens- oder Wertvorstellungen durch ihn prinzipiell erreichbar sind.
- ob sich einzelne davon widersprechen.
- welche Kosten / welches Commitment jedes dieser Ziele erfordert.
- ob er bereit ist, diese Kosten / dieses Commitment dafür aufzubringen.

Metaphysische Axiome und ihre Kosten. Möglicherweise resultieren die beklagten Probleme nicht aus irrationalen oder dysfunktionalen Zielen, sondern sind unvermeidliche Konsequenzen aus den Klientenprämissen oder sie beschreiben das nötige Commitment für das Verfolgen derselben.

So etwas kommt häufig vor. Die Aufgabe des Therapeuten besteht in solchen Fällen darin, mit dem Klienten den Zusammenhang zwischen seinen metaphysischen Axiomen und den daraus resultierenden unvermeidlichen »Kosten« zu betrachten. Diese Kosten lassen sich nur vermeiden, wenn der Klient bestimmte Prämissen aufgibt und dafür andere mit deren Konsequenzen verfolgt.

> **!** Wenn jemand über zielbezogene Probleme klagt, ist zu prüfen, ob diese durch irrationale oder dysfunktionale Ziele bedingt sind, oder ob es sich um normale Konsequenzen der gewählten Handlungsziele oder der metaphysischen Prämissen handelt.

Beim gemeinsamen Reflektieren und Prüfen der Antworten, die der Klient auf die metaphysischen Fragen gefunden hat, wird der Therapeut in seinen philosophischen Fertigkeiten gefordert. Wir haben bereits in der Einleitung die typischen Therapeutenanforderungen betrachtet, die hier gefragt sind: Das Eintauchen in die Klientenperspektive, um die erhaltenen Antworten auf Angemessenheit untersuchen zu können. Dabei können unterschiedliche Probleme auftauchen, die durch metaphysische Prämissen bedingt sind.

Probleme mit metaphysischen Prämissen. Betrachten wir zunächst die häufigsten Schwierigkeiten, die Klienten mit ihren metaphysischen Konzepten haben, sowie

Argumente und Überlegungen, die bei der Reflexion helfen können. Besonders häufig stoßen wir auf folgende Ursachen:

- Jemand verfolgt einen Wert oder ein Glaubenskonzept, der/das ihm selbst nicht mehr bewusst ist, und er kann die dadurch verursachten beklagten Symptome nicht mehr darauf zurückführen.
  Beispiel: Ein Mensch mit einem verinnerlichten, inzwischen unbewusst ablaufenden Schuld-und-Sühne-Konzept kann sich nicht mehr erklären, weshalb er sich nach Fehlleistungen selbst beschimpft, innerlich abwertet oder gar physisch selbst bestraft.
- Jemandem sind die Konsequenzen seines Werte- oder Glaubenskonzepts nicht (mehr) bewusst.
  Beispiel: Wer glaubt für Fehler bestraft zu gehören, muss bei jedem Entscheid eine Bestrafung fürchten, da er diesen stets in Unsicherheit fällen muss. Die dabei empfundene Angst ist für den Betroffenen häufig nicht mehr erklärbar.
- Die präferierten Werte passen nicht zum Glaubenssystem.
  Beispiel: Der Wunsch nach einem sexuell erfüllten Leben widerspricht einem Keuschheitsgebot.
- Die gewählten Werte sind unvereinbar und kollidieren miteinander.
  Beispiel: Die Werte »soziale Geborgenheit« und »Unabhängigkeit« können nicht zeitgleich gelebt werden.
- Ein Werte- oder Glaubenskonzept ist in sich widersprüchlich.
  Beispiel: Jemand vertritt ein Selbstwertkonzept mit dem Motto »Hast du was, bist du wer« und glaubt gleichzeitig, es sei sündig, dem Besitz zu frönen.
- In einem Glaubenssystem sind Normen unlogisch abgeleitet.
  Beispiel: Wenn jemand glaubt, dass nur gute Menschen nach dem Tod mit dem Paradies belohnt werden und dass man sich selbstlos verhalten muss, um gut zu sein, dann ist dieses »selbstlose« Verhalten nicht mehr selbstlos, sondern egoistisch. Denn es wird ausschließlich wegen der eigenen angestrebten Ziele gezeigt.
- Ein abgewähltes Glaubenssystem und dessen Gebote werden unbewusst weiter befolgt und man verletzt damit die Regeln und Normen des neuen Glaubens.
  Beispiel: Jemand konvertiert vom Islam zum Christentum, ist aber immer noch mit seinen drei Frauen verheiratet.

Betrachten wir nachfolgend, wie die wichtigsten metaphysischen Fragen reflektiert werden können.

1.1 Wodurch bin ich?

Manche Klienten argumentieren beim Beantworten dieser Frage bewusst oder unbewusst mit religiösen Ansichten und Glaubenssätzen. Oft ist ihr emotionales Leid gerade dadurch hervorgerufen, dass sie vermeintlich göttlichen Anforderungen nicht genügen oder eventuell nicht genügen könnten.

Um herauszufinden, ob ein Klient so einem Denken anhängt, muss man seine Glaubensgrundsätze explorieren. Die meisten Menschen sind jedoch überfordert, das aus dem Stegreif zu beantworten. Deshalb werden solche Fragen aus zeitökonomischen Gründen sinnvollerweise nicht direkt in der Therapiestunde gestellt, sondern als schriftliche Hausaufgabe. Diese Exploration der Glaubensaxiome kann anhand standardisierter Fragen erfolgen (siehe AB 1 »Relevante Glaubensgrundsätze«).

AB 1

Entscheidungsalternativen

Wir sind weder in der Lage, die Existenz eines Schöpfergottes zu beweisen, noch sie zu widerlegen. Diese Frage ließe sich nur entscheiden, wenn wir den Kosmos von einer uns nicht zugänglichen Metaebene betrachteten. Unter Berücksichtigen verschiedener metaphysischer Modelle und ihrer → Erkenntnistheorien hinsichtlich der Existenz eines Gottes oder mehrerer bleiben also folgende spekulative Möglichkeiten, aus denen wir wählen können, was wir glauben wollen:

(1) Es gibt einen Schöpfergott (oder mehrere),

(a) der an uns bestimmte Erwartungen hegt, an denen wir zwar später gemessen werden, die wir jedoch nicht erkennen können. Das Leben endet für »die Seele« (oder einen anderen, immateriellen Teil von uns) nicht mit dem Tod, sondern jeder Mensch wird anschließend für sein mehr oder weniger gottgefälliges Leben belohnt oder bestraft. (Diese → theistische, auf das Jenseits ausgerichtete Alternative entspricht z. B. der platonischen, neo-platonischen und christlich-neoplatonischen Sichtweise.)

(b) der an uns nicht weiter interessiert ist oder keine besonderen Anforderungen stellt, oder – falls doch – das Einhalten oder Abweichen davon weder belohnt noch bestraft. Nach dem Tod kommt nichts mehr. Dieser Schöpfer wäre für die Existenz des Weltalls, des Urknalls, die Naturgesetze und die Evolution verantwortlich. (Diese diesseitsorientierte Sichtweise entspricht beispielsweise eher der sokratischen und aristotelischen Philosophie.)

(2) Es gibt keinen Schöpfergott, alles Vorhandene ist evolutionäres (Zufalls-)Produkt und der »Mensch« ist dabei nur eine vorübergehende Entwicklungsstufe in der Vielfalt der Arten. Das Leben endet unbewertet mit dem Tod. (Diese → atheistische Version wird besonders durch die empirisch-naturwissenschaftlichen Vertreter, z. B. von den vorsokratischen → Naturphilosophen bis hin zu den → Empiristen der Moderne favorisiert.)

Drohende Konsequenzen für Fehlentscheide

Was den meisten den Entscheid zwischen diesen Alternativen so schwer macht, ist das damit verbundene erhebliche Risiko eines Fehlentscheids:

- Wer zu Unrecht der Version (1a) anhängt, sich auf das paradiesische Leben im Jenseits ausrichtet und dafür im Diesseits darbt, verzichtet oder gar Selbstkasteiung betreibt, könnte am Ende herausfinden: »Nix is! Alles für die Katz! Umsonst verzichtet und gedarbt. Wenn man das nur früher gewusst hätte!«

- Aber auch die Vertreter der Ideologie (1b) oder (2) leben nicht ungefährlich in ihrem schwelgenden, hedonistisch orientierten, ach so kurzen Leben: »Was wäre, wenn doch …? Und dann auf ewig dafür zahlen? Schrecklich!«

Und was nun?

Na ja, Entscheidungs*sicherheit* werden wir aus den genannten Gründen durch noch so intensive Reflexion nicht erlangen. Aber schauen wir uns doch einige Argumente an, die angeblich für oder gegen die Existenz eines Schöpfergottes und für oder gegen die Annahme ewigen Lebens sprechen. Möglicherweise trägt dies dazu bei, sich trotz weiter bestehender Unsicherheit leichter eigenverantwortlich für die eine oder andere Sichtweise zu entscheiden.

Gott als Schöpfer

Menschen neigen dazu, Erklärungen für ihre Beobachtungen zu suchen. Das hat im Laufe unserer Entwicklungsgeschichte allerdings bereits zu allerlei Kausalitätszuschreibungen geführt, die von kindlich-naiv (»Opi, Omi und Knurpsi, mein liebes Meerschwein, schauen mir von oben zu und wachen über mich«) über logisch nicht nachvollziehbar (z. B. diverse logische Widersprüche im Alten und im Neuen Testament oder die Seelenlehre mit ihrer Dualismushypothese) bis zu dümmlich (»Es stimmt, *weil* es geschrieben steht!«) und ignorant reichen (siehe z. B. Galileo Galilei und das Dogma der päpstlichen Unfehlbarkeit).

Dennoch: Diese Glaubensvarianten erklären das Entstehen des Universums und unseres Daseins. Dies geschieht, indem alles Unerklärliche, all das, was Alltagserfahrungen und logischem Ableiten widerspricht, auf den Willen einer göttlichen Instanz zurückgeführt wird. Sie versprechen Sicherheit, Trost und Unvergänglichkeit und erfüllen damit den Wunsch vieler. So kommt auch Onfray (2007a, S. 60) zu dem Schluss: »Solange Menschen sterben müssen, wird es Gott geben. Er existiert als Ausflucht vor der existentiellen Furcht, der Unfähigkeit, zu akzeptieren, dass wir und die Menschen, die wir lieben, verschwinden werden.«

Evolution als Schöpfer

Die Vertreter der darwinistischen Evolutionslehre liefern eine Erklärung, wie durch mechanistische Kausalitäten aus dem Chaos nach dem Urknall wieder Ordnung einkehrt: Evolution. Allerdings stützen sie sich in ihrem Glaubensmodell auf Prämissen und Axiome, die für erkenntnissuchende, logisch denkende Sterbliche etliche Fragen unbeantwortet lassen. Denn selbst wenn man den Thesen folgt, dass

- die Evolution und das Entstehen der Arten einem unglaublich großen Zufall zu verdanken sind, weil die Umweltbedingungen für das Entstehen von Leben zufällig existiert haben (vgl. Schätzing, 2013),
- das Entstehen der menschlichen Art auf einen noch größeren Zufall zurückzuführen ist,
- es für unsere Art weder einen bestimmbaren Anfang noch ein Endstadium gibt, weil wir lediglich ein Zwischenstadium in der Evolution darstellen, und
- die Menschen Gott nach ihrem Antlitz oder Gusto erschaffen haben und nicht umgekehrt,

so bleibt doch immer noch ungeklärt, woher Urmaterie, Urknall, Zeit und Raum sowie die Evolution selbst mit ihren (Natur-)Gesetzen stammen.

Dennoch: Diese Glaubensvariante hat den Vorteil, dass sie mit unseren Alltagsbeobachtungen konform geht. Sie ist (außer bei dem Erwähnten) logisch ableitbar, widerspruchsfrei, erklärbar und entspricht dem naturwissenschaftlichen Denken. Diese Erklärungsweise halten Menschen häufig für glaubwürdiger, wenn sie diese Art zu denken erlernt haben.

Offene Fragen

Der Glaubenskampf zwischen → Theisten und → Atheisten hat in letzter Zeit wieder an Schärfe zugenommen. Die »wiedererwachte« theistische Bewegung um die Jahrtausendwende – insbesondere in den USA – mit dem Pochen der → Kreationisten auf das »intelligente Design« eines allmächtigen Schöpfers und dem Infragestellen der darwinistischen Theorie hat zu einer ungewohnt heftigen Gegenbewegung atheistischer Glaubensanhänger geführt (siehe z. B. Baggini, 2003, 2007; Dawkins, 2007; Harris, 2006, 2007; Hitchens, 2009; Hoerster, 2010, Onfray, 2014, 2007b).

Beide Seiten sind bisher allerdings den schlüssigen Beweis für die jeweilige Sichtweise schuldig geblieben, sodass sich am Status quo seit den Zeiten der Aufklärung im 18. Jahrhundert mit ihren antiklerikalen Vorkämpfern Voltaire und Diderot nicht allzu viel geändert hat. Auch die über 100 Jahre alten Reflexionen des William James hierzu sind heute noch hochaktuell (James, 2014). Nur scheint inzwischen die Zeit vorüber zu sein, in der klerikale Eiferer, fundamentalistische Adventisten und Fernsehprediger milde belächelt toleriert wurden. Spätestens, seit diese versuchen, anderen ihre Glaubensdogmen per Gesetz oder mit Gewalt zu oktroyieren, schwindet die Toleranz der → Atheisten und → Agnostiker.

Aber auch dadurch hat sich inhaltlich noch nichts geändert: Alles ist möglich. Wir befinden uns weiterhin in der → sokratischen Verwirrung und wissen, dass wir nichts wissen.

Angenommen die Frage unseres Daseins ließe sich irgendwie klären, sei es durch einen Schöpfergott oder durch eine Leben schaffende Evolution, so wäre selbst das nicht das Ende unseres Erkenntnisproblems. Unversehens stünden wir der nächsten Metaebene hilflos gegenüber, welche weitere Fragen mit sich brächten. Beispielsweise hätten wir Überlegungen wie:

- »Wodurch ist Gott?«
- »Was ist Gott? Wie ist er beschaffen?«
- »Wozu hat er uns, die Natur, das Universum erschaffen?«
- »Altert oder entwickelt sich Gott?«

Aber auch:

- »Wodurch entstand Evolution und wodurch sind deren Regeln bestimmt?«
- »Woher kommen die Naturgesetze?«
- »Woher stammen Ausgangspunkt, Urmaterie, Raum und Zeit?«

Zum Beantworten dieser Fragen reicht es nicht mehr, nur das Universum von einer Metaebene zu betrachten, wie dies für das Klären der Schöpfungsfrage notwendig wäre. Erst auf der nächsthöheren Ebene könnten wir die Gründe für die Schöpfung, das Wesen des Schöpfergottes oder das Wesen und die Herkunft der Evolution, der Urmaterie etc. erkennen.

! Die Frage, ob es einen Gott gibt, wie er beschaffen ist und welche Erwartungen er an uns stellt, ist von der höchsten uns möglichen Abstraktionsebene aus nicht zu beantworten. Unterschiedliche Glaubenskonzepte hierzu sind weder beleg- noch widerlegbar. Jeder muss selbst entscheiden, was bzw. woran er glauben möchte und dann die entsprechenden Konsequenzen seines erwählten Glaubens (er-)tragen. Sicherheit gibt es also weder für → Theisten noch für → Atheisten und auch nicht für → Agnostiker.

1.2 Mausetot oder unsterblich?

»Geht es nach dem Tod irgendwie weiter?« Selbst wer sich eine Meinung darüber gebildet hat, ob er an einen Schöpfergott glauben will oder nicht, steht vor dieser ungelösten Frage.

Viele können sich schlecht mit dem Gedanken anfreunden, dass von ihnen nach dem Tod nichts bleibt, dass sie vergessen werden und ein unbedeutendes Sandkorn in der Evolutionsgeschichte darstellen könnten.

Andererseits ist die physische Vergänglichkeit allen Lebens seit Jahrtausenden beobachtbar und lässt wenig Deutungsspielraum, was irgendwann mit unserem Körper geschieht. Wir müssen schon in das Metaphysische ausweichen, um der Vergänglichkeit zu entgehen: Ob platonische oder christliche Seelenlehre, fernöstlicher Reinkarnations- oder mystischer Geisterglaube, sie alle dienen dazu, die ersehnte Ewigkeit und Unvergänglichkeit des eigenen Seins zumindest auf nicht-physischer Ebene denkbar zu machen. Wen wundert's daher, wenn sie regen Zulauf haben?

Die Frage ist allerdings, wie glaubwürdig (im Sinne des Wortes) diese Konzepte sind. Wollen wir uns wirklich darauf verlassen?

Seelenlehre und Dualismus

Wer an das ewige Leben glaubt – sei es als Bewohner von »Himmel« oder »Hölle« (wie in der alten christlichen Lehre) oder von abgestuften Qualitäten des Himmels (wie im Islam), sei es im Sinne des Reinkarnationsglaubens in Gestalt immer anderer Wesen oder auf die mystisch-spirituelle Art alter Kulturen in Südostasien, im Pazifik oder in Australien in Form von auf der Welt herumgeisternden Ahnen –, der muss in irgendeiner Form der → Dualismustheorie anhängen und an die parallele Existenz von Körper und »Seele« glauben – was auch immer unter Letzterer verstanden wird.

Betrachten wir diese Dualismusthese, das Konzept von Körper und »Seele«, genauer.

In der abendländischen Philosophie ist es Platon, der das spirituelle Denken durch seine Seelenlehre verändert. Zu Zeiten seines Lehrmeisters Sokrates herrscht noch ein

Götterglaube vor mit einer *diesseitig* ausgerichteten Orientierung auf die → Arete, das tugendhafte Leben im Hier und Jetzt. Die platonische Ethik mit ihrer Ideen- und Seelenlehre enthält bereits weitaus mehr metaphysische Elemente. Sie verlagert den Schwerpunkt der sokratischen Lehre, mit ihrem auf das Diesseits ausgerichteten Glück, auf das *jenseitige* Glück der »unsterblichen Seele« und einer Geringschätzung des Lebens im Hier und Jetzt (vgl. Platon, 2013; Chessick, 1982). Die antiken → Neoplatonisten (wie z. B. Plotin) greifen die platonische Seelenlehre erneut auf und verändern dessen metaphysisches System: Sie gehen von einem einzigen Gott aus. Diese Lehre greift Boethius (ein christlicher Neoplatonist) auf und adaptiert sie an die christlichen Inhalte. Das »unbeschreibliche göttliche Eine« Plotins wird so zum christlichen »Gott«.

In der christlichen Glaubensauffassung finden wir Platons »Dreieinigkeit« wieder: den Dualismus von Körper und Seele, die Unsterblichkeit der Seele sowie die nicht im Diesseits anzustrebende, sondern im Jenseits erhoffte Glückseligkeit (genauer siehe z. B. Ricken, 2007; Spierling, 2006).

Aber was spricht dafür, an das Konzept des Dualismus und an eine unsterbliche Seele zu glauben?

Vorteile der Dualismustheorie

Nun, das Konzept einer unsterblichen Seele bringt etliche Vorteile mit sich, z. B.:

Angstreduktion. Der wesentliche Vorteil ist darin zu sehen, dass die Annahme einer unsterblichen Seele bei den meisten Menschen die Angst vor dem eigenen endgültigen Verschwinden erheblich reduziert. Und Sicherheitsstreben und Angstreduktion waren schon immer wesentliche Triebfedern menschlichen Denkens und Agierens.

Wer die unsterbliche Seele mit konfessionellen Überzeugungen verbindet, wird in der Regel durch seine jeweilige Religion mit inhärenten Normen und Zielen versorgt (siehe Abschn. 1.4). Aus diesem Grund glauben manche dann, nicht selbst für die eigenen Lebensinhalte und Lebensziele verantwortlich zu sein. Auch diese vermeintlich geringere Eigenverantwortung führt oft zu einer Angstreduktion.

Trauerreduktion. Ein weiterer Vorteil ist in der Trauerreduktion zu sehen. Der trostspendende Glaube der Hinterbliebenen an das Weiterleben geliebter Verstorbener im Jenseits und das Hoffen auf ein Wiedersehen ist als emotionaler Stabilisierungsfaktor nicht zu unterschätzen.

Politische Stabilität. Betrachten wir einige Versprechungen des Neuen Testaments hinsichtlich ewiger Seligkeit.

Zitat

- »Selig sind die Sanftmütigen« (Matthäus, 5,5),
- »Selig seid ihr, wenn euch die Menschen hassen und euch ausstoßen und schmähen … euer Lohn ist groß im Himmel« (Lucas 6,22-3),
- »Selig sind die geistig Armen« (Matthäus 5,3),

- »Ihr Sklaven, seid gehorsam in allen Dingen euren irdischen Herren ... in Einfalt des Herzens und in der Furcht des Herren ... denn ihr wißt, daß ihr von dem Herrn als Lohn das Erbe empfangen werdet« (Kol. 3,22-4) oder
- »Es ist leichter, dass ein Kamel durch ein Nadelöhr gehe, als daß ein Reicher ins Reich Gottes komme« (Markus 10,25).

Nicht nur die christliche Glaubenslehre stabilisiert den Status quo der Besitzverhältnisse und damit, unabhängig von der Staatsform, die herrschende politische Schicht. All jene, die eine immerwährende Glückseligkeit im Jenseits an Verzicht, Glaubenskraft und Askese im Hier und Jetzt knüpfen, bedeuten keine Gefahr für die, welche heute genießen und besitzen. Auf diese Weise sind die Besitzlosen auf die ewige Glückseligkeit vertröstet. Sie können sich händereibend darauf freuen, später den heute Herrschenden und Besitzenden vorangestellt zu sein. Und die Besitzenden sehen sich ihrerseits in ihrem Besitz im Diesseits nicht bedroht.

Gesundheit und längeres Leben. Diverse Untersuchungen scheinen den Zusammenhang zwischen Spiritualität und physischer Gesundheit zu belegen: Ob niedrigerer Blutdruck (Seeman et al., 2003), seltenere Karzinomerkrankung (Stefanek et al., 2004), längere Überlebensdauer bei HIV-Positiven (Pargament et al., 2001) oder generell positive Einflüsse auf das Immunsystem (Koenig und Cohen, 2002) oder die Lebenserwartung (Dwyer et al., 1990) – der Spiritualität wird von vielen Forschern ein signifikant positiver Einfluss zugeschrieben.

Dies wird allerdings von anderen Forschern bestritten. Die Kausalität für die beobachteten positiven Effekte seien ungeklärt. Ebenso könne hierfür der gesündere Lebensstil besonders spirituell eingestellter Menschen verantwortlich sein (z. B. keine harten und weichen Drogen, Monogamie, Fasten, innere Gelassenheit und Entspannung durch Gebete, Yoga etc.). Auch Placeboeffekte könnten diese Ergebnisse erklären (Frank, 1961; Brody und Brody, 2002).

Einkommenssicherung. An der Angst des Menschen vor Unsicherheit und dem Tod ließ sich wohl schon immer trefflich verdienen. Ganze Berufsgruppen und Institutionen leben davon und sind am Erhalt des Dualismusglaubens interessiert. Ob Schamane, Medizinmann, Priester, Astrologe, Guru, Wunderheiler, Seelsorger und – nicht zuletzt – manches Mal auch der Psychotherapeut: Sie alle leben von der Hoffnung ihrer Mitmenschen auf ein besseres Leben im Jenseits. Ein Leben, welches beschwerdefrei und angenehm gestaltet werden kann, und das Ganze bitte möglichst *sicher*.

Kritik an der Dualismustheorie

Es gibt aber auch Gründe, die gegen die Annahme des Dualismuskonzepts und einer unsterblichen Seele sprechen. Ein wesentlicher Grund ist, dass viele Menschen die angeführten Aspekte unglaubwürdig oder unmoralisch finden. Sie gehen dabei vielleicht nicht so weit wie Nietzsche, der insbesondere die Auswirkungen der Dualismusannahme auf das Stabilisieren der politischen Macht- und Besitzverhältnisse kritisiert. Die genannten Aussagen und Versprechungen der Evangelisten mögen Nietzsche dazu veranlasst haben, Alkohol und Christentum als *die* beiden großen europäischen Narkotika zu bezeichnen (Nietzsche, 1988, Bd. 6) und zu der Schlussfolgerung zu gelangen: »Es ist unanständig, heute Christ zu sein« (Nietzsche, a. a. O., S. 210). Aber es gibt auch zusätzliche, inhaltlich fundierte Kritik:

Biologische und physiologische Einwände. Alles, was wir heute über biologische und neurophysiologische Prozesse, über ein »reflexives Bewusstsein« (siehe z. B. Mead, 1969; Kriz, 2014), neurologische Prozesse wie z. B. Schmerzempfindungsfähigkeit und moralische Instanzen zu wissen glauben, unterstützt die Sichtweise der Dualismusvertreter nicht. Bewusstsein scheint ohne kognitive Prozesse und ohne Gehirn nicht möglich zu sein. Im Gegenteil: Alles spricht dafür, dass unser bewusstes Leben gänzlich davon abhängt, ob und wie unser Nervensystem, unsere Gehirnzellen und Synapsen funktionieren (siehe z. B.: Schandry, 2011; Damasio, 2003; Kandel et al., 2012; Roth, 1996; 2001). Was mit unseren Zellen nach dem Tod geschieht, ist allzu deutlich beobachtbar. Demzufolge ist schwer erklärlich, wie es eine empfindsame, reflexive Seele mit Bewusstsein geben sollte. Aber was würde ohne Körper, ohne Gehirn und Erinnerungen, ohne moralische Normen und Instanzen, ohne Emotionen und Wünsche und ohne Bewusstsein übrigbleiben? Was hätte das noch mit dem »Ich« zu tun?

Naturwissenschaftliche Erkenntnisse sprechen dagegen, dass nach unserem Tod etwas von uns in Form von »Seele«, mit Erinnerungen, Emotionen und Bewusstsein durch die Sphären geistert. Oder sich an Orten (?) wie »Himmel« oder »Hölle« einfindet, um dort zu leiden oder zu jubilieren.

Aber hundertprozentig sicher ist eben auch das nicht.

Logische Einwände. Auch wer vermutet, seine Existenz der Evolution zu verdanken (egal, ob diese wiederum durch einen Schöpfer bedingt ist oder nicht), kann an einen, wie auch immer gearteten Dualismus und an ein Leben nach dem Tod glauben. Schauen wir uns diese Möglichkeit daher aus der Perspektive eines → Naturalisten an: Nach heutigem »Wissen« und nach der Evolutionslehre wird das, was die Natur zufallsbedingt hervorbringt, danach selektiert, inwieweit es förderlich für das Überleben einer Art ist oder nicht. Unter diesem Gesichtspunkt betrachtet, ist aber völlig unklar, worin denn der Vorteil für das Überleben einer Art in einer vom Körper abteilbaren, unsterblichen Seele bestehen sollte.

Aber angenommen, ein derartiger Überlebensvorteil ließe sich irgendwann begründen, so bliebe doch weiterhin unbeantwortet, weshalb der Dualismus und eine unendliche Existenz womöglich nur für eine, nämlich die menschliche Art gelten sollte.

Da Evolution fließend verläuft, käme man zudem beim Versuch, den Beginn und das Ende der »menschlichen« Art zu definieren, in weitere Erklärungs- und Begründungsschwierigkeiten. Der Unterschied zwischen Mensch und Tier ist nur willkürlich bestimmbar und die menschliche Art wird ohnehin nur als ein Zwischenstadium in der Entwicklung der Arten angenommen. Es sei denn, man möchte die gesamte Ahnenreihe unserer Entwicklungsgeschichte als »Vorfahren« mitberücksichtigen. Nach jetzigem Erkenntnisstand landeten wir im Jenseits neben dem Ur$^{100.000.000.000.000}$-Ahn »Opa-Einzeller«, der sich bereits vor ca. vier Milliarden Jahren an tiefseeischen hydrothermalen Schloten, den »Schwarzen Rauchern«, festgekrallt hat (siehe hierzu z. B.

Schätzing, 2013), damit wir heute in Ruhe Croissants essen, Schampus schlürfen und ganz wichtige WhatsApp-Botschaften versenden können. Aber hatte *der* bereits eine Seele?

Glaubenssystem-interne Widersprüche. Es bestehen aber auch diverse Widersprüche in den einzelnen Glaubenskonzepten selbst.

Wenn beispielsweise der Altruismus, die praktizierte Nächstenliebe, dazu dienen soll, später die höchstmögliche Belohnung zu erhalten, kann von Selbstlosigkeit kaum die Rede sein, sondern bestenfalls von einem zweckgerichteten egoistischen Altruismus. Demnach dürfte nur durch ewige Glückseligkeit belohnt werden, wer sich altruistisch verhält, *ohne* zu glauben, dass so etwas belohnt wird. Eine Person also, *welche* die entsprechenden religiösen Gebote und Versprechungen nicht kennt. Aber wie kann man ihnen dann gehorchen und folgen?

1.3 Was ist der Sinn meines Lebens?

»Hallo, können Sie mir sagen, ob ich hier auf dem richtigen Weg bin?« Wohl kaum. Um das entscheiden zu können, müsste man natürlich zunächst das angestrebte Ziel kennen.

Ähnliches gilt auch für das Analysieren und Planen von Lebenszielen. Bevor wir uns mit ihnen beschäftigen, sollten wir verstanden haben, wohin die Reise des Klienten gehen soll. Das heißt in diesem Fall, wie dessen metaphysische Prämissen lauten und worin der Betreffende den Sinn seines Daseins sehen will. Erst wenn dieser verstanden ist, kann man sich zweckmäßig daransetzen, entsprechende Handlungsziele zu formulieren und zu planen.

Die Frage nach dem Sinn des eigenen Daseins lässt sich auf unterschiedliche Art beantworten:

- Menschen, die an einen bewertenden Schöpfergott glauben und ihrem Leben einen inhärenten Sinn zuschreiben, werden dazu neigen, den Lebenszweck zu suchen, den der Schöpfer mit ihrem Dasein verknüpft hat. Ihre zu beantwortende Frage lautet dann: »Wozu bin ich hier?«
- Diejenigen, die ihre Existenz eher einem evolutionären Zufall zu verdanken meinen, können zwar natürlich auch an einen evolutionär bestimmten Zweck ihres Daseins glauben, werden sich aber in der Regel lediglich die Frage stellen »Wenn ich denn schon mal hier bin: Was will ich hier?« Sie machen sich damit auf die Suche nach eigenverantwortlich bestimmten Lebenszielen.

1.3.1 Lebenszweck

»Wozu bin ich hier?« Eine spannende lebensphilosophische Frage ..., nur ist sie, wie wir bereits erkannt haben, leider nur von einer Abstraktionsebene aus zu beantworten, die uns nicht zugänglich ist. Denn, um den Zweck unseres Dasein erkennen zu können, müssten wir *wissen*, zu welchem Zweck beispielsweise Gott oder die Evolution – wenn man Letztere denn als zweckverfolgende oder zielorientierte Instanz ansehen möchte – unser Sein ermöglicht haben. Oder wir müssten zumindest wissen, welche Aufgabe wir innerhalb des »intelligenten Designs« ausfüllen sollen.

Aber aus dieser Erkenntnis wird wohl so schnell nichts.

Inhärenter Lebenszweck. Allerdings liegt es nahe, dass Menschen, die an einen Anforderung stellenden, strafenden oder belohnenden Schöpfergott glauben, in der Regel davon überzeugt sind, dass ihrer Schöpfung und ihrem Dasein ein inhärenter Sinn zugrunde liegen müsse. Sie schreiben ihrem Leben in der Regel einen aus ihrem Glauben abgeleiteten Zweck zu und versuchen, ihre Lebensziele dann daraus abzuleiten. Dieser *inhärente* Lebenszweck und die daraus abgeleiteten Ziele sind dann »gottgewollt« und darüber hinaus nicht weiter zu rechtfertigen. Ihr Lebenszweck besteht darin, dem zu entsprechen, wofür Gott sie ihrem Glauben nach geschaffen hat. Allerdings ist nicht in jedem religiösen System der ihm innewohnende Lebenszweck so erschöpfend dargestellt, dass die Gläubigen daraus für ihr gesamtes Dasein eine Orientierungshilfe ableiten könnten.

Beispielsweise könnte der Daseinszweck, der aus dem Gebot »Seid fruchtbar und mehret euch!« abgeleitet werden kann, auch ein evolutionäres Gebot sein, … falls die Evolution denn Gebote aufstellt. Nur die → Randbedingungen dieser Forderung wären unterschiedlich: Statt »… wenn du gehorsam und gut sein willst« stünde die Konsequenz »… wenn deine Art nicht aussterben soll«.

Vor- und Nachteile eines inhärenten Lebenszwecks. Menschen, die an einen Schöpfergott glauben, haben es beim Bestimmen ihres Lebenszwecks leichter. In der Regel liefert das jeweilige Glaubenssystem bereits die erforderlichen Orientierungsrichtlinien.

Die Vorteile liegen im (vermeintlichen) Vermeiden eigenverantwortlicher, selbstbestimmter Entscheide und in der Gefahrenabwehr. Denn für falsche Entscheide könnte man womöglich verantwortlich gemacht werden. Ihr Nachteil liegt in der Möglichkeit, dem falschen Glauben anzuhängen und völlig nutzlos dessen Gebote und Regeln zu befolgen.

! Die Frage nach dem Zweck des eigenen Seins ist auf der uns höchstmöglichen Abstraktionsebene nicht zu erkennen und somit nicht objektiv zu beantworten. Es ist aber unmöglich, *nicht* zu glauben. Unterschiedliche Glaubenssysteme bieten Möglichkeiten, den Lebenszweck daraus abzuleiten und daran zu glauben.

1.3.2 Lebensziel

»Was will ich hier?« Die Reflexion der eigenen Lebensziele ist eine der wesentlichsten philosophischen Fragen, die – solange sie unbeantwortet bleibt – zu allerlei psychischen Turbulenzen führen kann.

Psychotherapeuten werden daher nicht nur bei Klienten mit Depressionen, Burnout-Syndromen oder Midlife-Krisen vor Beginn des eigentlichen Veränderungsprozesses deren Lebensziele erheben und analysieren. Ohne konkrete Zielvorgaben lassen sich weder in der Therapie, noch in der Beratung sinnvolle Interventionsstrategien ableiten (genauer siehe: Stavemann, 2014c, Kapitel 3).

Eigenverantwortlich gesetzte Ziele. Diejenigen, die, wie z. B. Sartre und die Mehrheit der überwiegend atheistischen zeitgenössischen Philosophen, ihrem Dasein keine inhärenten, gottgegebenen Ziele zuschreiben, sind gefordert, ihrem Leben einen selbst verordneten Sinn zu geben. Anderenfalls droht ihnen ein orientierungsloses Herumirren im Hier und Jetzt. Das Leben bleibt solange ohne Sinn, wie man sich nicht der Verantwortung stellt, ihm einen zu geben (Sartre in Baggini, 2007).

Aber auch aus der → agnostischen Position liegt es nahe, Lebensinhalte eigenverantwortlich zu bestimmen, solange der Wille eines möglicherweise existierenden Schöpfergottes und daraus abgeleitete »richtige« Lebensinhalte nicht objektiv erkennbar sind.

Vor- und Nachteile eigenverantwortlich gesetzter Ziele. Der Vorteil dieses Vorgehens liegt im Entscheiden der Lebensinhalte nach eigenem Geschmack – so lange das Leben dauert – und im Vermeiden der Restriktionen und Verzichte, die ein Leben nach inhärenten oder fremdbestimmten Lebenszielen mit sich bringt. Ihr Nachteil liegt in der Gefahr, womöglich dafür zur Verantwortung gezogen zu werden. Falls es doch einen Schöpfergott geben sollte, könnte er bestimmte Erwartungen an uns stellen und ein Nichtbefolgen bestrafen, obwohl er uns nicht ermöglich hat, sie zu erkennen.

Inhärente oder eigenverantwortlich gesetzte Ziele?

Über die oben beschriebenen Vor- und Nachteile hinaus, die inhärente oder eigenverantwortlich bestimmte Lebensinhalte mit sich bringen, scheint es für die eigene Lebenszufriedenheit unbedeutend zu sein, *wie* jemand den Sinn seines Dasein definiert – Hauptsache, er tut es ...

Denn unstrittig scheint, dass es für die psychische Gesundheit unabdingbar ist, seinem Sein im Hier und Jetzt einen Sinn zu geben. Es dient der eigenen Lebenszufriedenheit, jederzeit zu wissen, *wozu* man etwas tut, *wohin* man möchte, *weshalb* man etwas erreichen will. Aber dazu müsste natürlich erst einmal geklärt sein, was man für ein »erfülltes Leben« hält.

Für Watzlawick et al. (2011) ist es dabei gleichgültig, wie unser selbst geschaffenes Weltbild und die damit verbundenen Ziele genau aussehen, solange man sinnvolle Gründe für die eigene Existenz findet. Er folgt damit der Ansicht Nietzsches (2015, Sprüche und Pfeile, 12): »Hat man sein warum? des Lebens, so verträgt man sich fast mit jedem wie?«. Auch Baggini (2007) sieht für die mögliche Lebenszufriedenheit keinen Unterschied darin, ob dieses Warum von einem Schöpfergott erdacht oder eigenverantwortlich selbst festgelegt ist. Und Bucej (2014) stellt fest, dass sich die Frage nach dem »Wozu das Ganze?« nicht abwürgen und lebenslang nicht loswerden lässt. Dabei sei keineswegs ausgemacht, dass es ein einziges, durchgängiges Warum geben sollte, das einen durchs Leben trägt. Ziele, auch Lebensziele, ließen sich jederzeit ändern.

> **!** Es gibt keine gesicherten, erkennbar *richtigen* Lebensziele. Aber dennoch sind – egal was jemand glaubt – inhärente oder eigenverantwortlich gesetzte Lebensziele für die eigene Lebenszufriedenheit notwendig.
>
> Nur wer klare, reflektierte Ziele vor Augen hat, weiß, *wozu* er gerade etwas tut oder auf etwas verzichtet.
>
> Nur wer Ziele hat, hat die Möglichkeit, mit sich selbst zufrieden zu sein, wenn er ihnen näher kommt.

1.4 Was ist moralisch?

Über die Frage, was moralisch ist und was nicht, wird von vielen fortwährend und leidenschaftlich gestritten. Auch das moralische Einschätzen eigener Haltungen und Handlungen kann zu ausgeprägten emotionalen Turbulenzen führen. In der Literatur werden diverse Moralbegriffe unterschieden und das, was darunter verstanden werden soll, ist uneinheitlich definiert. Deswegen ist es hilfreich, zunächst zu klären, was hier unter diesem Begriff verstanden werden soll.

Die Frage nach der Moral ist eine Wertfrage. Der Begriff »moralisch« (abgeleitet aus dem lateinischen »moralis« = die Sitte betreffend) beschreibt in seinem deskriptiven Bedeutungsaspekt die erwarteten Handlungsmuster, -prinzipien und Regeln. Entweder solche, die ein einzelnes Individuum für sich als Maßstab anlegt oder die, die allgemein Sitte in bestimmten Gruppen, Völkern oder Kulturen sind.

In seinem normativen Bedeutungsgehalt wird die Moral eines Individuums oder einer Gruppe einer weiteren Bewertung unterzogen, sodass in »gute«, »schlechte« oder »fehlgeleitete« Moral differenziert wird. So etwas setzt die Existenz einer »wahren«, universellen Moral voraus. [Dieser Idee folgten die frühen Moralphilosophen (Sokrates und insbesondere sein Schüler Platon), aber manche tun dies auch heute noch. So vertritt Mohr (1995) die Ansicht, das »moralisches Verhalten« nicht erlernt zu werden braucht, sondern das es als angeborene Disposition prinzipiell verfügbar ist, sodass jeder das moralisch Richtige kennt.]

Individuelle Moral

Der Idee einer universellen, allgemein gültigen, »richtigen« Moral folge ich nicht. Denn das, was »Moral« in seiner deskriptiven Form meint, ist offensichtlich kulturell (z. B. die Bedeutung von Nacktheit oder Tapferkeit), sozial (z. B. »bürgerliche« Moral, [Straf-]Rechtsnormen), religiös (z. B. die »Zehn Gebote«, die »Fünf Silas«) und politisch (z. B. »sozialistische« Moral, »Moral der Herrschenden«) geprägt, sodass sinnvollerweise von »der« Moral ebenso wenig die Rede sein kann wie von »Unmoral«. Das normative Betrachten unterschiedlicher moralischer Konzepte halte ich so lange für überflüssig, wie kein erkennbar angemessener objektiver Bewertungsmaßstab zum Beurteilen einer Moralqualität zur Verfügung steht. Bis dahin genügt mir ein persönliches Werten unterschiedlicher moralischer Regeln im Sinne von »gefällt mir« oder »gefällt mir nicht«, denn – um es mit Shakespeare (2009) zu sagen:

Zitat

... there is nothing either good or bad, but thinking makes it so.
(Shakespeare, Hamlet, 2. Akt, 2. Szene)

Die konkreten Moralvorstellungen eines Menschen bestimmen dessen prinzipielle Haltung und Handlungen, egal ob diese in seinem Umfeld mehrheitsfähig sind oder nicht. Ob jemand seinen präferierten Werten folgt und diese im Alltag umsetzt, hängt für die meisten davon ab, welche Auswirkungen dies für sie hat. Denn das Verletzen moralischer Werte geschieht meist nicht ohne Konsequenzen:

- Weicht jemand von den eigenen Moralvorstellungen ab, ist dies i. d. R. mit negativen emotionalen Reaktionen verbunden.
- Verletzt jemand in seinem Umfeld bevorzugte oder staatlich vorgegebene moralische Normen, kann dies zu erheblichen sozialen, ökonomischen und freiheitsentziehenden bis tödlichen Sanktionen führen.

Emotionaler Stress entsteht regelmäßig, wenn jemand widersprüchliche moralische Werte verfolgt (z. B.: »Ich soll nicht lügen« und »Ich soll niemandem etwas sagen, was ihm nicht gefällt.«) oder gar unerreichbare (z. B.: »Ich darf niemanden durch mein Dasein beeinträchtigen.«).

Definition

»Moral« beschreibt die persönlichen Werte eines Individuums. Sie umfasst dessen Normen und Haltungen zu kulturellen, sozialen, politischen, zwischenmenschlichen und selbstbezogenen Plänen und Handlungen. Sie ist stets subjektiv und nicht sinnvoll allgemeingültig zu formulieren. Insofern wird der Begriff der Moral künftig synonym verwendet mit »individuelle Wertvorstellungen«.

Individuelle Wertvorstellungen erheben

Da die persönlichen Werte, die moralischen Instanzen einer Person derart handlungs- und zielbestimmend sind, wird leicht ersichtlich, weshalb der Therapeut sie vor dem Betrachten und Beurteilen der Klientenziele kennen sollte:

- Nur dann lassen sich Vorhaben, kurz- und langfristige Handlungsziele auf »moralische Angemessenheit« prüfen.
- Nur dann lassen sich widersprüchliche und irrationale moralische Instanzen aufdecken.
- Nur so lässt sich verhindern, dass jemand wegen seines Verhaltens in moralisch begründete emotionale Turbulenzen gerät.

Die persönlich relevanten Wertvorstellungen werden in der Anamnesephase erhoben oder – falls es dort nicht abschließend möglich ist – in der Phase 3 des KVT-Therapieprozesses (siehe INFO 1 T. Hierzu können Wertefragebögen (z. B. Born, 2016; Wen-

INFO 1T

AB 2

genroth, 2012) oder das Arbeitsblatt AB 2 (»Relevante Wertvorstellungen«) herangezogen werden.

Individuelle Wertvorstellungen prüfen, korrigieren und gewichten
Nach dem Erheben werden die einzelnen Wertvorstellungen mit dem Klienten auf Rationalität, Widersprüchlichkeit und notwendiges Commitment geprüft.

Rationalität prüfen. Der Klient ist angehalten, irrationale (nicht aus eigener Kraft erreichbare) Werthaltungen in rationale umzuformulieren oder – falls das nicht sinnvoll möglich ist – zu streichen.

Widerspruchsfreiheit prüfen. Sind einzelne Werte zueinander widersprüchlich, kann diesem durch das Erstellen einer Wertehierarchie begegnet werden, sodass ein Entscheid für den als relevanter eingestuften Wert möglich ist. Auf den oder die weniger relevanten Wert(e) muss der Klient im Konfliktfall verzichten. Das Gewichten der einzelnen Werte kann nach der → Methode des Paarvergleichs erfolgen.

Commitment prüfen. Hier werden individuelle Wertvorstellungen und ihre Kosten betrachtet, denn die als relevant erachteten Werte können erhebliche Konsequenzen verursachen, wenn sie umgesetzt werden. Diese sind vielen, die Werthaltungen propagieren, nicht immer deutlich. Sie geraten in heftige emotionale Turbulenzen, wenn sie mit den Kosten ihrer Wertvorstellungen konfrontiert werden. So erfordert z. B. die Idee, »Ich will für meine Eltern immer da sein, wenn sie mich brauchen«, i. d. R. die ersten 50 Lebensjahre kaum ein Commitment. Dieses wird meist erst abgefordert, wenn die Eltern pflegebedürftig geworden sind. Erst dann wird der Vertreter eines solchen Werts mit dessen Kosten konfrontiert.

Damit Klienten sich nicht leichtfertig Werte auf die Fahne schreiben, deren Kosten sie letztendlich nicht zu tragen bereit sind und sich damit unnötig in Dilemmata bringen, werden die erhobenen individuellen Wertvorstellungen geprüft: Welcher Preis in Form von Verzicht und Hedonismus-Einschränkung ist dafür aufzubringen und sind sie dazu bereit, diesen uneingeschränkt oder bedingt zu zahlen? Zum Bestimmen dieses Commitments kann auch das Arbeitsblatt AB 2 (»Relevante Wertvorstellungen«) verwendet werden.

AB 2

1.5 Strategien für typische Widerstände

Nachfolgend werden einige Beispiele angeführt, wie der Therapeut vorgehen kann, wenn er beim Besprechen lebensphilosophischer Themen, beim Reflektieren und Entscheiden auf typische Widerstände beim Klienten stößt.

»Da kann ich mir ja gleich die Kugel geben!«
Manche Menschen reagieren recht erschrocken, ängstlich oder resigniert, wenn sie die Möglichkeit bedenken, dass ihre Existenz begrenzt sein könnte oder dass inhärente Ziele nicht zweifelsfrei erkennbar und zu verfolgen sind.

Einige neigen dann dazu, gleich auch das Erreichbare aufzugeben, wenn sie nicht alles komplett bekommen. Wir haben es dann mit Menschen mit geringer Frustrationstoleranz zu tun, mit Schwarz-Weiß-Malern, Alles-oder-nichts-Denkern. (Zur Beschreibung dieses Problemtyps und seiner Denkmuster, Symptomgewinne und -kosten siehe Stavemann, 2014b.) In diesem Fall lautet die Maxime: »Wenn ich etwas nicht endlos, für immer und ewig genießen kann, dann will ich es gar nicht haben.«

Zudem handelt es sich hierbei offensichtlich um auf das Jenseits fixierten Anhänger des Dualismus. Denn mit einer so starken Frustration im Alles-oder-nichts-Denken kann nur reagieren, wer an ein Jenseits geglaubt hat und plötzlich feststellt, dass die Belohnung unsicher ist. Womöglich muss er sogar auf die erhofften immerwährenden seelischen Freuden verzichten.

Therapeutischer Ansatz. Es lohnt sich, die Logik der hier zugrundeliegenden Maxime mit Hilfe von Analogien in einem hedonistisch-logischen → Disput zu untersuchen:

- »Heißt das, man sollte sich nicht zum Hummeressen einladen lassen, wenn man nicht sicher ist, ob man ihn sich auch künftig jederzeit leisten kann, falls der ausgezeichnet schmeckt?«
- »Heißt das, man sollte nicht ins Kino gehen, weil der Film irgendwann zu Ende ist?«
- »Heißt das, man sollte keine Kinder haben, weil die vor einem sterben könnten?«
- »Heißt das, man sollte sich gar nicht erst ins Bett legen, weil man morgen doch wieder aufstehen muss?«
- »Heißt das, man sollte auf alle großen und kleinen Freuden im Leben verzichten, weil sie nur vorübergehend sind?«

Zusätzlich werden die langfristigen Kosten dieses Konzepts beleuchtet:

- »Sind Sie bereit, die Konsequenzen dieser Sichtweise in Form eines vorübergehenden, dafür aber freudlosen Lebens zu ertragen?«
- »Oder halten Sie es für sinnvoller, das Leben möglichst so lange zu genießen, wie es dauert?«

Zusammengefasst geht es – frei nach Epikur (1999) – darum, dass der Klient erkennt, dass er ein Leben vor dem Tod hat, welches zuerst gelebt sein will, bevor er sich mit dem Verlängern seines Daseins befasst.

Zudem wird der Therapeut das Seelenkonzept des Klienten hinterfragen: »Was ist das: Seele? Was ist das, was ohne Ihren Körper, ohne Ihr Gehirn und damit ohne Ihre Erinnerungen, ohne Ihre moralischen Normen und ethischen Instanzen, ohne Ihre Emotionen und Wünsche, ohne Ihr Bewusstsein noch übrig bleibt? Sind das noch Sie?« Anschließend wäre sicherlich ein Reflektieren der einzelnen Kritikpunkte an der Dualismusthese (siehe Abschn. 1.2) förderlich.

Natürlich darf jeder weiterhin an eine unsterbliche, schmerzempfindliche, moralische Instanzen beinhaltende Seele mit andauerndem Bewusstsein *glauben*. Allerdings wird er dann auch die Konsequenzen dieses Glaubenskonzepts zu (er-)tragen haben.

»Sie meinen, jeder kann machen, was er will?!«

Vermutlich ist das als provokative Frage gemeint und der Fragende erwartet nicht tatsächlich ein »ja«. Aber manche ziehen aus der Möglichkeit, dass es vielleicht keine richtende überirdische Instanz gibt, tatsächlich den Schluss, dass damit moralisches Handeln unmöglich sei.

Meist nützt ebenso die Erkenntnis nicht, dass auch »Ungläubige« etwas glauben und sie sich aus eigenem Interesse »moralisch korrekt« verhalten sollten, wenn sie nicht mit ihren persönlichen Werten in Konflikt geraten wollen.

Wer bisher einer angenommenen höheren Instanz zuliebe um moralische Lebensweise bemüht ist – die aus der Position des jeweiligen Glaubenssystems heraus den Anschein des objektiv Richtigen erweckt – wird oft besonders betroffen reagieren. Denn diese Personen haben bisher mehr oder weniger rigide normativ gelebt. Sie haben sich mit »allgemeingültigen« Normen und Werten in Sicherheit gewähnt und diese aus Angst vor irdisch-sozialen oder göttlich-überirdischen Sanktionen befolgt, obwohl sie vielleicht gern etwas anderes getan hätten. Diese vermeintliche Sicherheit wäre dahin, wenn es lediglich subjektive moralisch »richtige« Werte gäbe und alles Geschmackssache wäre. Die damit verbundene Relativität von »richtig« und »falsch« wird häufig als bedrohlich empfunden.

Therapeutischer Ansatz. Der Therapeut sollte die Frage auch dann aufgreifen, wenn sie provokativ gestellt oder rhetorisch gemeint sein sollte. Sie enthält einiges, was sich zu reflektieren lohnt:

»Ich möchte Ihre Frage gleich beantworten: Ja, so lange es in seiner Macht, also im Rahmen seiner Möglichkeiten und Fertigkeiten steht, kann jeder machen, was er will. Aber könnte das nicht ohnehin jeder, unabhängig von der Annahme, dass der Tod unser Dasein endgültig beendet?

Oder meinen Sie mit Ihrer Frage, man könne für den Fall, dass es kein ewiges Leben gibt, machen was man will, ohne dafür die Konsequenzen tragen zu müssen? Dann heißt die Antwort: Nein. Sie haben auch zuvor getan, was Sie wollen, nämlich aus eigenem Interesse den Regeln des von Ihnen gewählten Glaubenssystems zu folgen. Ohne Konsequenzen ist weder das Befolgen noch das Brechen von Regeln möglich, selbst dann nicht, wenn es keine überirdische Macht gäbe. Wären Ihre eigenen moralischen Regeln oder die irdischen Konsequenzen Ihres Verhaltens, wie z. B. abgelehnt oder ausgegrenzt zu sein, bestraft oder ins Gefängnis gesperrt zu werden, für Sie nicht wichtig genug, um nicht immer das zu tun, was Sie gerade am liebsten täten?«

Weiterhin wird der Therapeut betrachten, welche Ziele der Klient aus welchen Gründen bisher *nicht* verfolgt hat. Trifft er dabei auf irrationale oder spekulative Argumente (z. B. Angst vor Selbstwertverlust wegen sozialer Ablehnung oder fehlendem Perfektionismus, Angst vor Bestrafung durch eine überirdische Macht), wird er die ihnen zugrundeliegenden Konzepte reflektieren lassen.

Im ersten Fall bietet sich ein → explikativer Sokratischer Dialog zum Thema »Was ist das: ein wertvoller Mensch?« an, um dysfunktionale Kriterien zur Selbstwertschöpfung aufzudecken und verändern zu lassen (zum Vorgehen siehe INFO 5 T, ausführlicher und für ein kommentiertes Dialogbeispiel siehe Stavemann, 2015a, Abschn. 7.2).

INFO 5 T

Im zweiten Fall wird gemeinsam darüber reflektiert, ob der Klient an einen Gott glaubt und ihm dienen möchte, der ihn offensichtlich so geschaffen hat, dass er die »Fehler«, die er begeht, gar nicht erkennen *kann* und ihn dennoch dafür derart hart bestraft. Dieses willkürliche, gnadenlose Vorgehen verträgt sich kaum mit dem Bild eines gütigen, liebenden, vergebenden Gottes.

»Wenn das alle so sehen, würde ja Anarchie ausbrechen!«

Wie im vorherigen Fall spricht hier jemand, der vermutlich aus Angst vor Sanktionen anders lebt, als er eigentlich möchte. Jemand, der sich scheut, Ziele eigenverantwortlich aufzustellen und zu verfolgen.

Häufig wird das ängstliche, rigide Festhalten an vermeintlich allgemeingültigen Normen damit gerechtfertigt, dass man damit Chaos und Anarchie verhindern könne. Vermutlich schätzen diese Menschen ihre eigenen Durchsetzungs- und Überlebenschancen in derartigen Konkurrenz- und Überlebenskampfsituationen nicht allzu rosig ein.

Therapeutischer Ansatz. Zum einen sollte der Therapeut die Logik dieser unterstellten »zwangsläufigen« Konsequenz prüfen. Dazu kann er mit dem Klienten über folgende Fragen reflektieren:

- »Hat ein nicht-anarchistisches, sozial geregeltes Zusammenleben auch dann Vorteile im Hier und Jetzt, wenn nach dem Tod alles vorbei ist?«
- »Gibt es einen Grund anzunehmen, dass die Menschen unbedingt auf die Vorteile eines geregelten sozialen Zusammenlebens verzichten wollen, wenn sie ihren Tod als etwas Endgültiges betrachten?«

Vermutlich werden die meisten – trotz ihres obigen Einwands – die erste Frage noch immer mit »ja« und die zweite mit »nein« beantworten.

Zum anderen kann der Therapeut mit dem Klienten reflektieren, was an anarchistischen Situationen neu und *zusätzlich* bedrohlich wäre. Wenn unter Anarchie, dem Zustand der Gesetzlosigkeit, die Macht des Stärkeren oder »survival of the fittest« verstanden wird, dann ist die Natur in unserer Welt wohl zum Großteil anarchistisch. Aber offensichtlich hat sie auch soziale Systeme hervorgebracht, wobei zumindest *innerhalb* dieser Systeme anarchistische Verhaltensweisen sanktioniert werden. Das kann natürlich ein weiterer anarchistischer Trick sein, weil das System und jedes seiner Mitglieder damit »sicherer« wird und seine Überlebenschance zu Lasten anderer erhöht, die nicht diesem System angehören.

Es ließe sich auch darüber nachdenken, ob anarchistische Zustände nicht deswegen ausgelöst werden, *weil* manche Menschen an ein Leben nach dem Tod glauben und deswegen religiös motivierte Kriege anzetteln und sich dabei anarchistisch verhalten (siehe hierzu z. B. Harris, 2007).

»Das wäre ja fürchterlich, wenn nach dem Tod alles vorbei ist!«

So denken wohl viele, wenn sie die Möglichkeit eines endlichen Daseins in Betracht ziehen. Nicht nur Menschen mit übersteigertem Ego mögen nicht wahrhaben, dass ihr Selbst auf einmal nicht mehr existiert und nichts von ihnen übrig bleibt. Manche versuchen vielleicht, zumindest ihre Gene oder besondere Leistungen zurückzulassen, um bloß nicht vergessen zu werden. Gleichzeitig zweifeln sie dennoch, ob dies ausreicht und wie lange es vorhält, bis einen schließlich doch der letzte Mensch vergessen hat, ... so, als sei man gar nicht hier gewesen. Entsetzlich!

Therapeutischer Ansatz. Schauen wir uns zunächst die Logik dieser Aussage an, denn so ganz nachvollziehbar ist sie nicht: Was genau ist daran so furchtbar, wenn »nichts« mehr ist? Was ist an »Nicht-Existenz« so schwer auszuhalten?

Die wenigsten Menschen finden es schlimm, geschweige denn furchtbar, dass sie nicht bereits zur Zeit des Dreißigjährigen Krieges oder in der Steinzeit existierten und sie zu diesem Zeitpunkt »nichts« waren. Wieso jetzt auf einmal, wenn es die Zukunft betrifft?

Es ist nachvollziehbar, dass jemand, der mit seinem Leben glücklich und zufrieden ist, ungern darauf verzichten mag und es weiter genießen möchte. Möge es noch etwas andauern!

Doch, das wäre schon schade, wenn es nun vorbei ist. Das ist verständlich. Aber was gibt es zu befürchten? Wovor muss man Angst haben, wenn man plötzlich »nicht« ist?

Wie ist das bei anderen Genüssen: ein Film, den ich spannend finde, ein Fünf-Gänge-Menü, das mir schmeckt, mein Hobby und andere genussvolle Leidenschaften. *Müssen* diese immer weitergehen? Oder ist es nur schade, wenn sie vorbei sind? Oder kann ich nicht sogar froh sein, sie genossen zu haben? Und gilt Gleiches nicht auch für ein genussvolles Leben?

Versuchen wir schließlich die stoische Erkenntnis über den schrecklichsten aller Schrecken zu erarbeiten.

Zitat

- »Nicht die Dinge selbst, sondern die Meinungen über die Dinge beunruhigen die Menschen. So ist z. B. der Tod nichts Schreckliches, … sondern die Meinung über den Tod, dass es etwas Schreckliches sei, das ist das Schreckliche.« (Epiktet, 2015: 5)
- Oder: »Nichts ist im Leben für *den* Menschen furchtbar, der begriffen hat, dass im Nichtleben nichts Furchtbares liegt.« (Epikur, 1991, S. 267, Hervorh. d. d. V.)

INFO 5 T

Diese Einsichten lassen sich günstigerweise mit Hilfe eines → explikativen Sokratischen Dialogs zum Thema »Was ist das: ein Gefühl?« erarbeiten (zum Vorgehen siehe INFO 5 T, ausführlicher Stavemann, 2014c, Abschn. 5.2; kommentierter Beispieldialog in Stavemann, 2015a, Abschn. 7.1).

»Und wenn es doch eine Hölle gibt?«

Tja, Pech gehabt, wenn es einen dahin verschlägt.

Aber das ist das unabwendbare Risiko, wenn jemand in völliger Unsicherheit, in Unkenntnis der Realität sowie ihrer Regeln und Gesetze entscheiden muss.

Hier wehrt sich ein Sicherheitsdenker, jemand der glaubt, *unbedingt* Sicherheit zu benötigen, gegen Wahrscheinlichkeiten. Der Therapeut solle ihm bitteschön dabei helfen, sich garantiert richtig zu entscheiden, die richtigen Lebensziele aufzustellen und zu verfolgen.

Therapeutischer Ansatz. Beginnen wir mit einem empirischen → Disput:

- »Bei der Frage nach der Ursache für unser Dasein hatten wir bereits die grundsätzlichen Wahlmöglichkeiten 1a, 1b und 2 betrachtet (siehe Abschn. 1.1) und festgestellt, dass uns die Erkenntnisfähigkeit fehlt, um die wahre Lösung zu finden. Wenn Sie zwischen drei Möglichkeiten raten dürften, was können Sie tun, um garantiert zu verhindern, dass Sie möglicherweise falsch liegen?«
- »Wenn von drei Möglichkeiten eine richtig ist, Sie diese aber nur erraten können, ist es dann sinnvoller, nicht zu raten, weil zu zwei Dritteln ein Misserfolg zu erwarten ist? Oder sollte man die Chance nutzen, um wenigsten eine Erfolgsaussicht von einem Drittel zu behalten?«
  Und anschließend:
- »Angenommen, Sie hätten die richtige Alternative erraten. Wie hoch schätzen Sie die Wahrscheinlichkeit, auch die Maßstäbe korrekt zu erraten, nach denen Ihr Leben schließlich beurteilt wird?«

Der Therapeut kann auch das Konzept von »Himmel« und »Hölle« prüfen lassen. Schauen wir doch einmal genau hin, wer oder was in der Hölle wie bestraft werden könnte (sollte es denn doch eine geben). Die Seele? Körperliche Pein, wie sie in mittelalterlichen Darstellungen der Hölle vermittelt wird, brauchen wir wohl nicht zu fürchten. Denn wenn wir uns daran erinnern, was mit unserem Körper, unserem Nervensystem und unserem Gehirn bereits geschehen ist, fehlt uns für das Empfinden von seelischem und körperlichem Schmerz die Voraussetzung.

Eine Hölle kann nur fürchten, wer an den Dualismus glaubt. Diese gewagte Hypothese sollte hier reflektiert werden. Nach dem bereits Dargelegten spricht scheinbar alles *gegen die Annahme*, dass etwas von unserem Körper abgespalten wird und eigenständig als ein empfindsames, bewusstes »Ich« weiterlebt.

Aber hundertprozentig sicher ist das eben nicht. Doch genau das möchte der Klient: Sicherheit. Um die Irrationalität dieser Forderungen herauszuarbeiten, bietet sich ein → explikativer Sokratischer Dialog zum Thema »Was ist das: Sicherheit?« an. (Zum Vorgehen siehe INFO 5 T, ausführlicher und kommentiertes Dialogbeispiel siehe Stavemann, 2015a.) INFO 5 T

»Aber Nahtod-Erfahrungen zeigen doch, dass etwas nach dem Tod kommt!«
Manche Klienten berufen sich auf die in den Medien immer wieder auftauchenden Berichte über Nahtod-Erfahrungen. Diese Menschen wurden bereits klinisch für Tod erklärt, haben aber doch wieder das Bewusstsein erlangt. Sie berichten von intensiven optischen und auditiven Erfahrungen »nach dem Tod« (z. B. hörten sie sphärische Klänge, sahen ein helles Licht am Ende eines Tunnels, bereits verstorbene Angehörige oder sich selbst von oben, wie sie auf ihrem Todeslager liegen). Solche Berichte wurden und werden von Anhängern der Dualismushypothese gern als Beleg für ein Leben nach dem Tod herangezogen. Aber ist das wirklich schlüssig und zwingend?

Es gibt diverse wissenschaftlich fundierte Erkenntnisse, die gegen so ein Deuten sprechen. Betrachten wir die wesentlichsten.

Das Gehirn im Drogenrausch. In den letzten Lebensaugenblicken befindet sich der Organismus durch die ausgeschütteten Stresshormone und körpereigenen Endorphine häufig in einer Art Drogenrausch. Kann man solche Menschen später noch befragen, weil sie reanimiert werden konnten, ähneln ihre Erfahrungen und Sensationen meist denen anderer Menschen, die sich in einem (Drogen-)Rausch befanden. Manche Nahtod-»Erfahrungen« lassen sich vermutlich auf diese körpereigenen Reaktionen zurückführen und sind somit als Illusion erklärbar.

Das Gehirn im »Replay«-Modus. Betrachtet man berichtete Nahtod-Erfahrungen inhaltlich, fällt auf, dass niemand der Betroffenen etwas beschreibt, was ihnen gänzlich neu, unbekannt, unbeschreiblich oder unvorstellbar war. Die Berichte und »Erfahrungen« entsprechen den Vorstellungen oder den Erinnerungen, welche die Betroffenen bereits vorher in sich trugen. Damit liegt die Vermutung nahe, dass im Gehirn nur – zufällig oder auch nicht – bestimmte neuronale Verknüpfungen aktiviert wurden, die bereits Bekanntes oder schon einmal Vorgestelltes reaktivieren und verknüpfen.

Das Gehirn als Regisseur. Diverse neurophysiologische Versuche belegen, dass (nicht nur menschliche) Gehirne in der Lage sind, außerkörperliche Erfahrungen selbst herzustellen. Wie einfach die räumliche Einheit von Körper und Selbst aufzulösen und die Selbstwahrnehmung zu manipulieren ist, konnten z. B. Ehrsson (2007) und Lenggenhager et al. (2007) durch simple neurophysiologische Versuche nachweisen. Dabei gelang es ihnen, bei den Probanden »außerkörperliche Erfahrungen« zu erzeugen und den Eindruck zu erwecken, sie betrachteten sich selbst von außen.

Scheinbar außerkörperliche Erfahrungen lassen sich durch neuronale Gehirnprozesse erklären, die sich – wie bei den hier zugrunde gelegten Versuchen – ohne weiteres auch bei Personen erzeugen lassen, die reflexionsfähig und bei vollem Bewusstsein sind. Metzinger (2003) geht in punkto »Bewusstsein« sogar noch weiter: Er formuliert aufgrund eigener Versuche eine »Selbstmodell-Theorie der Subjektivität«. Diese besagt, dass niemand je ein »Selbst« war oder hatte, sondern dass das bewusste »Ich« und das Selbstbewusstsein ständigen Veränderungen unterworfen sind, sodass man einer Selbst-Wahrnehmung ohnehin nicht trauen sollte.

Wir haben in diesem Kapitel die metaphysischen Prämissen, die übergeordneten Werte und Glaubensgrundsätze betrachtet, die uns in unseren Handlungszielen leiten und verleiten.

Im nächsten Kapitel betrachten wir, wie Klienten ihre Handlungsziele in der Regel – mehr oder weniger stringent – aus ihren metaphysischen → Axiomen ableiten und prüfen, wie sinnvoll diese Ableitungen und wie normenverträglich die aufgestellten Handlungsziele sind.

! Vor dem Bewerten der Handlungsziele müssen die metaphysischen Prämissen reflektiert werden, um einen Bezugsrahmen zum Beurteilen der bedingten Angemessenheit dieser Handlungsziele zu erhalten.

1.6 Weiterführende Literatur

Baggini, J. (2003). Atheism: A very short introduction. Oxford: Oxford University Press.

Baggini, J. (2007). What's it all about? – Philosophy and the meaning of life. London: Granta Books. Dt. (2007). Der Sinn des Lebens. Philosophie im Alltag. München: Piper.

Flassbeck, C. & Keßler, B. H. (2013). Werte als Kompass der Psychotherapie. In W. Senf, M. Broda u. B. Wilms (Hrsg.), Techniken der Psychotherapie. Ein methodenübergreifendes Kompendium. Stuttgart: Thieme.

Mackie, J. L. (1986). Das Wunder des Theismus. Argumente für und gegen die Existenz Gottes. Stuttgart: Reclam.

Nagel, T. (2012). Was bedeutet das alles? (Eine kurze Einführung in die Philosophie). Stuttgart: Reclam.

Schätzing, F. (2013). Nachrichten aus einem unbekannten Universum. Eine Zeitreise durch die Meere (2. Aufl.). Köln: Kiepenheuer & Witsch. (Auch als Klientenlektüre geeignet.)

Taylor, C. (2002). Die Formen des Religiösen in der Gegenwart (2. Aufl.). Frankfurt a. M.: Suhrkamp.

Vossenkuhl, W. (2011). Philosophie: Basics. München: Piper.

Watzlawick, P. (2005). Wie wirklich ist die Wirklichkeit? Wahn – Täuschung – Verstehen (3. Aufl.). München: Piper.

Watzlawick, P. (2006). Die erfundene Wirklichkeit. Wie wissen wir, was wir zu wissen glauben? München: Piper.

2 Handlungsziele: Den Ist-Zustand erheben

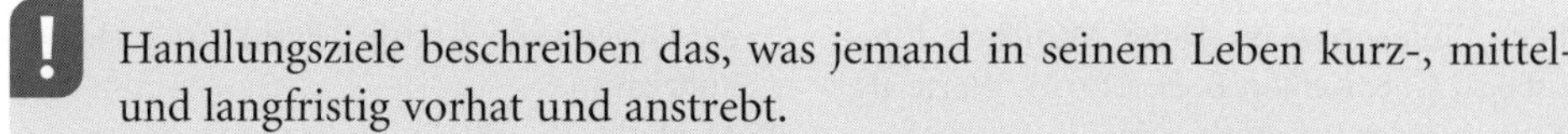

Handlungsziele beschreiben das, was jemand in seinem Leben kurz-, mittel- und langfristig vorhat und anstrebt.

2.1 Bestehende Handlungsziele erheben

Beim Erheben der Handlungsziele wird untersucht,
(1) was der Klient zurzeit in unterschiedlichen Bereichen bereits macht und
(2) wie viel Zeit und Energie er für die einzelnen Handlungsziele aufwendet.

Handlungsziele in Handlungszielbereiche sortieren
Viele Menschen sind zunächst völlig überfordert, wenn man sie nach ihren Handlungszielen befragt. Um dieser Schwierigkeit zu begegnen, hat es sich bewährt, die momentan verfolgten Aktivitäten in verschiedenen lebensrelevanten Bereichen beschreiben zu lassen und damit die Aufgabe zu strukturieren. In der Regel fällt es den Klienten dann leichter, zu den einzelnen Punkten konkrete Vorhaben zu benennen. Sie werden gebeten, mit Hilfe von Arbeitsblatt AB 3 (»Momentan verfolgte Handlungsziele«) sämtliche bereits vorhandene Handlungsziele in folgende Bereiche einzuteilen:
(1) Familie / Partner / Sozialkontakte
(2) Beruf / Karriere / verfügbare Geldmittel
(3) Hobbys / Freizeit
(4) sonstiges

Die gewählte Aufteilung geht über die Adlers (2004) hinaus, der sämtliche Aktivitäten den drei Bereichen Gemeinschaftsleben, Arbeit und Liebe zuordnet. In unserer heutigen Gesellschaft spielt für viele Menschen das Freizeitverhalten sicherlich eine größere Rolle als zu Adlers Zeiten in der ersten Hälfte des 20. Jahrhunderts. Zudem sollen auch »sonstige« Ziele berücksichtigt werden. Denn für manche Menschen erfordern Ziele wie z. B. das Ausüben von Spiritualität, Tätigkeiten zum Lindern von Krankheit und Gebrechen oder zum eigenen Gesundheitserhalt, politische oder soziale Ziele (wie die Pflege nahestehender Personen), einen erheblichen Zeit- und Energieaufwand.

Hausaufgabe: Handlungsziele und ihren Energie- und Zeitbedarf erfassen lassen. Wie zuvor die metaphysischen Ziele werden auch sinnvollerweise die bereits vorhandenen und verfolgten Handlungsziele als Hausaufgabe erarbeitet. Selten sind Klienten auf Anhieb in der Lage, ihre Handlungen und den dafür verwendeten Zeit- und Energieaufwand zu benennen. Hierzu erhalten sie das Informationsblatt INFO 13 K (»Handlungsziele«) und beantworten die Fragen aus dem Arbeitsblatt AB 3 (»Momentan verfolgte Handlungsziele«) gemäß der darauf beschriebenen Instruktion. AB 3

Aber nicht nur depressiven Klienten fällt es oft schwer, momentan verfolgte Handlungsziele zu benennen. In solchen Fällen hat sich eine zweiwöchige Selbstbeobachtungsphase bewährt, um ein leidlich zuverlässiges Bild über die momentanen Lebensinhalte des Klienten zu erhalten. Für diese Zwecke kann das Arbeitsblatt AB 4 (»Aktivitäten-Wochenplan«) genutzt werden (zum weiteren Vorgehen siehe nächsten Abschnitt). AB 4

2.2 Energie- und Zeitbedarf erheben

Häufig sind die Probleme, die Klienten aufgrund ihrer Handlungsziele erleiden, nicht so sehr durch die Ziele selbst bedingt. Vielmehr werden sie durch einen unrealistischen oder unerwünschten Zeit- und Energieverbrauch ausgelöst. Insbesondere die Probleme der Selbstüberschätzer – ob manisch oder nicht – und die der Null-Verzicht-Denker (siehe Abschn. 3.2.1) lassen sich darauf zurückführen.

Um die hieraus resultierenden Probleme leichter diagnostizieren zu können, werden die Klienten gebeten, beim Beschreiben des Ist-Zustands zusätzlich den durchschnittlichen Zeitaufwand (in Stunden pro Woche) und Energiebedarf (in Prozent) für ihre einzelnen Handlungsziele anzugeben.

Unrealistische Zeit- und Energieplaner lassen sich besonders leicht entlarven, wenn der Zeit- und Energiebedarf über alle vier Bereiche addiert wird und erheblich mehr oder weniger als hundert Prozent ergibt (siehe Kap. 3).

Selbstbeobachtungsphase. Um das Arbeitsblatt AB 3 insbesondere im Hinblick auf den Zeit- und Energieaufwand für bestimmte Ziele realitätsgerecht beantworten zu können, ist bei etlichen Klienten eine ein- oder mehrwöchige Selbstbeobachtungsphase notwendig. In dieser Zeit notiert der Betreffende z. B. täglich mittags und abends, was er getan, welche Ziele er verfolgt und wie viel Zeit und Energie er dafür benötigt hat. Für diese Zwecke kann das Arbeitsblatt AB 4 (»Aktivitäten-Wochenplan«) verwendet werden. AB 4

Der »Aktivitäten-Wochenplan« lässt sich für verschiedene Zwecke nutzen:

- **Den Ist-Zustand erfassen:** Um einen Überblick zu bekommen, wofür die Klienten ihre Zeit und Energie nutzen, notieren sie über eine oder mehrere Wochen sämtliche Aktivitäten und die dafür aufgewendete Zeit und Energie.
- **Den Soll-Zustand planen:** Bei Klienten, die bereits ihren Ist-Zustand aufgestellt und reflektiert haben, kann der »Aktivitäten-Wochenplan« beim Aufbau von Handlungszielplänen für verschiedene Zeithorizonte als Vorsatz-Übersicht helfen. Er kann dazu dienen, Handlungsziele im Auge zu behalten und dafür genau so viel bzw. *nur* so viel Zeit und Energie einzusetzen, wie geplant. Dabei berücksichtigen die Klienten auch → Pufferzeiten. Pufferzeiten sind notwendig, um nicht mit dem gesamten Plan ins Schleudern zu geraten, wenn etwas nicht erwartungsgemäß verläuft, Unvorhergesehenes eintritt oder etwas zusätzlich aufgenommen werden soll. Diese Funktion des Aktivitäten-Wochenplans werden wir in Kapitel 4 nutzen.

- **Soll-Ist-Vergleiche vornehmen**: Besonders relevant wird der Soll-Ist-Vergleich, wenn wir in Kapitel 4 untersuchen, womit genau die Klienten an ihrem Ist-Zustand unzufrieden sind. Dadurch wird ersichtlich, was sie ab sofort ändern sollten, um z. B. von nun an ihre langfristigen Ziele besser zu verfolgen.
  Auch zur Kontrolle, ob die Klienten ihre Vorsätze so ausführen, wie geplant, lassen sich Aktivitäten-Wochenpläne nutzen. Sie notieren dazu sämtliche Ziele und Vorhaben für die kommende Woche und haken die ab, die sie plangemäß erledigt haben, bzw. begründen das Abweichen vom Plan. Auf diese Weise lassen sich unrealistische Zeit- und Energiepläne, Vermeidungsverhalten und dysfunktionaler Aktionismus aufdecken.

2.3 Strategien für typische Widerstände

(1) »Ich kann das nicht!« oder »Mir ist dazu leider nichts eingefallen.«
Eigenverantwortlich persönliche Handlungsziele festzulegen, ist für manche Menschen ungewohnt, mühsam und schwierig. Diese Aufgabe wird geradezu unlösbar, wenn die Klienten dazu noch unrealistische → Randbedingungen aufstellen (z. B.: »Ich weiß schon, was ich möchte. Ich würde auch das Notwendige dafür tun. Aber ich sollte das erst entscheiden, wenn garantiert ist, dass es »das Richtige, für immer Gültige, allseits Anerkannte ist und wenn es garantiert ohne negative Konsequenzen bleibt«).

Das Festlegen auf Handlungsziele gestaltet sich besonders schwierig für Klienten, die wegen ihrer Randbedingungen bereits unter ausgeprägten psychischen Problemen leiden:

- **Frustrationsintoleranzprobleme.** Ziele zu verfolgen ist mühsam und nur durch den Verzicht auf andere, momentan angenehmere Tätigkeiten möglich. Wer sich keine Ziele setzt, muss sie auch nicht umsetzen. Andere haben einfach keine Lust, sich auf die Zielsuche zu konzentrieren. Es ist ihnen zu mühsam; besonders, wenn sie dabei auf angenehmere Dinge verzichten müssen. Die am häufigsten verwendeten Randbedingungen heißen bei Prokrastinierern: »Ich benenne Handlungsziele erst, ... wenn es garantiert nicht lästig ist« oder »... wenn ich Lust dazu habe« und bei Forderern »... wenn es so ist (oder andere so sind), wie es (sie) sein sollte(n)!« [Vertiefend zu den beiden Typen von Frustrationsintoleranzproblemen und zum therapeutischen Umgang damit s. Stavemann & Hülsner, 2016.]
- **Selbstwertprobleme.** Manche Klienten mögen aus Angst vor den Konsequenzen nicht eigenverantwortlich Ziele festlegen. Sollten sie sich als falsch herausstellen oder nicht erreicht werden, droht Selbstwertverlust. Die häufigsten Randbedingungen heißen hier – je nach der Art des Selbstwertkonzepts: »Ich benenne Handlungsziele erst, ... wenn ich es garantiert richtig kann« oder »... wenn ich garantiert keine Ablehnung dafür erfahre«. [Vertiefend zu den unterschiedlichen Typen von Selbstwertproblemen und den therapeutischen Umgang damit siehe Stavemann, 2011.]

- **Existenzielle Probleme.** Manche Klienten mögen keine Handlungsziele verfolgen, weil sie es für so gefährlich halten, dass sie daran sterben könnten. Beispielsweise, wenn sie durch ein Handlungsziel nicht verhindern können, Fremden, Bakterien, Viren oder Schicksalsschlägen (wie etwa einem möglichen Herzinfarkt) ausgesetzt zu sein. Ihre Randbedingung in Form von Sicherheitsdenken lautet meist: »Ich benenne Handlungsziele nur, … wenn ich sicher bin, dass mir dabei nichts passiert.«
  Auch wer Strafe für Fehlentscheide durch ein höheres Wesen befürchtet, traut sich häufig nicht, Ziele aufzustellen. Ein Sicherheits-Denker entscheidet nichts, bevor er nicht 100-prozentig sicher ist, wie der gottgefällige, allein richtige Weg aussieht. Hier lautet die Randbedingung: »Ich benenne Handlungsziele erst, … wenn ich sicher bin, dass sie gottgefällig sind« bzw. »… dass ich dafür nicht in die Hölle komme«.

Therapeutischer Ansatz. Zunächst wird der Therapeut die Ursache für das erfolglose Aktivitätenbenennen suchen. Im Anschluss wird er diese auf die jeweils adäquate Weise angehen:

1. Liegt die Ursache für die ergebnislose Handlungszielsuche in unrealistischen Randbedingungen des Klienten, werden diese zunächst deutlich herausgearbeitet und auf ihre Auswirkungen betrachtet. Unrealistische und unnötig beeinträchtigende Randbedingungen werden so modifiziert, dass sie den Klienten nicht mehr blockieren. Auch hier wird die weitere Arbeit wegen negativer Prognose eingestellt, falls der Klient nicht zur Modifikation blockierender Randbedingungen bereit ist.
2. Bleibt die Zielsuche aufgrund von Frustrationsintoleranz (symptomatisch: Bequemlichkeit, Maßlosigkeit, Prokrastination oder Null-Verzicht-Denken) ergebnislos, wird der Therapeut zunächst die langfristigen Symptom*kosten*, die unangenehmen Konsequenzen und Symptome der Ziellosigkeit herausarbeiten lassen. Anschließend wird er diese den wesentlich flüchtigeren, kurzfristigen Symptom*gewinnen* gegenüberstellen. Da die Klientel besonders aversiv auf alles Unangenehme reagiert und dies – oft um jeden Preis – zu vermeiden trachtet, wird der Therapeut mit einer → Symptomverschreibung reagieren: Er wird aufzeigen, dass das Verfolgen eines sinnvollen, langfristig ausgerichteten Handlungszielplans zum »Vermeiden der negativen Konsequenzen« von Ziellosigkeit besonders geeignet ist.
3. Legen Klienten aufgrund eines Selbstwertproblems keine Handlungsziele fest, sind sie am ehesten dazu zu motivieren, wenn dies unter der Voraussetzung geschieht, dass das Befürchtete (i. d. R. der Wertverlust wegen Ablehnung oder Fehlern) *garantiert* nicht eintritt: »Wie würden Sie leben wollen, wenn garantiert ausgeschlossen ist, dass …(die Ursache für den befürchteten Selbstwertverlust) … eintritt?«
4. Falls ein existenzielles Problem für das ergebnislose Suchen nach Handlungszielen verantwortlich ist, prüft der Therapeut zuerst, um welche Art von Sicherheitsdenken es sich dabei handelt.

5. Falls es sich auf die physische Existenz bezieht (»Ich will [jetzt] nicht sterben!«) wird der Therapeut mit Hilfe eines → explikativen Sokratischen Dialogs zum Thema »Was ist das: Sicherheit?« arbeiten. Denn auch ein Abwarten und ein Sich-nicht-festlegen auf Entscheide zieht entsprechende Konsequenzen nach sich, die – unter Wahrscheinlichkeitsaspekten – stets die ungünstigsten sind. [Zum Vorgehen siehe INFO 5 T, genauer und kommentierter Beispieldialog hierzu siehe Stavemann, 2015a, Abschn. 7.4.] Zudem wird der Therapeut an der Erkenntnis arbeiten, dass weder kurz- noch langfristige Handlungsziele davon abhängig sind, ob man »weiß«, was später geschieht.

INFO 5 T

6. Ist die Angst vor dem Festlegen von »falschen« Handlungszielen auf eine existenziell bedrohliche Strafe durch ein höheres Wesen zurückzuführen, lässt der Therapeut diese Klienten Ziele unter der Voraussetzung benennen, dass die befürchtete Strafe (z. B. Hölle) garantiert nicht eintritt: »Wie würden Sie leben wollen, wenn garantiert ausgeschlossen ist, dass Sie dafür durch Gott bestraft werden?«
7. Anschließend wird der Therapeut besonders auf das metaphysische Normensystem des Klienten eingehen. Gemeinsam wird reflektiert und die unabdingbaren Konsequenzen aus dem gewählten Glauben erarbeitet. Letztlich hat der Klient die Wahl, ob er weiter daran festhalten möchte *und* die daraus folgenden Konsequenzen (er-)tragen will. Oder, ob ihm der Preis dafür zu hoch erscheint, sodass er zumindest einige Axiome seines Glaubenssystems modifiziert. Zusätzlich kann der Therapeut die Frage aufwerfen, ob Gott den Betreffenden nicht womöglich dafür bestrafen könnte, keine Eigenverantwortung zu übernehmen und sich nicht zu entscheiden. Eine Strafe könnte somit auch für die ungenutzte Lebenszeit erfolgen (Ein kommentierter Beispieldialog hierzu findet sich in: Stavemann, 2015a, Abschn. 7.4).

(2) »Vorteile? Ich glaube, Sie verstehen mich nicht!«

Hier argumentieren Kurzfristhedonisten. Also Menschen, die sich aufgrund kurzfristiger Annehmlichkeiten und Vorteile entscheiden, ohne dass sie die daran gebundenen langfristigen negativen Konsequenzen berücksichtigen (wollen). Der Therapeut wird stets auch die, für viele Klienten extrem wichtigen Symptomgewinne beleuchten, die es hat, wenn man sich keine (konkreten) Handlungsziele setzt, z. B.:

- man muss nicht lästigerweise damit beginnen.
- man kann (vermeintlich) nichts falsch machen.
- man kann (vermeintlich) nicht abgelehnt werden.
- man geht (vermeintlich) kein Risiko ein.
- man kann sich jetzt mit Dingen beschäftigen, zu denen man gerade Lust hat.

Solche Klienten kommen häufig mit dem Ziel: »Ich will die negativen Konsequenzen meiner Ziellosigkeit loswerden«, aber bitte unter der (meist unausgesprochenen) Randbedingung »…, ohne meine Symptomgewinne anzutasten!« Allgemein formuliert könnte es heißen: »Ich will mein Verhalten nicht ändern, aber die negativen Konsequenzen sollen bitte weg!

Therapeutischer Ansatz. Das therapeutische Vorgehen entspricht dem, wie es im vorherigen Beispiel für Klienten mit Null-Verzicht-Denken bei Frustrationsintoleranzproblemen beschrieben ist.

(3) »Ich will aber nicht sterben.« Oder: »Ich will nicht in die Hölle!«
Und selbst wenn der Fordernde dabei noch trotzig mit dem Fuß aufstampft: Dieses klassische Ziel eines Wunschdenkers ist aus eigener Kraft unerreichbar. Aber es ist auch nicht leicht, die eigene Ohnmacht in vielen Bereichen unseres Daseins zu erkennen und zu akzeptieren.
Therapeutischer Ansatz. Um sein Problem loszuwerden, wird der Klient lernen müssen,

- zu unterscheiden und zu akzeptieren, was in der eigenen Macht steht und was nicht.
- zu akzeptieren, dass die eigenen Einflussnahme- und Steuerungsmöglichkeiten begrenzt sind.
- diese Einflussnahme- und Steuerungsmöglichkeiten weitest möglich dort zu nutzen, wo sie dem Verfolgen der persönlichen, aus eigener Kraft erreichbaren Ziele dienen.
- das Alles-oder-nichts-Denken und die Maßlosigkeit abzulegen und zu lernen, das Dasein im gegebenen Rahmen und mit den bestehenden Möglichkeiten eigenverantwortlich zu steuern und bestmöglich zu gestalten.

Zum Differenzieren dessen, was in der eigenen Macht steht und was nicht, wird der Therapeut den Unterschied von »innerer« und »äußerer« Freiheit vermitteln [s. hierzu auch: »Innere und äußere Freiheit« in der Einleitung, vertiefend: Stavemann, 2014b, Abschn. 4.3 und 5.4 im Kapitel »Grundlagen der Integrativen KVT«. Zum Erarbeiten des therapeutischen Vorgehens dient auch das Informationsblatt INFO 14 T (»Innere und äußere Freiheit und ihre Implikationen für Therapie und Beratung«)]. INFO 14 T

Um die Einsicht zu erarbeiten, dass man auch zeitlich begrenzte Dinge und Aktivitäten sinnvoll gestalten und genießen kann, wird der Therapeut mit dem Klienten die Begriffe »Sicherheit« und »Ohnmacht« und die Frage nach dem möglichen Sinn eines begrenzten Lebens reflektieren. Dazu wird er → explikative Sokratische Dialoge nutzen, u. a. einen zum Thema »Was ist das: der wahre Sinn des Lebens?«. Man wird die Erkenntnisse erarbeiten, dass ein objektiver Sinn für Menschen nicht erkennbar sein kann und dass der subjektive Sinn darin besteht, welchen Sinn man seinem Leben selbst zuschreibt [siehe hierzu auch Abschn. 1.3, zum Vorgehen siehe INFO 5 T, genauer und für einen kommentierten Beispieldialog siehe Stavemann, 2015a, Abschn. 7.4]. INFO 5 T

2.4 Weiterführende Literatur

Bucher, A. (2014). Psychologie der Spiritualität (2. Aufl.). Weinheim: Beltz.

Epiktet. (2015). Das Buch vom geglückten Leben. Dt. von K. Conz. Köln: Anaconda.

Montgomery, R. W. (1993). The Ancient Origins of Cognitive Therapy: The Re-emergence of Stoicism, Journal of Cognitive Psychotherapy, 7 (1), 5–19.

Stavemann, H. H. (2011). … und ständig tickt die Selbstwertbombe. Selbstwertprobleme erkennen und lösen. Weinheim: Beltz.

Stavemann, H. H. (2015a). Sokratische Gesprächsführung in Therapie und Beratung (3. Aufl.). Weinheim: Beltz.

Stavemann, H. H. & Hülsner, Y. (2016). Integrative KVT bei Frustrationsintoleranz: Ärgerstörungen und Prokrastination. Weinheim: Beltz.

3 Bestehende Ziele analysieren und auf Angemessenheit prüfen

Nachdem die metaphysischen Ziele in Form der relevanten Glaubensgrundsätze (mit Hilfe von AB 1) und Wertvorstellungen (durch AB 2) und die momentan verfolgten Handlungsziele (anhand von AB 3) erhoben sind, wird der Therapeut diese gemeinsam mit dem Klienten analysieren und auf Angemessenheit prüfen. Dabei kann er auf unterschiedliche Arten von Zielproblemen stoßen.

AB 2

AB 3

3.1. Arten von Zielproblemen

Grundsätzlich lassen sich qualitative und quantitative Probleme unterscheiden.

Qualitative Zielprobleme

Zu den qualitativen Zielproblemen gehören die, die nicht durch ein mehr oder weniger an Intensität, mit der sie verfolgt werden, zu lösen sind. Das sind v. a.:

(1) **Widersprüchliche Ziele.** Sie behindern oder blockieren sich gegenseitig und können in diversen Konstellationen auftreten:
- einzelne Glaubensgrundsätze widersprechen sich
- einzelne Wertvorstellungen widersprechen sich
- ein Glaubensgrundsatz und eine Wertvorstellung widersprechen sich
- ein Glaubensgrundsatz und ein Handlungsziel widersprechen sich
- eine Wertvorstellung und ein Handlungsziel widersprechen sich
- einzelne Handlungsziele widersprechen sich

(2) **Irrationale Ziele.** Einzelne Ziele können nicht aus eigener Kraft erreicht werden. Hierzu gehören:
- irrationale Wertvorstellungen
- irrationale Handlungsziele

(Beachte: Einzelne Glaubensgrundsätze können nicht irrational sein, allenfalls mehr oder weniger glaubwürdig.)

> **!** Irrationale Ziele sind nicht mit Hilfe von Arbeitsblatt AB 3 (»Momentan verfolgte Handlungsziele«) zu erkennen, da dort die Intentionen für bestimmte Handlungen nicht zum Ausdruck kommen (wie z. B. der Wunsch, es allen recht zu machen, von allen gemocht zu werden, perfekt zu sein). Solche, meist auf psychische Probleme zurückzuführenden irrationalen Ziele lassen sich leichter in der Eingangsexploration aufdecken.

(3) **Dysfunktionale Handlungsziele.** Handlungsziele sind dysfunktional, wenn sie nicht zu ihren Oberzielen führen oder diese gar sabotieren. Prinzipiell kann es sich nur um Kurzfrist- oder Etappenziele handeln, da Ober- oder Zeitraumziele nicht dysfunktional, sondern allenfalls widersprüchlich zu den metaphysischen Prämissen sein können.

Quantitative Zielprobleme

Zu den quantitativen Zielproblemen gehören ausschließlich Handlungsziele, da metaphysische Zielprobleme nicht durch ein zu viel oder zu wenig an Zielen entstehen.

Quantitative Probleme mit Handlungszielen sind durch eine ungünstige Zeit- und Energieverteilung gekennzeichnet. Sie lassen sich lösen, indem mehr oder weniger Ziele verfolgt werden oder indem die Intensität, mit der einzelne Ziele verfolgt werden, gesteigert oder abgesenkt wird. Zu den quantitativen Zielproblemen gehören:

(4) **Keine oder zu wenige Handlungsziele.** Die vorhandenen Handlungsziele reichen nicht aus, um den Alltag sinnvoll zu strukturieren, sodass die Betroffenen unter Langeweile und Unzufriedenheit leiden. [Das dies kein neuzeitliches Phänomen ist, zeigt Senecas 2000 Jahre alte Diagnose: Menschen haben nicht zu wenig Zeit, sondern viel Zeit, die sie nicht nutzen (Seneca, 2014).]

(5) **Zu viele Handlungsziele.** Wenn jemand zu viele Ziele verfolgt, wird das u. a. durch folgende Indizien deutlich:

- Einige Handlungsziele aus dem Tages- und Wochenplan werden aus Zeitgründen nicht erfüllt.
- Die Zeit- oder Energieanteile der einzelnen Vorhaben ergeben pro Tag addiert mehr als 100 Prozent der verfügbaren Ressourcen.
- Es fehlen permanent ausreichende Ruhe- und Schlafphasen (weniger als sechs Stunden).
- Es fehlen → Pufferzeiten.
- Freizeit, Hobby, Partner und / oder Familie bekommen weniger Zeit- und Energieanteile, als die Betreffenden es selbst für angemessen halten.
- Häufig wirkt der Klient auch in der Therapiestunde getrieben und hektisch.

(6) **Zu intensiv oder zu lasch verfolgte Handlungsziele.** Aus unterschiedlichen Gründen werden vorhandene, prinzipiell rationale und funktionale Handlungsziele so intensiv oder lasch verfolgt, dass die Betroffenen deswegen unter emotionalen und / oder physischen Problemen leiden.

3.2 Ursachen von Zielproblemen

Betrachten wir nachstehend die sechs unterschiedlichen Arten von Zielproblemen daraufhin, wodurch sie verursacht werden.

(1) Gründe für widersprüchliche Ziele

Wenn jemand widersprüchliche Ziele verfolgt kann dies unterschiedliche Ursachen haben. Die häufigsten sind:

(a) mangelnde Reflexion
(b) Null-Verzicht-Denken
(c) fehlende Zielhierarchie
(d) psychiatrisch-neurologische Erkrankungen

Betrachten wir diese einzelnen Ursachen genauer.

(a) Mangelnde Reflexion. Die Ursache, weshalb Menschen irrationale Ziele verfolgen, die sie entweder irgendwann selbst aufgestellt haben (z. B. das Ziel, alt zu werden ohne zu altern) oder die von außen an sie herangetragen wurden (z. B. die Forderung, sich nicht von anderen beeinflussen zu lassen), liegt in den meisten Fällen an einer ungenügenden Reflextion. Deswegen werden solche Ziele nicht als widersprüchlich erkannt. Dies kann wiederum zwei Ursachen haben:

- Sie haben aus Trägheit oder aus Angst vor Veränderung und Eigenverantwortung bisher nicht darüber nachgedacht. Hier sollte geklärt werden, ob ein dahinterliegendes psychisches Problem dafür verantwortlich ist.
- Sie können es nicht, weil es ihnen an Reflexionsfähigkeit mangelt, z. B. wenn sie wegen eingeschränkter geistiger Fähigkeiten (Demenz etc.) nicht oder nicht mehr ausreichend reflexionsfähig sind, um die Irrationalität ihres Ziels zu erkennen. Eine Therapie oder Beratung ist dann i. d. R. wegen negativer Erfolgsprognose nicht angezeigt.

(b) Null-Verzicht-Denken. Eine andere Ursache für widersprüchliche Ziele ist bei Menschen anzutreffen, deren Grundhaltung wohl am ehesten als Maßlosigkeit (oft in Verbindung mit einem Frustrationsintoleranzproblem) zu beschreiben ist. Ihnen geht es vor allem darum, an allem und jedem teilzuhaben. Das Auch-Haben-Wollen und Nicht-Verzichten-Können steht hier im Vordergrund. Dies liegt in der Befürchtung begründet, zu kurz zu kommen oder etwas Angenehmes zu verpassen. Diese Menschen wollen nicht wahrhaben, dass sich Ziele ausschließen könnten. So suchen sie fortwährend nach Lösungen, bei denen Sie auf nichts verzichten müssen.

(c) Fehlende Zielhierarchie. Manche Menschen verfolgen schon allein deshalb widersprüchliche Ziele, weil ihnen ihre Oberziele unklar sind. Möglicherweise besitzen sie aber auch überhaupt keine langfristigen Oberziele. Oder sie können auf keine eindeutige Präferenzstruktur zurückgreifen, wenn verschiedene Ziele in Konflikt geraten. In letztem Fall fehlt der Entscheidungsmaßstab dafür, welchen Zielen sinnvollerweise der Vorzug zu geben und auf welche zu verzichten wäre.

(d) Psychiatrisch-neurologische Erkrankungen. Widersprüchlich gesetzte Ziele können auch psychopathologische oder neurologische Ursachen haben. Beispielsweise, wenn der Klient wegen neurologischer Erkrankungen (wie z. B. Schlaganfall, Demenz, Alzheimer, schwere Intelligenzminderung) keine Reflexionsfähigkeit (mehr) besitzt [siehe Punkt 1(a)] und die Widersprüchlichkeit nicht erkennen kann.

(2) Gründe für irrationale Ziele

Betrachtet man die Gründe, weshalb Menschen irrationale Ziele verfolgen, so stößt man hauptsächlich auf folgende:

(a) Wunschdenken
(b) dysfunktionale Selbstwertkonzepte
(c) mangelnde Reflexion
(d) psychiatrisch-neurologische Erkrankungen

(a) Wunschdenken. Unter Wunschdenken ist ein gedankliches Fixieren auf solche Ziele zu verstehen, die ohne aktives Zutun der Betroffenen eintreten sollen. Sie sind entweder aus eigener Kraft unerreichbar und durch andere bestimmt (z. B. bedingungslose Liebe) oder treten schicksalhaft ein (z. B. den Jackpot zu knacken).
(b) Dysfunktionale Selbstwertkonzepte. Klienten, die → dysfunktionale Selbstwertkonzepte verfolgen, machen ihren Wert z. B. von Beliebtheit, Leistung oder von der Anerkennung anderer abhängig. Sie stellen sich zum Werterhalt häufig irrationale Ziele, wie beispielsweise »von niemandem abgelehnt zu werden«, »keine Fehler mehr zu begehen«, »stets der Beste zu sein«.
(c) Mangelnde Reflexion. Hier gilt analog das unter 1(a) Beschriebene.
(d) Psychiatrisch-neurologische Erkrankungen. Irrationale Vorhaben können auch durch psychopathologische oder neurologische Ursachen begründet sein (z. B. das wahnhafte Ziel, die Welt zu retten). Analog gilt das unter 1(d) Beschriebene.

(3) Gründe für dysfunktionale Handlungsziele
Wir stellten bereits fest, dass sich ausschließlich Kurzfrist- oder Etappenziele auf Funktionalität prüfen lassen. Betrachten wir die Ursachen für solche dysfunktionalen Handlungsziele, so stoßen wir hauptsächlich auf:
(a) unklare Oberziele
(b) Kurzfristhedonismus
(c) mangelnde Reflexion
(d) fehlende Zielhierarchie

(a) Unklare Oberziele. Etlichen Klienten fällt es schon allein deswegen schwer, funktionale Etappenziele zu formulieren, weil ihnen die Oberziele unklar sind. Sei es, weil sie gar keine Oberziele besitzen oder diese schwammig formuliert sind oder (im einfachsten Fall) gerade keine Oberziele präsent waren.
(b) Kurzfristhedonismus. Typische Kurzfristhedonisten leben nach Mottos wie »Der Weg ist das Ziel« oder »Carpe diem!« und stellen lediglich kurzfristige Genussziele auf. Sie lassen sich treiben, wohin es sie ohne eigenes Zutun, ohne eigenes Steuern führt. Egal, ob es sich dabei um Fatalisten handelt (»Was geschieht, geschieht«) oder um Deterministen (»Es ist ohnehin alles vorherbestimmt«): Sie nutzen – gewollt oder nicht – den eigenen Entscheidungs- und Handlungsspielraum nicht, um auf Ziele Einfluss zu nehmen, die prinzipiell erreichbar wären.

Kurzfristige hedonistische Handlungsziele lassen sich häufig nicht einmal als dysfunktional begründen, weil die Betroffenen noch gar keine langfristigen Oberziele als Maßstab zum Beurteilen ihrer Etappenziele besitzen. Dies wird oft erst möglich, wenn der Kurzfristhedonismus zu negativ empfundenen Konsequenzen führt. Das neue (noch negativ formulierte) Oberziel heißt dann: »*Die* will ich nicht!«.

Der Therapeut wird hier prüfen, ob ein → Frustrationsintoleranzproblem vorliegt, denn Kurzfristhedonismus ist eines der typischen Symptome hiervon. Besonders leicht fällt das Zuordnen in diese → Problemkategorie, wenn der Klient zwar Oberziele formuliert hat und auch weiß, welche Handlungsziele jetzt funktional wären, sie aber aus kurzfristig-hedonistischen Motiven nicht verfolgt.

(c) Mangelnde Reflexion. Siehe hierzu Punkt 1(a).

(d) Fehlende Zielhierarchie. Hier gilt analog das unter 1(c) Aufgeführte auch für dysfunktionale Handlungsziele.

(4) Gründe für keine oder zu wenige Handlungsziele

Betrachtet man die Gründe, warum Menschen ohne oder mit zu wenigen Handlungszielen leben, um ihren Tag zu gestalten, stößt man i. d. R. auf folgende:

(a) schicksalhafter Verlust sämtlicher ehemals verfolgter Handlungsziele
(b) keine Anschlussziele nach Erreichen ehemaliger Zeitpunktziele
(c) dysfunktionale Selbstwertkonzepte
(d) existenzielle Probleme
(e) Kraft- und Energielosigkeit
(f) Kurzfristhedonismus

(a) Schicksalhafter Verlust sämtlicher ehemals verfolgter Handlungsziele. Wenn Klienten auf einmal sämtliche Handlungsziele aufgrund von Schicksalsschlägen verlieren und plötzlich ohne dastehen, kann das unterschiedliche Ursachen haben.

So kommt es vor, dass jemand, z. B. durch einen Unfall seine Angehörigen verliert und selbst zum Invaliden wird. Ebenso können Infarkte oder andere neurologische Erkrankungen zur Folge haben, ohne Handlungsziele dazustehen. Diverse alte Ziele lassen sich nicht mehr in allen Bereichen umsetzen. Am ehesten sind jedoch all jene davon bedroht, plötzlich ziellos dazustehen, die nach dem »Ein-Bein-Prinzip« leben. Ihre Handlungsziele sind hauptsächlich an einem Inhalt ausgerichtet und fixiert, wie z. B. auf Kindererziehung, beruflichen Erfolg, Einkommen, Bekanntheitsgrad oder Partnerschaft. Knickt dieses eine Bein aufgrund äußerer Einflüsse unerwartet weg, stehen sie auf einmal vor dem Nichts.

(b) Keine Anschlussziele nach Erreichen ehemaliger Zeitpunktziele. Manche Menschen sehen sich plötzlich von Ziellosigkeit betroffen, weil sie all ihre gesetzten Ziele bereits erreicht haben und nicht wissen, wie es weiter geht.

So etwas geschieht häufig, wenn Menschen ausschließlich → Zeitpunktziele planen und – weil sie keine → Zeitraumziele aufgestellt haben – nach deren Erreichen nicht mehr wissen, wofür sie morgens aufstehen sollen.

(c) Dysfunktionale Selbstwertkonzepte. Wenn jemand nur einen Teil seiner frei verfügbaren Zeit mit Handlungszielen verplant, kann dies durch dysfunktionale Selbstwertkonzepte begründet sein (nach dem Motto: »Nur nicht so viel vornehmen, womöglich schaffst du das nicht und bist dann ein Versager«). So besteht einer der häufigsten Gründe für Ziellosigkeit im Verweigern, Ziele aufzustellen und zu verfolgen. Bei einem Scheitern sieht dieser Mensch seinen Selbstwert bedroht oder die Gefahr, auf Ablehnung von anderen zu stoßen und dadurch an Wert zu verlieren.

(d) Existenzielle Probleme. Manche Klienten überspitzen aus panischer Angst davor, wegen falsch gewählter Ziele womöglich sterben zu müssen oder von einem höheren Wesen dafür bestraft zu werden, den verständlichen Wunsch nach Sicherheit in eine unabdingbare Forderung: »Ich *muss* wissen, was für alle Zeit richtig ist, was ich nie bereuen werde, sonst mache ich gar nichts!«

(e) Kraft- und Energielosigkeit. Hier ist zunächst zu klären, ob der Kraft- und Energiemangel physisch oder psychisch bedingt ist.

In erstem Fall wird geprüft, ob die Ursache organisch-pathologisch (z. B. Schlafapnoe, Schmerzen), organisch (z. B. Überforderung durch körperliche Arbeit, Sport), sozial (z. B. Trennungsstress) oder durch Umweltbedingungen (z. B. Lärm) bedingt ist. Des Weiteren wird untersucht, ob bzw. wie die Ursachen abzustellen sind.

In zweitem Fall hört man besonders häufig von depressiven Klienten: »Ich habe (momentan) nicht die Kraft dazu, Ziele aufzustellen und zu verfolgen.« Dieser Eindruck mag aus subjektiver Sicht der Betroffenen durchaus angebracht sein. Doch gleichzeitig schließt sich damit der Teufelskreis:

»Es hat alles keinen Sinn«
»Ich habe keine Kraft, meinem Leben einen Sinn zu geben.«

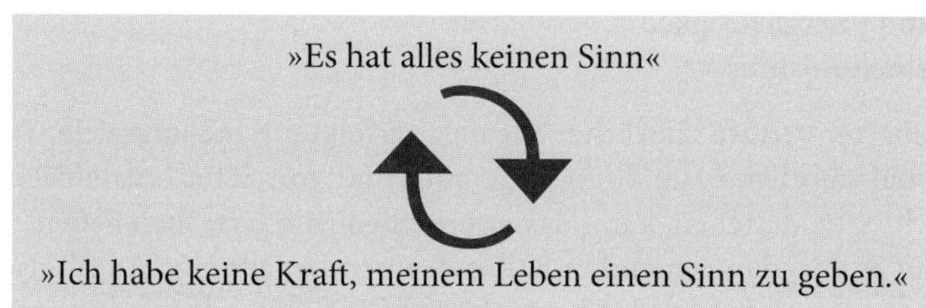

Klienten mit depressiven Symptomen fallen häufig dadurch auf, dass sie nur einen Bruchteil ihrer verfügbaren Zeit und Energie verplanen. Aufgrund ihrer subjektiv hoffnungslosen Perspektive stellen sie keine Ziele mehr auf. Oder sie glauben, dafür zu kraftlos zu sein. Ziel- und Energielosigkeit können symptomatisch für eine depressive Erkrankung sein, aber andererseits kann langjährige Ziel- und Orientierungslosigkeit (aus anderen Gründen) auch zu depressiven Reaktionen führen. Hier ist unter Berücksichtigen der Zeitachse die Kausalität zu klären: Hat der Klient Probleme, sich Ziele zu setzen, weil er so depressiv ist und alles für aussichtslos hält? Oder ist die Depression Ergebnis der andauernden Ziellosigkeit, weil der Betroffene keine Erfolgserlebnisse und keine Selbsteffizienzerwartung mehr hat? (Siehe hierzu auch Abschn. 3.4.3).

Zusätzlich können folgende Fragen geprüft werden:

- Ist die Depression eine Art »Erschöpfungsdepression« nach selbstüberschätzendem, hypomanischem oder manischem Zielverfolgen?
- Ist die Depression die Konsequenz aus langjährigen Misserfolgserlebnissen beim Verfolgen irrationaler oder widersprüchlicher Ziele?

(f) Kurzfristhedonismus. Für Kurzfristhedonisten ist es symptomatisch, dass sie nur wenige kurzfristige Handlungsziele und kaum oder keine langfristigen verfolgen. Hier gilt das unter Punkt 3(b) aufgeführte analog.

(5) Gründe für zu viele Handlungsziele
Betrachtet man die Gründe, weshalb Menschen sich unerreichbar viele Ziele setzen, finden sich hauptsächlich folgende:
(a) Frustrationsintoleranz / Null-Verzicht-Denken
(b) dysfunktionale Selbstwertkonzepte / hohe Suggestibilität
(c) fehlende Zielhierarchie
(d) manische und wahnhafte Krankheitsbilder

(a) Frustrationsintoleranz / Null-Verzicht-Denken. Eine Variante von »frei flottierenden« Handlungszielen ist bei Menschen anzutreffen, deren Grundhaltung am ehesten mit Maßlosigkeit in Verbindung mit einem Frustrationsintoleranzproblem zu beschreiben ist. Bei ihnen geht es nicht so sehr darum, für ihre Ziele jede Menge Energie einsetzen, sondern eher um das Auch-Haben-Wollen und das Nicht-Verzichten-Können. Aus der Befürchtung heraus, zu kurz zu kommen oder etwas Angenehmes zu verpassen, haben sie schließlich mehr auf ihrem Zettel stehen, als sie verkraften können.
(b) Dysfunktionale Selbstwertkonzepte / Hohe Suggestibilität. Manche Menschen haben zwar »eigentlich schon« Ziele, Oberziele und vielleicht sogar eine Präferenzstruktur, sind aber leicht durch Außenstehende zu beeinflussen. Dann werden zusätzlich auch andere Ziele und Aktivitäten verfolgt – selbst, wenn die gar nicht so recht zu den selbst aufgestellten Vorsätzen passen. Häufig sind mangelndes Selbstvertrauen und dysfunktionale Selbstwertkonzepte für die leichte Beeinflussbarkeit ursächlich.
(c) Fehlende Zielhierarchie. Manche verfolgen zu viele Handlungsziele, weil ihnen ihre Oberziele unklar sind oder weil sie keine Zielhierarchie besitzen. Hier gilt analog das unter Punkt 1(c) Beschriebene.
(d) Manische und wahnhafte Krankheitsbilder. Ein häufiger Grund für zu viele Handlungsziele besteht im Überschätzen eigener Möglichkeiten und Fähigkeiten. Solche Selbstüberschätzer benötigten einen 30-Stunden-Tag für ihre Ziele, weil sie von optimalen Abläufen und Energieeinsätzen ohne Reibungsverluste ausgehen. Am häufigsten überschätzen die Klienten ihre Möglichkeiten und Fähigkeiten, die an einer Manie, Hypomanie, Zyklothymie oder an »Größenwahn« leiden.

(6) Gründe für zu intensiv oder zu lasch verfolgte Handlungsziele
In diesen Fällen kann die Anzahl der gewählten Vorhaben durchaus sinnvoll geplant sein. Probleme entstehen erst aus ihrem übermäßigen oder mangelnden Umsetzen. Hierfür sind meist folgende Gründe verantwortlich:
(a) Dysfunktionale Selbstwertkonzepte
(b) Frustrationsintoleranz
(c) Zwangs- und Suchtverhalten
(d) Kraft- und Energielosigkeit

(a) Dysfunktionale Selbstwertkonzepte. Perfektionismus-Ziele sind typisch für sowohl leistungs- als auch beliebtheitsbezogene Selbstwertkonzepte und wesentliche Motive für exzessiv verfolgte Handlungsziele. Dieselben Konzepte können aber auch dazu führen, dass Klienten sich aus Angst vor Wertverlust kaum noch trauen, ihre Handlungsziele zu verfolgen und ängstlich inaktiv verharren.

(b) Frustrationsintoleranz. Geringe Frustrationstoleranz ist der häufigste Grund für zu lasch verfolgte Handlungsziele. Das gilt für beide Typen von Frustrationsintoleranz: Die Forderer und die Vermeider (vertiefend zur Typologie s. Stavemann & Hülsner, 2016). Erstere geben schnell verärgert auf, wenn sich etwas oder eine Person anders verhält als gefordert. Letztere werden nur aktiv, wenn sie Lust dazu haben. Sie beginnen erst gar nicht oder nur zögerlich, wenn die Lustmaxime nicht erfüllt ist.

(c) Zwangs- und Suchtverhalten. Auch Zwangs- und Suchtverhalten können sowohl für zu intensiv als auch zu lasch verfolgte Handlungsziele verantwortlich sein. Ersteres gilt, wenn das Zwangs- oder Suchtverhalten sich auf Handlungsziele bezieht (z. B. Wasch- oder Putzzwang). Letzteres trifft zu, wenn es die Handlungsziele insgesamt behindert, weil dafür wegen der Verhaltensauffälligkeit kaum Zeit oder Energie übrig bleibt (z. B. bei Alkohol- / Drogenabhängigkeit). Der Therapeut wird zunächst die Ursachen für die Verhaltensauffälligkeit diagnostizieren (Welches psychische Problem ist für dieses Symptom ursächlich?).

Religiöse, politische oder moralische Glaubensmaxime können bei missionarisch oder wahnhaft beeinträchtigten Klienten zu einseitigen, exzessiv ausgelebten Handlungszielen führen.

Depressionen und Angststörungen können Gründe für zu lasch verfolgte Handlungsziele sein. Bei Ersteren meist aus Energiemangel oder wegen unterstellter Sinnlosigkeit, bei Letzteren wegen Vermeidungsverhaltens aus unterschiedlichen existenziellen oder selbstwertbezogenen Befürchtungen heraus.

(d) Kraft- und Energielosigkeit. Hier gilt analog das unter Punkt 4(e) Beschriebene.

3.3 Konsequenzen von Zielproblemen

Die Auswirkungen von Zielproblemen können für die Betroffenen positiv und negativ ausfallen. Dabei reicht das Spektrum der Beeinträchtigungen von lästig bis massiv belastend oder gar blockierend. Wir stellten bereits fest, dass Zielprobleme häufig im Zusammenhang mit psychischen Störungen auftreten. Insofern ist es nicht verwunderlich, dass sie in solchen Fällen häufig durch Symptomgewinne im Entstehen und Bestehen begünstigt werden.

Symptomkosten von Zielproblemen. Die negativen Auswirkungen der Zielprobleme sind für die Klienten meist leicht ersichtlich und zu berichten, denn derentwegen kommen sie ja i. d. R. in die Therapie oder Beratung.

Symptomgewinne von Zielproblemen. Der Symptomgewinn zeigt an, welchen (meist sehr kurzfristigen) Vorteil jemand durch seine Zielproblematik einfährt.

Vielen Klienten ist dieser Vorteil ihres Zielproblems nicht bewusst und etliche reagieren entrüstet, wenn sie danach befragt werden. Viele Therapien scheitern aber auch, weil selbst Therapeuten vorhandene Symptomgewinne nicht hinreichend erkennen oder nicht konsequent genug unterbinden. Denn gelingt es ihnen nicht, ihren Klienten zum Verzicht auf seinen Symptomgewinn zu bewegen, haben Therapie oder

Beratung keine Erfolgsaussicht. Der irrationale Auftrag an den Therapeuten lautete dann: »Zeig mir einen Weg, wie ich die Vorteile meines Konzepts einsacke, ohne dessen Nachteile ertragen zu müssen.« Ein Therapeut, der sich darauf einlässt, muss daran ebenso scheitern wie sein Klient.

Häufig lässt sich der Symptomgewinn recht gut (frei nach C. G. Jung) mit der Frage erheben: »Was könnten Sie alles (leichter) tun, wenn Sie Ihr Problem nicht mehr hätten?« In der Regel wird dann das benannt, was der Klient mit Hilfe seines Symptoms vermeidet.

Ist die Ursache für ein Zielproblem geklärt, sind deren Symptomgewinne leichter ersichtlich und können gezielt exploriert werden (zum konkreten Vorgehen siehe die Beispieldialoge in Kap. 5). Hat der Therapeut den Symptomgewinn des Zielproblems verstanden, kann er eher die Widerstände vorhersehen, mit denen er es vermutlich zu tun bekommt und ist entsprechend vorbereitet.

Damit die Klienten die Relevanz ihrer Symptomkosten und -gewinne später beim Prüfen ihrer Ziele gegeneinander abwägen können, lässt der Therapeut beides dezidiert erarbeiten. Hierzu betrachten wir nachstehend mögliche Symptomkosten und -gewinne für die sechs unterschiedlichen Arten von Zielproblemen.

(1) Konsequenzen von widersprüchlichen Zielen

Symptomkosten. Wer, aus welchem Grund auch immer, bewusst oder unbewusst widersprüchliche Ziele verfolgt, kommt nie so recht voran. Die Fortschritte hinsichtlich des einen Ziels sind gleichzeitig zielschädigend für das andere.

Da Menschen, die widersprüchliche Ziele verfolgen, sich auch widersprüchlich verhalten, wirken sie auf andere häufig undurchschaubar, sprunghaft oder willkürlich – mit all den daraus erwachsenen sozialen und beruflichen Konsequenzen.

Die Betroffenen sehen sich selbst als wenig effizient und erfolgreich. Dies wirkt sich negativ auf Selbstwahrnehmung, Selbstbild und auf die Prognose hinsichtlich des eigenen Zielerfolgs aus. Häufig erleben sie sich selbst als sprunghaft, innerlich zerrissen, unzuverlässig, wankelmütig und als Versager. Viele glauben, das Leben ungenutzt an sich vorüberziehen zu lassen und schreiben sich selbst die Verantwortung dafür zu. Dies führt zu latenter Unzufriedenheit, Selbstärger, Frustration und Resignation. Bei einigen gesellt sich noch die andauernde Angst dazu, sich für das Falsche zu entscheiden.

Symptomgewinne von widersprüchlichen Zielen können – je nach Problembereich – sehr unterschiedlich ausfallen:

- Bei Frustrationsintoleranz steht für Kurzfrist-Hedonisten die Bequemlichkeit im Vordergrund (keine Zeit aufzuwenden, um über Ziele zu reflektieren), bei Null-Verzicht-Denken hingegen das sich nicht gegen Alternativen entscheiden zu müssen.
- Bei dysfunktionalen Selbstwertkonzepten wirkt das erhoffte Vermeiden von Wertverlust für falsche Entscheidungen durch »nicht-entscheiden« als negative Verstärkung.

- Bei existenziellen Problemen besteht der Symptomgewinn des »Nicht-Entscheidens« im kurzfristigen Senken der »Gefahr« und damit des Angstniveaus.

Bei psychiatrisch-neurologischen Erkrankungen sind keine Symptomgewinne zu erwarten (oder sie spielen nur eine untergeordnete Rolle), wenn sie nicht lerngeschichtlich zu begründen und damit auch nicht durch Nach- oder Umlernen zu verändern sind.

(2) Konsequenzen von irrationalen Zielen

Symptomkosten. Auch die negativen Konsequenzen irrationaler Ziele unterscheiden sich ursachenspezifisch. Von Wunschdenken beseelte Menschen wirken auf der Verhaltensebene wenig zielorientiert, eher indifferent bis apathisch. Menschen mit einem Selbstwertproblem sind stets beflissen; angestrengt bei Leistungsorientiertheit und freundlich-servil bei Beliebtheitszielen. Klienten mit mangelnder Reflexionsbereitschaft oder -fähigkeit und mit Wahnvorstellungen wirken – je nach Zielsetzung – unauffällig bis obskur.

Da irrationale Ziele naturgemäß nie erreicht werden und so Erfolgserlebnisse ausbleiben, erleben die Betroffenen sich oft als Versager. Langfristig führt dies zu einem negativen Selbstbild, zum Eindruck geringer Selbsteffizienz, zu Selbstunsicherheit und zu Selbstwertproblemen.

Als emotionale Konsequenzen sind bei Wunschdenkern Enttäuschung, Trauer, Ärger und deprimierte Resignation vorherrschend. Bei Menschen mit dysfunktionalen Selbstwertkonzepten sind es Angst, Scham und Selbstärger. Klienten mit mangelnder Reflexionsbereitschaft oder -fähigkeit und die mit wahnhaften Ideen leiden im gesamten emotionalen Spektrum.

Symptomgewinne. Auch die Symptomgewinne können problemspezifisch sehr unterschiedlich sein. Bei Frustrationsintoleranz besteht er bei mangelnder Reflexionsbereitschaft in Bequemlichkeit, bei Wunschdenkern im Vermeiden von Alltagsanforderungen, Eigenverantwortung und Commitment. Klienten mit einem dysfunktionalen Selbstwertkonzept erhoffen sich z. B., durch die überhöhten Ziele an Anerkennung und damit an Wert zu gewinnen.

Bei mangelnder Reflexions*fähigkeit* und wahnhaften Ideen sind in der Regel aus den unter Punkt (1) genannten Gründen keine Symptomgewinne zu erwarten.

(3) Konsequenzen von dysfunktionalen Handlungszielen

Symptomkosten. Der ausbleibende Zielerfolg wirkt ursachenunabhängig negativ auf Selbsteffizienzerwartung, Selbstbild und Selbstvertrauen. Emotionale Reaktionen sind Frustration, (Selbst-)Unzufriedenheit und langfristig oft depressive Reaktionen. Negative berufliche und soziale Konsequenzen sind häufig.

Symptomgewinne. Klienten mit Frustrationsintoleranz können so ihre kurzfrist-hedonistischen Handlungsziele rechtfertigen. Bei Menschen mit einem dysfunktionalen Selbstwertkonzept kann es zur kurzfristigen Selbstwerterhöhung oder als Entschuldigung für das zu erwartende Versagen dienen: »Das hätte ja niemand geschafft!«.

(4) Konsequenzen von keinen oder zu wenigen Handlungszielen

Symptomkosten. So unterschiedlich die Gründe für Ziellosigkeit sein können, die Auswirkungen sind im Allgemeinen recht ähnlich: Menschen ohne Ziele sind oft apathisch, lethargisch und schwer zu motivieren. Sie können sich zu nichts aufraffen (wozu auch?) oder wirken ungerichtet hektisch (»Ich sollte was tun, aber was bloß?«) und klagen über Langeweile oder empfundene Sinnlosigkeit. Da Aktivität – wenn eine ausgeübt wird – nicht zielorientiert ist, müssen Erfolgserlebnisse ausbleiben. So etwas wirkt sich verheerend auf das Selbstbild, die vermutete Selbsteffizienz und die Selbstsicherheit aus. Da die Betroffenen ihr Nichtstun nicht als »angemessen« akzeptieren oder als Gewinn ansehen, können sie es nicht genießen. Die emotionalen Konsequenzen sind tiefgreifende Unzufriedenheit mit der Umwelt, dem Schicksal und mit sich selbst, Missmut, Niedergeschlagenheit bis hin zu schwerer Depression und Angst, das Leben könnte an einem vorbeiziehen.

Symptomgewinne. Als wichtigste Symptomgewinne stehen Bequemlichkeit und Angstvermeidung im Vordergrund. Ziele zu verfolgen ist oft anstrengend. Wer keine aufstellt, braucht sie auch nicht mühsam zu verfolgen und muss nicht befürchten, etwas falsch zu machen. Er kann nicht an Selbstwert verlieren, wenn er scheitert oder dafür abgelehnt wird – sofern er seinen Selbstwert von Leistung, Beliebtheit oder Anerkennung abhängig macht.

(5) Konsequenzen von zu vielen Handlungszielen

Symptomkosten. Egal aus welchem Grund jemand mehr Ziele verfolgt, als er langfristig verkraften kann, die Auswirkungen sind für alle ziemlich gleich: Er wirkt hektisch, gestresst, rastlos, getrieben, unkonzentriert, ist ständig »auf dem Sprung« zu etwas anderem. In der Regel können entweder sämtliche Ziele nur teilweise oder einige komplett verfolgt werden, sodass Versagenserlebnisse nicht zu vermeiden sind.

Bei Klienten mit dysfunktionalen Selbstwertkonzepten ist der Wertverlust umso stärker, je mehr Ziele nicht zu Ende verfolgt werden (können) oder komplett aufgegeben werden müssen. Angst und Scham dominieren die emotionalen Reaktionen, die auch in depressive Krankheitsbilder münden.

Bei zyklothymen Klienten droht der Absturz in die Depression.

Bei Frustrationsintoleranz sind Neid und Missgunst wegen »versäumter« Zielerfolge häufig und Ärger ist die dominierende Emotion.

Menschen ohne Präferenzstruktur und die leicht Beeinflussbaren erleben sich meist als orientierungslos, entscheidungsunfähig und innerlich zerrissen. Diese Selbstwahrnehmung bewirkt eine als negativ empfundene Selbsteffizienz, geringes Selbstvertrauen und – darauf gründend – langfristig oft ein Minderwertigkeitskonzept und depressive (Erschöpfungs-)Reaktionen.

Da das Verfolgen von zu vielen Handlungszielen zu Lasten der Schlaf- und Freizeitphasen geht, weisen diese Klienten oft Erschöpfungssyndrome, Burn-out und Probleme mit dem sozialen und beruflichen Umfeld auf.

Symptomgewinne. Je nach zugrundeliegender Ursache können Symptomgewinne sehr unterschiedlich auftreten.

Bei dysfunktionalen Selbstwertkonzepten besteht die Möglichkeit zum Selbstaufwerten, wenn die Betreffenden glauben, an Wichtigkeit und Ansehen zu gewinnen, wenn sie möglichst viele Ziele verfolgen oder Beziehungen führen und überall im Mittelpunkt stehen. Ein weiterer Gewinn besteht im Vermeiden von Angst vor Wertverlust wegen (Fehl-)Entscheidungen beim Reduzieren ihrer Handlungsziele.

Bei Frustrationsintoleranz besteht der »Vorteil«, durch pausenlose Aktivität nicht zum Nachdenken zu kommen und unangenehme oder lästige Themen nicht reflektieren zu müssen. Kurzfristhedonisten genießen möglichst umfassend das Hier und Jetzt.

Manche Menschen besitzen keine Präferenzstruktur oder setzen sich keine Oberziele, um sich nicht endgültig (und womöglich falsch) festzulegen und sich alle Optionen offen zu halten. Andere glauben, dass der, wer besonders viel macht, seine Chance erhöht, dass das Richtige dabei ist.

(6) Konsequenzen von zu intensiv oder zu lasch verfolgten Handlungszielen

Symptomkosten. Zu intensiv verfolgte Ziele können ursachenunabhängig zu Überlastungsreaktionen bis hin zum Burn-out führen. Psychosomatische Reaktionen sind häufig. Zielabhängig können besonders bei Sucht- und Zwangsverhalten negative bis destruktive Konsequenzen im beruflichen oder sozialen Bereich resultieren.

Zu lasch verfolgte Handlungsziele führen nicht zum Erfolg und wirken negativ auf Selbsteffizienzerwartung, Selbstbild und Selbstvertrauen. Emotionale Kosten bestehen in (Selbst-)Unzufriedenheit, Niedergeschlagenheit bis zur Depression, Ärger und latenter Versagensangst.

Symptomgewinne. Wer Ziele übermäßig verfolgt, erreicht dadurch häufig in einem umgrenzten Bereich einen Spezialisten- oder Guru-Status, der gerade bei Klienten mit dysfunktionalen Selbstwertkonzepten zu (meist vorübergehendem) Wertzuwachs und hoher Selbsteffizienzerwartung führen kann. Vorteile bei zu lasch verfolgten Handlungszielen können (besonders bei Frustrationsintoleranz und bei Sucht- und Zwangsverhalten) in Bequemlichkeit, im Vermeiden unangenehmer Zustände und Emotionen und z. T. auch in euphorischen Zuständen bestehen.

Bei Zielproblemen wegen psychiatrischer und neurologischer Erkrankungen ist aus den unter Punkt (1) genannten Gründen kein Symptomgewinn zu erwarten. Gleiches gilt für Zielprobleme, die auf organisch bedingte Kraft- und Energielosigkeit zurückzuführen sind.

3.4 Bestehende Ziele auf Angemessenheit prüfen

3.4.1 Metaphysische Ziele prüfen

Metaphysische Ziele können auf folgende drei Aspekte hin geprüft werden:

(1) Erreichbarkeit
(2) Widerspruchsfreiheit
(3) Konsequenzen, die sie im Alltag des Klienten verursachen

(1) Prüfen auf Erreichbarkeit

Um zu verhindern, dass ein Klient sich für metaphysische Ziele verausgabt und aufreibt, werden alle benannten auf ihre prinzipielle Erreichbarkeit geprüft.

Utopische (Wunsch-)Ziele werden entweder so umformuliert, dass sie potenziell erreichbar werden oder – falls dies nicht möglich ist – gestrichen. So kann das unerreichbare moralische Ziel »Ich will stets die Wahrheit sagen« umformuliert werden in »Ich will niemanden bewusst anlügen«, das Ziel »Ich will mich stets gerecht verhalten« wird hingegen als unerreichbar gestrichen, weil das Gerechtigkeitskonzept illusionär ist (vertiefend hierzu siehe Stavemann, 2015a).

Prinzipiell erreichbare metaphysische Ziele können eine so geringe Eintrittswahrscheinlichkeit besitzen, dass geprüft werden sollte, ob der Klient dafür den erforderlichen Energie- und Zeitaufwand betreiben möchte. Dieser Aspekt wird unter Punkt (3) näher betrachtet.

(2) Prüfen auf Widerspruchsfreiheit

Nach dem Erheben der metaphysischen Ziele prüfen Therapeut und Klient zunächst, ob diese zueinander widerspruchsfrei formuliert sind.

Hierbei ist zwischen metaphysischen Zielbereichen und einzelnen metaphysischen Zielen zu unterscheiden (beispielsweise könnte eine moralische Norm im Widerspruch zum religiösen Konzept stehen). Aber auch innerhalb der Zielbereiche könnten sich einzelne metaphysische Ziele widersprechen. Bei einem Moralkonflikt könnten sich z. B. einzelne moralische Ziele unvereinbar gegenüberstehen (»Ich darf meinen Partner verlassen, wenn ich ihn nicht mehr liebe.« und »Ich darf mein Versprechen nicht brechen.«).

Falls einzelne metaphysische Zielbereiche oder Ziele miteinander in Konflikt geraten, kann dies zu heftigen emotionalen Turbulenzen führen, wenn der Betroffene hierfür keine geeignete Lösung findet.

Eine Zielhierarchie erstellen lassen. Bei einer solchen Lösung wird der Klient zunächst entscheiden, ob ihm die religiösen Glaubensgrundsätze oder die moralischen Werte wichtiger sein sollen. Danach wird er die Glaubensgrundsätze und Werte gewichten und innerhalb der einzelnen Bereiche in eine Rangfolge bringen. Dies kann nach der Methode des → Paarvergleichs geschehen.

Wenn die Bereiche, einzelne Glaubensgrundsätze oder Werte miteinander in Konflikt geraten, hat der Klient mit der Zielhierarchie ein Kriterium, nach dem er entscheiden kann, welchem Bereich, Glaubensgrundsatz oder Wert er den Vorzug geben sollte. Auf den weniger bedeutsamen Bereich, den geringer gewichteten Glaubensgrundsatz oder Wert wird er allerdings verzichten müssen.

(3) Prüfen auf Konsequenzen

Alles hat »seinen Preis« in Form von Konsequenzen, auch metaphysische Ziele. Manche Menschen benennen sie jedoch, ohne sich zu vergegenwärtigen, welchen Blankoscheck sie damit ausstellen. Sie sind irgendwann völlig aufgelöst, wenn ihnen deren Konsequenzen präsentiert werden.

Um nicht ständig mit solchen »Überraschungen« und daraus resultierenden emotionalen Turbulenzen konfrontiert zu werden, beleuchten Therapeut und Klient die möglichen Kosten der einzelnen aufgestellten Bereiche und ihrer einzelnen Glaubensgrundsätze oder Werte. Bis zu welchem »Preis« ist der Klient bereit, dieses Ziel zu verfolgen? Welche alltäglichen hedonistischen, ökonomischen, sozialen oder sonstigen Einschränkungen auf andere metaphysische oder Handlungsziele ist er dafür zu (er-)tragen bereit?

AB 1

AB 2

Zum besseren Einschätzen der Bedeutsamkeit einzelner metaphysischer Ziele dienen die Fragen in den Arbeitsblättern AB 1 (»Relevante Glaubensgrundsätze«) und AB 2 (»Relevante Wertvorstellungen«) nach der Bereitschaft, dafür Alltagsnachteile in Kauf zu nehmen und auf andere Ziele zu verzichten. Der Klient streicht alle metaphysischen Ziele, deren Kosten er nicht zu tragen bereit ist bzw. legt fest, bis zu welchen Konsequenzen er sie weiterhin verfolgen will.

3.4.2 Handlungsziele prüfen

Unterschiedliche Prüfkriterien für Etappenziele und Oberziele

Aus den bereits beschriebenen Gründen sind Oberziele – soweit rational und zueinander widerspruchsfrei – per se weder gut noch schlecht. Sie können zum Beurteilen lediglich vor dem Hintergrund der individuellen metaphysischen Prämissen des Klienten betrachtet werden (vgl. Mead, 1969). Oberziele oder langfristige Zeitraumziele lassen sich nicht auf Funktionalität, sondern lediglich auf Rationalität, Widerspruchsfreiheit und Normenverträglichkeit prüfen und entziehen sich ansonsten jeder objektiven Bewertungsmöglichkeit.

Im Gegensatz dazu lassen sich Etappenziele über die genannten Kriterien hinaus durchaus funktional prüfen und als »richtig« oder »falsch«, »günstig« oder »ungünstig« klassifizieren. Ihre Zieltauglichkeit ist durch die Oberziele bestimmbar (Beispiele für die unterschiedlichen Dispute dysfunktionaler Ziele siehe Stavemann, 2014b).

> **!** Oberziele sind, im Gegensatz zu Etappenzielen, nicht funktional zu bewerten, sondern lediglich auf Rationalität, Widerspruchsfreiheit, Normenverträglichkeit sowie Zeit und Energieaufwand zu prüfen.
>
> Etappenziele sollen auch funktional in Bezug auf die übergeordneten Ziele formuliert sein. Daraus ergibt sich die Regel: Keine Etappenziele prüfen, bevor die Oberziele als Prüfmaßstäbe für Etappenziele klar definiert sind!

Zielhierarchie erfragen und ggf. erstellen lassen

Auch die Handlungsziele seiner Klienten wird der Therapeut daraufhin prüfen, ob sie für den Konfliktfall in eine eindeutige Zielhierarchie eingeordnet sind. Zu diesem Zweck kann er z. B. fragen, wie sich der Klient entschiede, falls Ziel A und Ziel B nicht gleichzeitig sinnvoll zu verfolgen wären und welchem von beiden er den Vorzug geben würde. Zum Vorgehen beim Erstellen einer Handlungszielhierarchie siehe

Abschn. 3.4.1 (2) und das Informationsblatt INFO 15 K (»Eine eigene Zielhierarchie erstellen«).

INFO 15 K

Die Hausaufgabe »Momentan verfolgte Handlungsziele« (AB 3) bildet die inhaltliche Grundlage für das gemeinsam durchzuführende Prüfen der einzelnen Handlungsziele auf

AB 3

(1) Normenverträglichkeit,
(2) Rationalität,
(3) Funktionalität,
(4) Widerspruchsfreiheit und
(5) Zeit- und Energieaufwand.

(1) Handlungsziele auf Normenverträglichkeit prüfen

Handlungsziele sind normenverträglich, wenn sie nicht gegen die metaphysischen Prämissen des Klienten verstoßen. Demzufolge werden zunächst die momentan verfolgten Handlungsziele daraufhin untersucht, ob sie mit den zuvor erhobenen Glaubens- und Wertgrundsätzen vereinbar sind oder nicht. Normenunverträgliche Handlungsziele werden gestrichen – es sei denn, der Klient möchte stattdessen lieber seine metaphysischen Prämissen modifizieren.

Auch Etappenziele sollten grundsätzlich auf Normenverträglichkeit geprüft werden, da einzelne Etappenziele durchaus noch gegen die persönlichen Moral- und Glaubensvorstellungen verstoßen könnten, obwohl sie zu einem normengerechten Oberziel führen [Beispiel: Beim Oberziel »Mit 50 Jahren möchte ich ein Eigenheim besitzen« kann die Art des Geldansammelns (Etappenziele) normenunverträglich sein.].

Handlungsziele sollen nicht gegen die metaphysischen Prämissen des Klienten verstoßen!

(2) Handlungsziele auf Rationalität prüfen

Handlungsziele sind rational, wenn sie prinzipiell aus eigener Kraft erreichbar sind. Beim Prüfen auf Rationalität geht es darum, all die Ziele auszusortieren, die irrational sind und auf Wunschdenken beruhen.

Irrationale und Wunschziele werden so lange und eingehend mit dem Klienten reflektiert, bis er deren Irrationalität erkennen und begründen kann und sie deswegen aufzugeben bereit ist. Der Therapeut wird die Erkenntnis erarbeiten lassen, weshalb Wunschziele dem seelischen Wohlbefinden entgegenstehen. [Da auch ein noch so begnadeter Therapeut an irrationalen Zielen scheitern muss, wird andernfalls die weitere Arbeit wegen negativer Zielerfolgsprognose abgebrochen.]

Häufig sind neurotische Denkmuster, die auf ein Selbstwertproblem, ein Frustrationsintoleranzproblem oder ein existenzielles Problem zurückzuführen sind, für irrationale Handlungsziele verantwortlich. Auf die Konsequenzen, die so etwas für das weitere Vorgehen beim Analysieren und Planen von Zielen hat, wird in Abschn. 3.4.3 eingegangen.

Handlungsziele sollen grundsätzlich aus eigener Macht, unabhängig vom Wohlwollen anderer oder vom Zufall erreichbar sein.

(3) Handlungsziele auf Funktionalität prüfen

Beim Prüfen der Handlungsziele auf Funktionalität wird untersucht, ob sie
(a) als Etappenziele zu den übergeordneten Zielen führen oder
(b) ob sie bestimmten metaphysischen Zielen dienen.

Nicht funktionale Etappenziele werden aussortiert und – falls möglich – durch modifizierte zielführende ersetzt.

[Wenn Handlungsziele wegen metaphysischer Prämissen als dysfunktional eingestuft werden, verstoßen sie gleichzeitig gegen das Kriterium der Normenverträglichkeit. Dieser Fall wird unter Punkt (6) weiter ausgeführt. Umgekehrt gilt jedoch nicht, dass normenverträgliche Handlungsziele deswegen auch automatisch funktional auf ihre Oberziele ausgerichtet sind.]

Handlungsziele sind funktional, wenn sie zu einem übergeordneten Ziel führen oder einem metaphysischen Ziel dienen.

(4) Handlungsziele auf Widerspruchsfreiheit prüfen

Einzelne, auch noch so normenkonforme, rationale und funktionale Handlungsziele können dennoch in Konflikt geraten, wenn sie sich inhaltlich widersprechen und sich dadurch gegenseitig sabotieren oder blockieren. Dabei können Widersprüche auf unterschiedliche Art auftreten:
(1) Etappenziele widersprechen sich
(2) Etappenziel und Oberziel widersprechen sich
(3) Oberziele widersprechen sich

Zunächst gilt es, derart widersprüchliche Handlungsziele zu identifizieren. Wie solche Zielkonflikte aufgelöst werden können, betrachten wir im nächsten Kapitel.

Handlungsziele sind widerspruchsfrei, wenn sie sich nicht gegenseitig blockieren und schädigen.

(5) Zeit- und Energieaufwand für vorhandene Handlungsziele prüfen

Bei vielen Klienten ist das Betrachten der Zeit- und Energieverteilung recht aufschlussreich. Wenn der angegebenen Zeit- und Energieeinsatz für alle Zielbereiche addiert wird, ergeben diese häufig weit mehr oder weniger als 100 Prozent der frei verfügbaren Zeit oder Energie – wie normalerweise zu erwarten wäre.

Wenn man die für durchschnittlich gesunde Erwachsene frei verfügbare Zeit mit täglich 24 Stunden abzüglich 9,5 Stunden für Ruhezeiten, Körperpflege und Essensaufnahme berechnet, beträgt die durchschnittlich pro Woche frei zu verplanende Zeit $7 \times 14{,}5 = 100$ Stunden (= 100 %).

Entsprechend können die für die Handlungsziele des Klienten aufgewandte Zeit oder Energie nach oben oder nach unten vom 100 %-Kriterium abweichen.

- Zeit- oder Energieaufwand > 100 %
- Zeit- oder Energieaufwand < 100 %

Zum Erbeben der momentan für Handlungsziele aufgewendete Zeit und Energie dient das Arbeitsblatt AB 3 (»Momentan verfolgte Handlungsziele«). AB 3

! Ein Hinweis auf Zielprobleme besteht, wenn die frei zu verplanende Zeit oder Energie das 100 %-Kriterium mehr als 10 % unter- oder mehr als 5 % überschreitet.

3.4.3 Zielprobleme und psychische Erkrankungen

Wie in Abschn. 3.1 aus den Ursachenbeschreibungen (1) bis (6) ersichtlich wurde, können Zielprobleme jedweder Art in Verbindung mit psychiatrischen Erkrankungen oder psychischen Störungen auftreten.

Wenn bei Klienten mit einem Zielproblem eine psychische Erkrankung diagnostiziert wurde, ist in der → Makro- und → Bedingungsanalyse zunächst die Kausalität zu klären. Ist die psychische Erkrankung die Ursache des diagnostizierten Zielproblems oder ist es anders herum? Diese Frage ist zu beantworten, bevor der Therapeut (im nächsten Kapitel) daran geht, Ziele zu planen.

Zum Abklären der Kausalität hilft meist ein Betrachten auf der Zeitachse.

Beispiel

Beispiele für kausale Zusammenhänge

a: Ein psychisches Problem bewirkt ein Zielproblem. Frau A., 55 Jahre, leidet seit 12 Monaten unter einer depressiven Störung, die als Reaktion auf stoffwechselbedingte, hormonelle Veränderungen diagnostiziert wurde. Seit einigen Monaten klagt die Klientin auch über Sinn- und Ziellosigkeit. Sie sei schlapp, könne sich zu nichts aufraffen und ohnehin mache alles keinen Sinn, denn nichts schaffe sie mehr.

In ihrem Handlungszielplan sind lediglich 25 % der frei verfügbaren Zeit verplant.

b: Metaphysische oder Handlungsziele bewirken ein psychisches Problem. Herr B., 20 Jahre, ist mit seinen Eltern vor 17 Jahren aus Anatolien eingewandert. Die Eltern leben nach den erlernten religiösen (muslemischen) und kulturellen Normen und haben diese auch Herrn B. vermittelt. In der Schule und im Berufsleben hat Herr B. neue Modelle kennen- und schätzen gelernt. Er wird von seinen Vorbildern jedoch wegen seiner metaphysischen Normen und seiner kulturell bedingten Handlungsziele verlacht und abgelehnt. Da Herr B. das dysfunktionale Selbstwertkonzept der neuen Modelle übernimmt, wertet er sich für deren Ablehnung ab. Inzwischen leidet er unter einem massiven Selbstwertproblem.

3.5 Strategien für typische Widerstände

Betrachten wir nachstehend die häufigsten Klientenwiderstände bei den unterschiedlichen Zielproblemen.

(1) »Jetzt hat doch sowieso alles keinen Sinn mehr!«
Dies ist eine häufige, oft trotzig-resignative Einstellung von jemandem, der gerade sämtliche Ziele verloren hat und sich vor dem Nichts sieht.

So ein schicksalhafter Verlust sämtlicher ehemals verfolgter Ziele bedeutet eine extreme Zäsur und es benötigt enormes Commitment, um wieder einen neuen Zielhorizont aufzubauen. Dennoch: Wie frustriert, traurig oder verzweifelt jemand darüber auch sein mag, es ist an ihm zu entscheiden, wie lange er nach hinten schaut und seinem Verlust betrauert. Er selbst bestimmt, ob und wann er damit beginnen möchte, den Blick wieder nach vorne zu richten und sich neue Ziele zu setzen.

Therapeutischer Ansatz. Der Therapeut kann z. B. erfragen, ob sich der Klient noch an die Zeit erinnert, bevor er das kennenlernte, was er jetzt »verloren« hat. Ob er damals auch schon so hoffnungslos und verzweifelt war und – falls nicht – woran das gelegen hat. Im nächsten Schritt wird geprüft, ob diese Möglichkeiten heute noch bestehen, und wie der Klient erneut Zufriedenheit erreichen könnte.

Eine andere Möglichkeit besteht im Reflektieren des Besitzbegriffs (einer »äußeren Freiheit«) in typisch stoischer Tradition: Was mir nicht gehört, kann ich auch nicht verlieren, wohl aber es genießen, solange ich dazu Zugang habe. [Vertiefend zum Umgang mit der äußerer Freiheit siehe INFO 14 T (»Innere und äußere Freiheit und ihre Implikationen für die Therapie«). Argumentationshilfen finden sich auch bei Epiktet, 2015 [11; 14; 1]; Seneca, 2014 [CVII.7–9] und Epikur, 1991).]

INFO 14 T

Zudem kann darüber reflektiert werden, ob man froh sein kann, etwas über so lange Zeit genossen zu haben. Nach dem Motto: »Schade, dass es nun vorbei ist, aber an diese Zeit erinnere ich mich gern zurück. Nun muss ich mich neu orientieren, wenn ich nicht den Rest meines Lebens verzweifelt sein will.«

(2) »Ich habe alles in meinem Leben erreicht. Eigentlich müsste ich doch glücklich sein?!«
Egal, wie groß die erreichten Ziele und die persönlichen Erfolge gewesen sind, wenn die Zufriedenheit über den Zielerfolg abebbt, werden Menschen mit »abgehakten« → Zeitpunktzielen genauso orientierungslos dastehen, wie alle anderen, die keine Ziele (mehr) besitzen. Wie im vorherigen Fall ist es Sache des Betroffenen zu entscheiden, ob er sich jetzt neu ausrichten möchte – und falls ja, wie.

Therapeutischer Ansatz. Zunächst gilt es, die Einsicht zu erarbeiten, dass Zielerfolg bei Zeitpunktzielen auch »innere Leere« und Verlust der Handlungsanleitung bedeuten kann, wenn jemand seinen Lebenssinn ausschließlich mit eben diesen Zeitpunktzielen verknüpft hat. Und wer sich nun neue Zeitpunktziele sucht (und nach deren Erreichen wieder neue und wieder neue und wieder neue), wiederholt nur die Ursache der bereits bestehenden Zielproblematik, denn wer den Sinn seines Dasein an Ziele knüpft, die zu einem bestimmten Zeitpunkt erreicht sind, wird damit dem dauerhaften Aspekt seines Daseins nicht gerecht (vgl. Baggini, 2007).

Sinnvoller ist es, seinen Lebenssinn an → Zeitraumzielen festzumachen. Also an Zielen, die einen Lebensstil, eine Lebensphilosophie oder moralische Überzeugungen und Haltungen beschreiben und die *dauerhaft* angestrebt werden können. Dabei kann es z. B. darum gehen, bestimmte Lebensweisen und -inhalte aufrechtzuerhalten, die in der Macht des Betreffenden liegen. So ein Ziel kann zwar erreicht werden, aber es ist nie final. Der Sinn besteht darin, es dauerhaft zu leben.

(3) »Ich würde es machen, wenn ich wüsste, dass es klappt.«

Hier haben wir es mit einem »*Versicherungsdenker*« (vgl. Stavemann, 2010; 2014b) zu tun, der garantiert wissen muss, dass alles gut ausgeht, bevor er etwas beginnt. Und wenn etwas nicht »hundertprozentig garantiert« gut ausgeht, wartet er lieber noch ab, – bis schließlich auch der letzte Zug abgefahren ist. Wen wundert's, wenn er immer unzufriedener auf sich und sein inhaltslos vorbeiziehendes Leben blickt?

Therapeutischer Ansatz. Versicherungsdenken kann sowohl für Klienten mit Selbstwertproblemen als auch für die mit einem Frustrationsintoleranzproblem oder einem existenziellen Problem symptomatisch sein. Aus Angst vor dem mit einem Versagen zugeschriebenen Wertverlust, vor Unbequemlichkeit oder vermeintlicher existenzieller Gefahr fordern sie absolute (Erfolgs-)Sicherheit.

Der Therapeut wird zunächst die für den Problembereich typischen Konzepte erarbeiten lassen, bevor er diese zusammen mit dem Klienten auf Angemessenheit prüft.

Klienten mit einem Selbstwertproblem werden zunächst ihre Kriterien zur Selbstwertschöpfung erkennen, reflektieren und verändern müssen, um ihre lähmende Angst vor Wertverlust abzulegen. Dies geschieht am günstigsten mit Hilfe eines explikativen Sokratischen Dialogs zum Thema »Was ist das: ein wertvoller Mensch?« (Zum Vorgehen siehe INFO 5 T, vertiefend und kommentierter Beispieldialog siehe Stavemann, 2015a). Haben sie das geschafft, können sie den darauf folgenden Schritt angehen: Eigenverantwortlich, nach eigenem Gusto und nach der eigenen Lebensphilosophie Ziele festzulegen und offen zu verfolgen – selbst, wenn das einmal nicht so gut klappen sollte oder andere sie dafür ablehnen.

INFO 5 T

Bei Klienten mit einem Frustrationsintoleranzproblem wird der Therapeut die kurzfristigen Symptomgewinne den langfristigen Symptomkosten dieser Strategie gegenüberstellen und abwägen lassen. Der Klient erkennt, dass maximale Lebenszufriedenheit langfristig nicht ohne Commitment und Risiko zu erreichen ist. (Vertiefend zum Vorgehen siehe Stavemann & Hülsner, 2016).

INFO 5 T

Bei existenziellen Problemen wird z. B. mit Hilfe eines explikativen Sokratischen Dialogs zu Thema »Was ist das: Sicherheit?« (Zum Vorgehen siehe INFO 5 T, vertiefend und kommentierter Beispieldialog siehe Stavemann, 2015a) reflektiert, ob ein Leben ohne existenzielles Risiko möglich ist. Es wird besprochen, welche Konsequenzen es für die eigene Lebenszufriedenheit hätte, wenn das bestehende Risiko im Rahmen des Möglichen minimiert würde.

(4) »Wenn ich wüsste, was richtig ist, wäre ich nicht hier!«

Hier ist ein Klient auf der Suche nach der objektiven Wahrheit.

Therapeutischer Ansatz. Achtung: Hier kommen Ansprüche auf Sie zu! So etwas sagt vermutlich jemand, der von seinem Therapeuten oder Berater die allein glückselig machende, garantiert richtige, universelle, unangreifbare, dauerhaft perfekte Lösung erwartet. Und wehe Ihnen, Ihr Vorschlag ist nicht der richtige! Der Therapeut hält sich sinnvollerweise mit Zielvorgaben und Ratschlägen zurück. Er wird stattdessen seine eigene Unsicherheit hinsichtlich *wahrer* oder *richtiger* Ziele erkennen lassen und gleichzeitig aufzeigen, wie er selbst damit umgeht.

Auch dieses Fordern ist für alle drei Problembereiche symptomatisch.

Mit größter Wahrscheinlichkeit liegt ein Problem vor, das durch ein inadäquates Selbstwertkonzept hervorgerufen wird. Das therapeutische Vorgehen verläuft wie zuvor unter Punkt (3) beschrieben.

Bei einem Frustrationsintoleranzproblem handelt es sich vermutlich um Lästigkeits-Vermeidungsverhalten. Auch hierfür ist das therapeutische Vorgehen analog bereits unter Punkt (3) angeführt.

Auch das Vorgehen bei existenziellen Problemen ist dort bereits benannt. Ein zusätzliches Lernziel ist in diesem Fall, dass der Klient die eigene Unsicherheit als unabdingbar akzeptiert und sich Ziele setzt und verfolgt, *ohne* sicher zu sein, ob diese letztendlich – woran auch immer gemessen – richtig sind. Dieses metaphysische Thema lässt sich hervorragend mit Hilfe eines explikativen Sokratischen Dialogs zum Thema »Was ist das: ein erfülltes Leben?« bearbeiten. Der Klient wird dabei erkennen, dass »Sicherheit« ein Konstrukt ist. Es ist nichts, was in seinem Alltag irgendwo zu beobachten oder beschreiben wäre. Dies kann ihn aber nicht davon abhalten, seinem Leben auch ohne die erhoffte Sicherheit eigenverantwortlich einen selbst bestimmten Sinn zu geben.

Ist das existenzielle Problem durch die Angst vor göttlicher Strafe bedingt, wird der Klient angeleitet, seine diesbezüglichen metaphysischen Glaubensgrundsätze zu reflektieren. Dabei lernt er, nur für die Dinge Verantwortung zu übernehmen, die aufgrund eigener Fähigkeiten zu entscheiden und durchzuführen sind. Er wird dabei auch erkennen, dass seine Angst vor göttlicher Strafe aus bestimmten Glaubensprämissen resultiert, die man entscheidet zu glauben – oder eben nicht (siehe hierzu den Beispieldialog in Abschnitt 5.1).

(5) »Wenn ich nicht so depressiv wäre, wüsste ich genau, was ich will.«
Gut möglich. Aber wir haben bereits gesehen, dass aus Depression und Ziellosigkeit ein Teufelskreis entstehen kann, den es – je nach Stärke der depressiven Symptome – mit oder ohne Hilfe von Psychopharmaka zu unterbrechen gilt. Gerade hier stoßen Therapeuten auf weiteren, häufig unerwartet starken Widerstand, wenn die Betroffenen um den erheblichen Symptomgewinn ihrer Erkrankung kämpfen (z. B. kein Energieeinsatz, keine Eigenverantwortungsübernahme, keine Misserfolgsgefahr, kein existenzielles Risiko).
Therapeutischer Ansatz. Auch für depressive Menschen bekommt das Leben erst einen erkennbaren Sinn, wenn sie ihm einen geben. Daher wird der Klient zuerst bestimmen, welchen Sinn er seinem verbleibenden Leben zuschreiben möchte. Danach wird er die damit in Verbindung stehenden Handlungsziele mühsam, mit der ihm momentan zur Verfügung stehenden Kraft, verfolgen. Hier kommt der Therapeut häufig mit der Frage weiter: »Welche Ziele und Lebensinhalte würden Sie denn verfolgen wollen, wenn ich Ihnen Ihre Depression wegzaubern könnte?«

Auch kurzfristig orientierte Aktivitäten-Programme sensu Beck et al. (2010) oder Hautzinger (2016; 2013) können nur etwas bewirken, wenn es dem Klienten gelingt, sich wieder Ziele zu setzen – auch wenn es sich dabei zunächst noch um Kurzfrist-Ziele handeln mag (z. B. Tagesziele, Genussziele, Körperpflegeziele oder Haushaltsziele). Sollte das depressive Beschwerdebild allerdings so sehr dominieren, dass die Betroffenen kaum noch reflexions- und aktivierungsfähig sind, wird man zunächst einer Pharmakotherapie den Vorrang geben oder angesichts des fraglichen Nutzens einer solchen (Kirsch, 2016), lediglich abwarten, bis es dem Klienten besser geht. Sind die lähmenden Symptome der Depression gelindert, kann im Anschluss eine Psychotherapie oder u. U. eine kombinierte Psychotherapie und Pharmakotherapie erfolgen (vgl. Hautzinger, 2013; Roscher & Poser, 2014).

Ist das Zielplanen aufgrund bestehender Symptomgewinne für die Ziellosigkeit behindert, wird der Therapeut wie bereits unter Punkt (3) beschrieben vorgehen.

(6) »Was weiß ich, was in 30 Jahren ist. Ich lebe jetzt!«
So spricht ein eingefleischter → Kurzfristhedonist und Mensch mit geringer Frustrationstoleranz: Bloß nicht auf augenblicklichen Genuss verzichten, bloß keine mühsamen Vorleistungen für unsichere künftige Vorteile erbringen!
Therapeutischer Ansatz. Tja, das wird schwierig. Womöglich ist dieser Klient ohnehin nur wegen lästiger physiologischer oder psychosomatischer Begleitsymptome seines Problems erschienen und möchte diese »weggemacht« bekommen. Zunächst wird in solchen Fällen die Krankheitseinsicht und Veränderungsmotivation zu prüfen und ggf. zu erarbeiten sein, um die notwendigen Voraussetzungen für den Therapiebeginn zu schaffen (genauer zu Klientenanforderungen siehe Stavemann, 2015b). Danach wird der Therapeut den Klienten vor die Wahl stellen: Entweder den Symptomgewinn *mit* den dazugehörigen Konsequenzen, den Symptomkosten, zu behalten oder künftig auf den Symptomgewinn zu verzichten, um nicht weiterhin die in der Regel weit relevanteren Symptomkosten ertragen zu müssen. Bevor der Klient sich nicht für

letztere Variante entschieden hat, ist ein Therapiebeginn mangels Erfolgsaussicht nicht angezeigt. Der Therapeut wird den Therapieauftrag als undurchführbar begründet zurückweisen.

Im Laufe des Therapieprozesses wird der Therapeut vermutlich immer wieder der Vermeidungstendenz des Klienten damit begegnen müssen, ihn zwischen kurzfristigem Symptomgewinn und langfristigen Symptomkosten abwägen zu lassen. Es wird die Erkenntnis vertieft, dass man um Entscheide nicht herumkommt und dass auch der Entschluss, sich nicht zu entscheiden, ein Entscheid ist und entsprechende Konsequenzen nach sich zieht (ausführlich siehe Stavemann, 2015c).

Der anschließende Abbau der → »discomfort anxiety« (Ellis, 2003) hat nicht unbedingt die beste Erfolgsprognose, da die Betroffenen ein ausgeprägtes Vermeidungsverhalten zeigen und sich vehement an ihre Symptomgewinne klammern. Am besten sind die Erfolgsaussichten mit einer Symptomverschreibung (vgl. Watzlawick et al., 2011). Der Klient wird dazu ermuntert, die schwerer wiegenden negativen Symptomkosten *zu vermeiden*. Und das geht eben nur durch eigenverantwortliche Entscheide, die langfristige Konsequenzen und Zielvorstellungen berücksichtigen.

(7) »Ich will von allen geachtet und geschätzt werden.«

Dieses Ziel ist schon allein deswegen irrational, da es voraussetzt, dass *alle* den gleichen Geschmack, die gleichen Vorlieben und identische Ziele besitzen.

Therapeutischer Ansatz. In der Regel handelt es sich bei Vertretern dieses Ziels um Klienten mit einem Selbstwertproblem, das entsprechend dem in Punkt (3) beschriebenen Vorgehen bearbeitet wird.

Aber manchmal fordern auch Klienten mit einem Frustrationsintoleranzproblem so etwas. Sie werden lernen müssen, dass ihnen Zuneigung und Achtung lästigerweise nicht immer und überall entgegengebracht wird – und noch schlimmer: schon gar nicht umsonst, sondern dass dies einiges an sozialem Commitment erfordert. Auch hier ist der therapeutische Ansatz bereits unter Punkt (3) beschriebenen. (Ausführlicher zu therapeutischen Strategien im Umgang mit dem Forderer-Typus eines Frustrationsintoleranzproblems siehe Stavemann & Hülsner, 2016.)

(8) »Ich muss das aber unbedingt perfekt schaffen, sonst kann ich gleich einpacken!«

So spricht ein Mensch mit extern bestimmten Selbstwertkriterien.

Therapeutischer Ansatz. Der therapeutische Ansatz entspricht dem unter Punkt (3) beschriebenen.

(9) »Ich bin, wie ich eben bin.«

Ein solcher Einwand deutet meist auf eine äußerst geringe Frustrationstoleranz, Veränderungsmotivation und Reflexionsbereitschaft hin. Vermutlich kommt der Klient, damit der Therapeut die lästigen Symptomkosten beseitigt – und das bitte ohne seine Mitarbeit.

Therapeutischer Ansatz. Zunächst sollte der Therapeut die Veränderungsmotivation prüfen, um abzuschätzen, ob eine Therapie ausreichend erfolgversprechend ist. Dies kann erfolgen, indem er beispielsweise die kurzfristigen Symptomgewinne den langfristigen Symptomkosten gegenüberstellt und den Klienten fragt, ob er zum Beseitigen Letzterer aktiv werden möchte oder nicht.

Ansonsten entspricht das therapeutische Vorgehen dem, wie es für Wunschdenker und Menschen mit geringer Frustrationstoleranz angezeigt ist und unter Punkt (3) beschrieben wird.

(10) »Ich muss das Böse aus der Welt schaffen!«
Mit derart wahnhaften Vorstellungen – seien es selbst gesetzte Ziele oder Aufträge von höheren Mächten – ist der Alltag der Betroffenen i. d. R. vollends mit Handlungszielen ausgefüllt.
Therapeutischer Ansatz. Diese Klienten besitzen häufig keine → Reflexionsfähigkeit und keine → reflexive Persönlichkeit. Sie erfüllen somit die für ambulante Psychotherapie notwendigen Voraussetzungen nicht. In solchen Fällen lässt sich vielleicht die Ursache für die Wahnideen klären (Familiengenese, Drogenkonsum, Entzugssymptome), doch dann sollte der Klient an einen Facharzt für Psychiatrie verwiesen werden, um die Möglichkeiten einer pharmakologischen Behandlung auszuloten.

Besitzt der Klient noch ausreichende Reflexionsfähigkeit und kann fehlende reflexive Persönlichkeit aufgebaut werden, wird der Therapeut die aufgestellten Ziele gemeinsam mit dem Klienten aus dessen Perspektive auf Angemessenheit prüfen und danach ggf. vom Klienten eine neue, rationale formulieren lassen. [Vertiefend zum therapeutischen Vorgehen bei Klienten mit wahnhaften Störungen siehe Lincoln, 2016; 2014.]

(11) »Ich hab nur Pech gehabt. Normalerweise hätte ich das gewuppt!«
Na ja, möglich wäre das schon. Aber wie oft hat der Betreffende in letzter Zeit »Pech gehabt«? Die wenigsten Selbstüberschätzer führen ihr Versagen auf eigenes Verschulden zurück, sondern suchen externe Begründungen, Schuldige oder schicksalhafte Erklärungen.
Therapeutischer Ansatz. Nicht nur bei hypomanischen oder manischen Klienten, auch bei Menschen mit einem Frustrationsintoleranzproblem hat es der Therapeut schwer, die grundlegenden dysfunktionalen Konzepte anzugreifen, die für eine Fehlleistung oder für mentale und physische Erschöpfungszustände verantwortlich sind. Er muss darauf achten, nicht als ein weiterer Miesepeter, Spaßverderber oder Langweiler abgestempelt zu werden. Wenn Therapeuten Selbstüberschätzer auffordern, »einen Gang herunterzuschalten« oder frustrationsintoleranten Forderern Verzicht nahelegen, droht der Verlust des Zugangs zum Klienten.

Besonders für manische Selbstüberschätzer ist die Einsicht schwer zu schlucken, dass sie ihre Misere selbst verursacht haben. Therapeuten tun gut daran, dies nicht explizit zu vermitteln, um nicht unnötig Widerstand zu evozieren. Günstiger ist es, wenn die Betroffenen diese unangenehme Erkenntnis selbst erarbeiten. Dazu werden sie zunächst in einer Selbstbeobachtungsphase in Tages- und Wochenplänen sämtliche Aktivitäten (geplante und tatsächlich durchgeführte) notieren, darin geplante und tatsächlich benötigten Energie- und Zeitaufwand gegenüberstellen, um unrealistisches

AB 3

Planen zu erkennen. Hierzu kann das Aufgabenblatt AB 3 (»Momentan verfolgte Handlungsziele«) genutzt werden. Die »Pech gehabt«-Beispiele werden über einen längeren, auch bereits vergangenen Zeitraum gesammelt. Schließlich wird der Klient gefragt, ob er selbst seine »Pech gehabt«-Erklärung noch für ausreichend hält oder ob es eventuell andere Gründe für sein häufiges Scheitern geben könnte.

Der Therapeut wird Alltagsbeispiele und Analogien einsetzen, um den sinnvollen Umgang mit begrenzter Energie zu erarbeiten. Er wird den Klienten anhalten, → Pufferzeiten einzuplanen, um nicht sofort in Stress zu geraten, wenn einmal etwas nicht so schnell klappt, wie geplant.

Bei zyklothymen Klienten kann der Therapeut dem Verlust des Symptomgewinns gegenüberstellen, dass durch den Verzicht auf Aktivität die anschließende Erschöpfungsphase und die depressive Reaktion vermieden, hinausgezögert oder abgeschwächt werden können.

Das Vorgehen bei Klienten mit wahnhaften Vorstellungen ist bereits unter Punkt (10) beschrieben.

(12) »Weshalb sollte ich darauf verzichten, andere tun das doch auch nicht?!«

Hier stoßen wir auf einen »Gerechtigkeitsapostel« (vgl. Stavemann, 2010), einen Forderer aus dem Problembereich Frustrationsintoleranz.

Therapeutischer Ansatz. Bei Klienten mit geringer Frustrationstoleranz vom Forderer-Typus wird der Therapeut besonders darauf achten, die Aussagen und Verhaltensweisen des Klienten als Symptom seiner Erkrankung zu sehen, um nicht selbst in den Widerstand zu gehen und verdeckt oder offen unangemessen emotional, zynisch oder sarkastisch zu reagieren.

Die Widersinnigkeit der obigen Aussage ließe sich zwar auch mit einem logischen Disput aufzeigen, aber es ist langfristig wirksamer, einen Kurzfristhedonisten mit hedonistischen Argumenten zu begegnen, z. B.: »Und wie geht es Ihnen damit, wenn Sie darauf nicht verzichten wollen?« In jedem Fall sollte der Therapeut das Gerechtigkeitskonzept vom Klienten reflektieren lassen, um die Erkenntnis zu erarbeiten, dass es sich beim Geforderten um ein Konstrukt handelt. Dies geschieht am effektivsten mit einem explikativen Sokratischen Dialog zum Thema: »Was ist das: Gerechtigkeit?« (zum Vorgehen siehe INFO 5 T, kommentierter Beispieldialog hierzu siehe Stavemann, 2015b).

INFO 5 T

Die therapeutische Arbeit bei Frustrationsintoleranz ist bereits unter Punkt (3) beschrieben. Analog zum unter Punkt (6) angeführten Vorgehen kann der Therapeut vermutlich auch mit einer Symptomverschreibung arbeiten. Er ermuntert dabei den Klienten, die langfristigen Symptomkosten durch kurzfristigen Verzicht, d. h. durch Aufgabe seines Forderer-Ziels, »zu vermeiden«.

Bei Forderern wird zusätzlich in besonderem Maße an der Akzeptanz des Ist-Zustands zu arbeiten sein (zum Vorgehen siehe Stavemann & Hülsner, 2016; Born, 2016; Stavemann, 2013a).

(13) »Wozu soll ich noch Oberziele formulieren, wenn ich noch nicht mal mit meinen Tagesplänen zurechtkomme?«

Hier hat jemand Ursache und Wirkung durcheinandergebracht. Oder er möchte nicht an den Kern der Sache heran, und sich – vermutlich aus Angst vor Fehlentscheiden – nicht definitiv festlegen, welche Ziele er weiterverfolgen und welche er aufgeben will, wenn die vorhandene Energie oder Zeit nicht ausreicht, um alle vorhandenen Ziele sinnvoll zu verfolgen.

Therapeutischer Ansatz. Für den ersten Fall wird der Therapeut herausarbeiten, dass der Grund dafür, warum der Klient sich mit seinen Tageszielen verzettelt, in fehlenden Oberplänen und fehlender Präferenzstruktur liegt.

Im zweiten Fall wird er zunächst die Befürchtungen erfragen, die der Klient im Zusammenhang mit möglichen Fehlentscheiden hegt. Liegt die Ursache in einem dysfunktionalen Selbstwertkonzept, wird er vorgehen, wie unter Punkt (3) dargelegt. Befürchtet er Strafe durch eine höhere Macht, gilt es, die Kosten für das selbst gewählte metaphysische System zu (er-)tragen, oder es zu ändern, wie bereits unter Punkt (4) beschrieben.

(14) »Na ja, wenn Sie meinen, kann ich das ja auch mal anders probieren.«

Vermutlich ist damit gemeint, dass der therapeutische Weg nur zu einem weiteren in der bereits vorhandenen Masse wird.

Therapeutischer Ansatz. Leicht beeinflussbare Menschen sind leicht zu überreden, – auch vom Gegenteil dessen, was sie gerade noch angenommen haben.

Mit der Annahme des therapeutischen Ziels ist nur der erste Schritt gelungen. Nun gilt es zu vermitteln, dass dieses nicht zusätzlich zu den anderen Vorhaben verfolgt werden soll, sondern alternativ. Und da wird es schon schwieriger: Wie bewegt man den Klienten dazu, sich festzulegen?

Zunächst wird der Therapeut herausarbeiten, was den Klienten bisher davon abhielt sich festzulegen. Ist dies durch ein Selbstwertproblem, ein Frustrationsintoleranzproblem oder ein existenzielles Problem begründet, erfolgt das weitere Vorgehen wie unter Punkt (3) dargelegt. Bei Klienten, die Sicherheit fordern, bevor sie sich festlegen wollen, bietet sich ein Vorgehen an, wie unter Punkt (4) beschrieben.

Die Aufgabe besteht darin, den Klienten dazu zu bringen, sich seine neue Erkenntnis auf sokratischem Wege zu erarbeiten. Im Anschluss ist diese Erkenntnis so zu festigen, dass sie anderen Argumenten standhält und dass der Klient sie begründet vertreten kann. Dazu bedarf es eines widerspruchsfrei formulierten Handlungszieles und -plans.

Ist die Ursache für die leichte Suggestibilität des Klienten und seine Angst vor Eigenverantwortlichkeit beseitigt, kann ein funktionaler Handlungszielplan erarbeitet werden.

(15) »Wenn ich nur wüsste, was ich tun soll!«

So spricht jemand, dem der Entscheidungsmaßstab fehlt oder abhandengekommen ist, jemand ohne langfristige Ziele oder ohne klare Zielhierarchie. Oder es handelt sich um jemanden, der die ideale Lösung sucht, die keine Nachteile mit sich bringt.

Therapeutischer Ansatz. Im ersten Fall wird der Therapeut den Klienten z. B. mit Hilfe eines explikativen Sokratischen Dialogs zum Thema »Was ist das: *richtig*?« erarbeiten lassen, dass es eines Maßstabs bedarf, um die Frage nach der Angemessenheit oder Richtigkeit beantworten zu können. Dieser Maßstab wird in diesem Fall durch die metaphysischen und obersten Handlungsziele geliefert. Hat der Klient für sich geklärt, welchen Sinn er seinem Leben geben möchte, kann er eine Hierarchie seiner verschiedenen lang-, mittel- und kurzfristigen Ziele erstellen. Er kann so die Qualität oder Wichtigkeit untergeordneter Handlungsziele beurteilen und sich im Konfliktfall für das ihm wichtigere entscheiden.

Im zweiten Fall wird das Frustrationsintoleranzproblem wie unter den Punkten (3) und (12) beschrieben bearbeitet.

(16) »Das soll man nicht überstürzen. Ich überleg mir das lieber noch mal.«

Tja, Therapeut, offensichtlich haben Sie noch nicht die richtige Lösung präsentiert, die alle Vorteile sämtlicher Alternativen mit sich bringt und jeden Verzicht und alle Nachteile vermeidet. Sonst hätte sich Ihr Klient sofort entschieden, ... und Sie hätten einen neuen Fan.

Therapeutischer Ansatz. Der Umgang mit Null-Verzicht-Denkern und Vermeidungskünstlern wurde bereits unter den Punkten (6) und (12) beschrieben. Das therapeutische Vorgehen ist hier entsprechend.

(17) »Können Sie mir nicht sagen, was ich tun soll?«

Hier spricht ein Entscheidungsverweigerer, der aus unterschiedlichen Gründen keine Eigenverantwortung übernehmen möchte. Diese Frage entspricht inhaltlich der unter Punkt (4) beschriebenen.

Therapeutischer Ansatz. Siehe Punkt (4).

(18) »Wieso soll ich nicht beide Ziele verfolgen dürfen? Andere tun das doch auch!«

Aber natürlich darf man das! ... Wenn man bereit ist, die Konsequenzen aus dem Verfolgen widersprüchlicher Ziele zu tragen. Entweder erkennt der Klient die Widersprüchlichkeit seiner Ziele nicht, oder es handelt sich um einen typischen Null-Verzicht-Denker. Dieser verfolgt gleichzeitig widersprüchliche Ziele, weil er weder auf den einen, noch auf den anderen Vorteil verzichten will, ohne die daraus resultierenden langfristigen negativen Konsequenzen zu akzeptieren.

Therapeutischer Ansatz. In erstem Fall wird der Therapeut die gemeinsame Reflexion über die widersprüchlichen Handlungsziele anstoßen und so lange begleiten, bis der Klient deren Widersprüchlichkeit erkennt. Im Anschluss wird durch gegenseitiges Abwägen aufgelöst, auf welches geringer gewichtete Handlungsziel verzichtet werden sollte.

Bei einem Frustrationsintoleranzproblem wird wie unter Punkt (6) beschriebenen vorgegangen.

3.6 Weiterführende Literatur

Ellis, A. (2003). Discomfort Anxiety: A New Cognitive-Behavioral Construct (Part I + II). Journal of Rational-Emotive and Cognitive-Behavior Therapy, 21 (3–4), 183–192, 193–202.

Leahy, R. L. (2012). Overcoming Resistance in Cognitive Therapy. New York: Guilford Press.

Lincoln, T. (2016). Ambulante KVT bei psychotischen Störungen. In H. H. Stavemann (Hrsg.), Integrative KVT – neue Entwicklungen und Behandlungskonzepte. Weinheim: Beltz.

Watzlawick, P., Beavin, J. H. & Jackson, D. D. (2011). Menschliche Kommunikation. Formen, Störungen, Paradoxien, Kapitel 7.3 (12. Aufl.). Stuttgart: Huber.

4 Handlungszielpläne: Den Soll-Zustand erarbeiten

In der vorangegangenen Ziel*analyse* wurde untersucht, ob die vom Klienten aufgestellten Ziele für seine emotionalen Probleme verantwortlich sind und, falls ja, woran genau dies liegt. Nachdem die Art der Zielproblematik diagnostiziert war, beleuchteten wir ihre möglichen Ursachen, ihre Symptomgewinne und -kosten.

Beim Erstellen neuer Handlungszielpläne betrachten wir, *wie* bestehende Ziele zu verändern oder neu aufzustellen sind, damit sie künftig weniger emotionalen Stress verursachen. Dabei soll der Klient bestimmen, welchen Zielen er langfristig folgen möchte, um – aus heutiger Perspektive – später von sich behaupten zu können, ein »erfülltes«, »erfolgreiches« oder »gutes« Leben gelebt zu haben. Er kann so seine Lebenszufriedenheit maximieren – unterstellt, er verhält sich auf dem Weg dorthin zielgerichtet.

! Keine Ziele planen, bevor die bestehende Problematik diagnostiziert ist! Keine Ziele planen, bevor die Symptomgewinne, Symptomkosten des Zielproblems und typischen Klientenwiderstände erkannt und besprochen sind!

Das allgemeine Vorgehen beim Erstellen von Handlungszielplänen lässt sich in sechs Schritten beschreiben:

(1) Therapeutische Strategie erstellen
(2) Veränderungsziele des Klienten erfragen und ggf. neue erarbeiten
(3) Handlungszielpläne für unterschiedliche Zeithorizonte erstellen lassen
(4) Handlungszielpläne prüfen
(5) hierarchische Struktur der Handlungsziele erstellen lassen
(6) korrigierte Handlungszielpläne prüfen und ggf. nachbessern lassen

Beim nachfolgenden Beschreiben der einzelnen Punkte wird auch auf die unterschiedlichen Interventionsstrategien für die einzelnen Arten von Zielproblemen eingegangen.

4.1 Therapeutische Strategie erstellen

Je nach Art des vorliegenden Zielproblems wird der Therapeut für das Erarbeiten neuer Handlungszielpläne eine adäquate Strategie erstellen. Die problemtypischen Besonderheiten im Vorgehen werden im Abschnitt 4.4 (Abschn. 4.4.1–4.4.4) ausführlich beschrieben.

Unabhängig vom verursachenden Problem wird der Therapeut klientenspezifisch prüfen, ob er dem eigentlichen Veränderungsplan eine Phase voranstellen muss, um mangelnde Problemeinsicht und/oder Veränderungsmotivation aus- bzw. aufzubauen.

4.2 Veränderungsziele des Klienten erfragen und ggf. neue erarbeiten

Wenn Klienten in die Therapie oder Beratung kommen, haben etliche von ihnen bereits eigene Diagnosen oder Vermutungen, weshalb sie mit ihren Zielen immer wieder Schiffbruch erleiden. Manche wissen sogar bereits, was sie daran verändern müssten, nicht aber, wie sie das umsetzen können. Oder sie haben zumindest eine Idee, in welchen Bereichen sie etwas ändern sollten, um mit ihren Zielen nicht immer wieder zu scheitern.

Wie bereits in der Analysephase wird der Therapeut auch bei den Zielplänen nicht unnötig explorieren und Erkenntnisse erarbeiten, die der Klient bereits besitzt. Er wird ihn zunächst nach eigenen Vorstellungen und Änderungsvorschlägen fragen, z. B.: »Haben Sie schon eine Idee, was Sie verändern müssten, um nicht so sehr unter unerreichbaren / widersprüchlichen / fehlenden oder zu vielen Zielen zu leiden?«

»Haben Sie eine Idee, woran es liegt, dass Sie

- damit so häufig Probleme haben?«
- nicht wissen, was Sie tun sollen?«
- nicht wissen, wie Sie sich richtig entscheiden?«
- häufig so erschöpft sind?«
- mit diesem Ziel andauernd, gegen die Wand laufen?«
- es doch immer irgendwie falsch machen?«

Die Änderungsvorschläge des Klienten werden – soweit rational und funktional – in den Handlungszielplänen umgesetzt. Dazu gehören neu benannte, modifizierte alte oder gestrichene Handlungsziele.

Änderungsvorschläge aus der Reflexion des Ist-Zustands erarbeiten

Erkennt der Klient nicht alle vorhandenen Zielprobleme selbst, wird der Therapeut gemeinsam mit ihm problematische Handlungsziele aus dem Ist-Zustand aufgreifen. Es wird so lange reflektiert, bis der Klient erkennt, welche seiner Ziele irrational, widersprüchlich oder dysfunktional sind und daher zu den beschriebenen Problemen führen.

Für diese Reflexion nutzt der Therapeut sämtliche Disputtechniken, auf Erkenntnisgewinn zielendenden Fragetechniken und alle Formen sokratischer Dialoge. [Für Leser, die hierzu vertiefend nacharbeiten möchten, dienen die Informationsblätter INFO 10 T (»Fragetechniken«), INFO 11 T (»Disputtechniken«) und INFO 5 T bis INFO 9 T zum Führen Sokratischer Dialoge].

Hat der Klient ein dysfunktionales Ziel erkannt, soll er entscheiden, ob er dieses ersatzlos streichen will oder ob er eine sinnvolle Alternative verfolgen möchte. Funktionale neue Alternativen werden in die Handlungszielpläne übernommen.

4.3 Handlungszielpläne für unterschiedliche Zeithorizonte erstellen lassen

AB 3

Um neue Handlungszielpläne zu erstellen, wird der Klient gebeten, seine lang-, mittel- und kurzfristigen Handlungsziele zu notieren. Hierbei gehen die im Arbeitsblatt AB 3 (»Momentan verfolgte Handlungsziele«) erarbeiteten Vorhaben ebenso ein, wie die eigenen Veränderungsvorschläge und die in der Reflexion erarbeiteten Ziele. Der Klient soll die Ziele benennen, die er weiterhin verfolgen oder denen er künftig neu, stärker, weniger oder gar nicht mehr nachgehen möchte. All dies fasst er in seinen neuen lang-, mittel- und kurzfristigen Handlungszielplänen zusammen.

INFO 16 K

AB 5

Da diese Aufgabe einiges an Reflexionszeit benötigt, wird sie sinnvollerweise als Hausaufgabe zur nächsten Therapiestunde gestellt. Dazu können das Informationsblatt INFO 16 K (»Einen Handlungszielplan erstellen«) als Anleitung für die Hausaufgabe und das Arbeitsblatt AB 5 (»Mein Handlungszielplan«) als Arbeitsgrundlage verwendet werden.

Um dieses mühsame Unterfangen übersichtlicher zu gestalten, kann der Therapeut Strukturierungshilfen anbieten, indem er verschiedene Lebenszielbereiche und Zeithorizonte unterscheiden lässt.

Lebenszielbereiche differenzieren

Wie bereits beim Erheben der zurzeit verfolgten Handlungsziele mit Arbeitsblatt AB 3, erfolgt sinnvollerweise auch der Aufbau künftiger Handlungszielpläne in der bereits eingeführten Unterteilung in vier Lebensbereiche:

(1) Partner / Familie / Sozialkontakte
(2) Beruf / Karriere / verfügbare Geldmittel
(3) Hobbys / Freizeit
(4) sonstiges

AB 5

So wird verhindert, dass Klienten wesentliche Lebensbereiche übersehen, und die Struktur hilft ihnen beim Einordnen ihrer diversen Zielvorhaben. Auch hierfür kann das Arbeitsblatt AB 5 (»Mein Handlungszielplan«) unterstützend eingesetzt werden.

Lang-, mittel- und kurzfristige Ziele differenzieren

Eine weitere Strukturierungshilfe beim Erstellen der Handlungsziele besteht im Unterteilen in unterschiedliche Zeithorizonte: in langfristige (z. B. 30 Jahre), mittelfristige (z. B. fünf Jahre) und kurzfristige (z. B. ein Jahr), wobei der Klient seine einzelnen Zeitpunkt-, Etappen-, Ober- und Zeitraumziele diesen Zeithorizonten zuordnen soll.

Der Klient beginnt sinnvollerweise damit, zunächst die langfristigen Ober- und Zeitraumziele in den einzelnen Zielbereichen zu notieren. Danach benennt er die mittel- und die kurzfristigen Zeitpunktziele und die Etappenziele, die zu diesen Oberzielen führen sollen.

Priorität der langfristigen Ziele verdeutlichen. Nicht jedem Klienten ist auf Anhieb einsichtig, weshalb er mit dem Bestimmen der langfristigen Ziele beginnen sollte. Einer der häufigsten Fehler beim Aufstellen von Handlungszielen besteht demzufolge darin, dass Klienten mit ihren kurzfristigen Zielen beginnen. Es fällt vielen Menschen leichter, zunächst die Handlungsziele zu benennen, welche die unmittelbare Zukunft betreffen, ihnen förmlich »auf den Nägeln brennen« und möglicherweise auch Symptomstress verursachen. Dennoch wäre der Therapeut schlecht beraten, sich mit kurz- und mittelfristigen Zielen zu beschäftigen, bevor die langfristigen bestimmt wurden. Denn solange die Oberziele nicht benannt sind, fehlt der Bewertungsmaßstab für die Etappenziele.

Die Priorität der End- vor den Etappenzielen kann er dem Klienten durch Analogien verdeutlichen. Beispielsweise mit Hilfe folgender Fragen:

- »Was sollte jemand, der studieren möchte, zuerst betrachten: Wie er das Examen schafft oder wozu dieses Studium für seinen Lebensplan sinnvoll ist?«
- »Wenn ich jetzt Appetit auf Torte habe, sollte ich mich zuerst darum kümmern, wo der nächste Konditor ist oder darum, ob Torte in meinen Diätplan passt?«

! Etappenziele beschreiben den Weg zu langfristigen Oberzielen und haben sich diesen unterzuordnen, wenn sie funktional sein sollen.

Da dieser Zusammenhang Klienten häufig schwer eingängig ist, empfiehlt sich ein entsprechend ausführliches Begründen. Hierzu kann das Informationsblatt INFO 13 K (»Handlungsziele«) herangezogen werden. INFO 13 K

Zeit- und Energieeinsatz für Handlungsziele bestimmen lassen

Wozu den Zeit- und Energieeinsatz betrachten? Neben dem reinen Auflisten und Gewichten der Handlungsziele ist es zweckmäßig, dass die Klienten angeben, wie viel Zeit und Energie sie für die einzelnen Ziele aufwenden wollen. Dafür sprechen unterschiedliche Gründe:

Zum einen stellt sich häufig heraus, dass sich die bereits verfolgten Handlungsziele bei vielen Klienten inhaltlich nicht so sehr von den künftigen unterscheiden. Sie sind lediglich mit der jetzigen Zeit- oder Energieaufteilung für die einzelnen Zielbereiche oder für bestimmte Handlungsziele unzufrieden (so möchte jemand vielleicht mehr Zeit oder Energie in den Bereich Familie/Partner/Sozialkontakte investieren und weniger in Beruf/Karriere/verfügbare Geldmittel).

Zum anderen stellten wir bereits fest, dass gerade Klienten mit einem psychischen Problem häufig Ziele verfolgen, die als Coping-Strategie für die jeweilige Problematik dienen. Solche Handlungsziele werden überflüssig, sobald das psychische Problem gelöst ist und die dafür aufgewendete Zeit und Energie anderen normengerechten Handlungszielen zufließen können. Auch für Klienten, die dazu neigen, sich zu überschätzen, sich zu verzetteln und unrealistisch zu planen, ist ein Zeit- und Energieeinsatzplan nützlich. Er wirkt dem eigenen Überfordern, unnötigen Misserfolgen und den daraus abgeleiteten negativen psychischen und sozialen Konsequenzen entgegen.

Arbeitsblatt AB 5 (»Mein Handlungszielplan«) enthält zu diesem Zweck die Unterpunkte »Zeit« und »Energie«, bei denen der Klient angeben soll, wie viel Prozent der verfügbaren Zeit und Energie er künftig für jedes einzelne Ziel aufwenden möchte. Diese Soll-Werte für den Zeit- und Energieaufwand werden für sämtliche Handlungsziele und für alle Zeithorizonte erhoben. AB 5

4.4 Handlungszielpläne prüfen

Handlungsziele auf Qualität prüfen. Die fertig erstellten Handlungszielpläne prüfen Therapeut und Klient gemeinsam. Sie achten dabei darauf, ob die einzelnen Ziele die Qualitätskriterien erfüllen, d.h. sie prüfen sie auf Rationalität, Normenorientierung und Widerspruchsfreiheit, Etappenziele zusätzlich auf Funktionalität. Gegebenenfalls wird der Handlungszielplan anschließend entsprechend verbessert.

Handlungsziele auf Quantität prüfen. Anschließend wird der Zeit- und Energieeinsatzplan für die lang-, mittel- und kurzfristige Zeithorizonte daraufhin geprüft, ob die Summe der zugeordneten prozentualen Zeit oder Energie zusammen, über alle vier Lebenszielbereiche betrachtet, 100 Prozent über- oder unterschreitet oder nicht.

Wird dieser Wert überschritten, ist der Klient gefordert, entsprechend zu kürzen. Dies erfolgt entweder, indem er eines oder mehrere seiner Handlungsziele aufgibt, oder indem er die Zeit- oder Energieverteilung für einzelne Ziele so kürzt, bis das Hundertprozentkriterium nicht mehr verletzt wird.

Wurden erheblich weniger als 100 Prozent verteilt, d.h. hat jemand nicht genügend Handlungsziele benannt, um seine (Tages- oder Lebens-)Zeit sinnvoll auszufüllen, wird in einer anschließenden Zielfindungsphase nach neuen Vorhaben gesucht. Das Vorgehen hierfür ist unter Abschn. 4.4.3 beschrieben.

Das therapeutische Vorgehen in dieser Phase wird sich zum Teil beträchtlich voneinander unterscheiden. Es richtet sich danach, ob wir beispielsweise einen depressiven Menschen ohne Ziele oder einen manischen Klienten mit zu vielen Zielen vor uns haben. Oder ob es sich um eine Person handelt, die aus Angst vor Selbstwertverlust mit irrationalen oder widersprüchlichen Zielen herumläuft. Betrachten wir nachfolgend unterschiedliche therapeutische Strategien, die für diese Arten von Zielproblemen einsetzbar sind.

4.4.1 Handlungszielplan mit widersprüchlichen Handlungszielen

AB 5

INFO 17 K

Widersprüchliche Ziele identifizieren und gegeneinander abwägen. Zunächst werden die vom Klienten im Arbeitsblatt AB 5 (»Mein Handlungszielplan«) aufgestellten Ziele auf Vereinbarkeit untersucht. Widersprüchliche Ziele werden aussortiert und anschließend gegeneinander abgewogen. Zum Verdeutlichen des Vorgehens wird dem Klienten das Informationsblatt INFO 17 K (»Handlungsziele widerspruchsfrei planen«) mitgegeben.

Hat der Klient das wichtigere Ziel innerhalb der sich widersprechenden Vorhaben bestimmt, wird er dieses weiterverfolgen und auf das oder die andere(n) verzichten. Aber letztendlich muss natürlich er entscheiden, ob er künftig dazu bereit ist, oder stattdessen lieber weiter die Konsequenzen aus dem Verfolgen widersprüchlicher Ziele ertragen will. In letzterem Fall endet die Therapie oder Beratung hier wegen mangelnder Veränderungsmotivation.

Hat der Klient bisher derart viele widersprüchliche Ziele verfolgt, dass nach dem Streichen der geringer gewichteten nicht genügend funktionale Ziele übrig bleiben, um seine (Tages- oder Lebens-)Zeit sinnvoll auszufüllen, sucht er in einer anschließenden Zielfindungsphase nach alternativen Handlungszielen. Das Vorgehen ist in Abschn. 4.4.3 (»Zielplan mit fehlenden Handlungszielen«) beschrieben.

Therapeutisches Vorgehen

Für das Erstellen der therapeutischen Strategie wird zunächst die Ursache für die irrationalen Handlungsziele diagnostiziert. Danach wird das adäquate Vorgehen festgelegt.

(a) **Widersprüchliche Ziele aufgrund fehlender Zielhierarchie.** Hier wird ein widerspruchsfreier Handlungszielplan in der Regel relativ problemlos erstellt, sobald der Klient seine Ziele hierarchisch eingeordnet hat. Zum Unterstützen dient das Informationsblatt INFO 16 K (»Einen Handlungszielplan erstellen«) und das Arbeitsblatt AB 3 (»Mein Handlungszielplan«).

INFO 16 K

AB 3

(b) **Widersprüchliche Ziele aufgrund von Frustrationsintolerenz.** Widersprüchliche Ziele sind gerade für Null-Verzicht-Denker typisch und zu erwarten (vgl. Ellis, 2003; Stavemann, 2013a). Sie dazu zu bewegen, auf eines ihrer Ziele zu verzichten, trifft meist auf geballten Widerstand. Das therapeutische Herangehen entspricht dem, wie es allgemein für Klienten mit geringer Frustrationstoleranz zweckmäßig ist. Es ist unabhängig davon, ob es sich dabei um Kurzfrist-Hedonismus, Null-Verzicht-Denken oder Prokrastination handelt: Bevor diese Klienten bereit sind, kurzfristig Belastung, Entbehrung und Mühe für langfristige Ziele auf sich zu nehmen, brauchen sie einen überzeugenden Grund. Dieser lässt sich im Vermeiden der Symptomkosten finden. Dazu wird der Klient angehalten, die langfristigen Konsequenzen seines jetzigen Handlungszielplans zu beleuchten und sie gegen die kurzfristigen Symptomgewinne abzuwägen. Der Therapeut wird dabei stets die Eigenverantwortung des Klienten pointieren: »Und dafür … (die langfristigen Symptomkosten) … wollen Sie sich jetzt entscheiden?« (Ausführlich zum Vorgehen beim Aufbau einer langfristig-hedonistischen Perspektive siehe Stavemann & Hülsner, 2016.)

(c) **Widersprüchliche Ziele aufgrund eines Selbstwertproblems.** Hierzu gehören Klienten, die widersprüchliche Ziele aufgrund von Angst vor den Konsequenzen ihres Entscheids beibehalten, weil sie drohenden Wertverlust für Fehlentscheide oder Ablehnung für ihre Präferenz befürchten. Sie können sich am ehesten unter der Voraussetzung entscheiden, dass der befürchtete Wertverlust *garantiert* nicht eintritt: »Wie würden Sie sich entscheiden, wenn garantiert ausgeschlossen ist, dass … (befürchtete Konsequenzen) … eintritt?«
Bevor sich der Klient allerdings traut, die so aufgestellten Ziele tatsächlich zu verfolgen, wird er zuerst sein Selbstwertproblem bearbeiten und lösen müssen. Hier setzt der Therapeut nach dem Aufstellen der Handlungszielpläne zuerst an. (Ausführlich zum Vorgehen bei der Therapie dysfunktionaler Selbstwertkonzepte siehe z. B. Stavemann, 2011.)

(d) **Widersprüchliche Ziele aufgrund eines existenziellen Problems.** Manche Klienten verfolgen aus existenziellen Befürchtungen heraus widersprüchliche Handlungsziele. So kann z. B. ein Klient mit einem Waschzwang einerseits das Ziel verfolgen, seine Hände durch ständiges Schrubben keimfrei zu halten, andererseits aber auch, die Haut seiner Hände nicht zu schädigen, damit keine Keime eindringen können. Hier wird der Therapeut am Sicherheitskonzept des Klienten ansetzen, z. B. durch einen explikativen Sokratischen Dialog zum Thema: »Was ist das: Sicherheit?« (zum Vorgehen siehe INFO 5 T, vertiefend und kommentierter Beispieldialog siehe Stavemann, 2015b), um die Akzeptanz für Unsicherheit, Wahrscheinlichkeiten und unvermeidbares partielles Ausgeliefertsein zu erarbeiten.

INFO 5 T

Sind widersprüchliche Ziele darin begründet, dass der Klient befürchtet, wegen eines Fehlentscheids durch ein höheres Wesen bestraft zu werden, lässt der Therapeut den Klienten Ziele benennen, die unter der Voraussetzung aufgestellt werden, dass die befürchtete Strafe garantiert nicht eintritt: »Wie würden Sie leben wollen, wenn garantiert ausgeschlossen ist, dass Sie dafür bestraft werden?« Im Anschluss werden die Konsequenzen aus den Glaubensgrundsätzen des Klienten beleuchtet. Es wird die Erkenntnis erarbeitet, dass er seine Entscheide in absoluter Unsicherheit darüber treffen muss, ob diese gottgefällig sind oder nicht, da ihm die dazu nötige Erkenntnisfähigkeit fehlt. Das weitere Vorgehen ist bereits unter Abschn. 3.5(4) beschrieben.

Aus welchem Grund auch immer widersprüchliche Ziele aufgestellt wurden: Beim gegenseitigen Abwägen gilt stets der Grundsatz, dass langfristige Ober- oder Zeitraumziele immer nur mit ebensolchen verglichen werden, nie mit Etappenzielen. Geraten Etappenziele miteinander in Konflikt, erhält jenes den Vorrang, das zu einem höher gewichteten Oberziel führt.

4.4.2 Handlungszielplan mit irrationalen Handlungszielen

Irrationale Ziele identifizieren und streichen. Jedes der vom Klienten im Arbeitsblatt AB 5 (»Mein Handlungszielplan«) aufgestellten Handlungsziele wird auf seine prinzipielle Erreichbarkeit untersucht. Ziele, die diesem Kriterium nicht genügen, werden aussortiert. Zum Unterstützen dabei, irrationale Handlungsziele aufzuspüren und zum Verständnis ihrer Symptomgewinne und Symptomkosten, kann das Informationsblatt INFO 18 K (»Handlungsziele erreichbar machen«) eingesetzt werden.

AB 5

INFO 18 K

Anschließend wird in einem weiteren gemeinsamen Reflexionsprozess die Begründung dafür gesucht, weshalb diese Ziele für das psychische und physische Wohlbefinden unzuträglich sind. Letztendlich muss der Klient entscheiden, ob er künftig bereit ist, auf diese Ziele zu verzichten, oder stattdessen lieber weiter deren Konsequenzen ertragen will. Im letzteren Fall endet die Therapie hier wegen mangelnder Veränderungsmotivation.

Hat der Klient bisher derart viele irrationale Handlungsziele verfolgt, dass nach dem Streichen derselben nicht genügend funktionale Ziele übrig bleiben, um seine (Tages-

oder Lebens-)Zeit sinnvoll auszufüllen, sucht er anschließend nach alternativen Handlungszielen. Dieses Vorgehen ist unter Abschnitt 4.4.3 (»Zielplan mit fehlenden Handlungszielen«) beschrieben.

Therapeutisches Vorgehen

(a) **Irrationale Ziele wegen eines Selbstwertproblems.** Sind irrationale Ziele auf ein Selbstwertproblem zurückzuführen (z. B. weil der Klient meint, nur wertvoll zu sein, wenn er sein irrationales Ziel verfolgt oder erreicht, wird analog wie unter Abschn. 4.3.1(c) beschrieben vorgegangen.

(b) **Irrationale Ziele wegen eines Frustrationsintoleranzproblems.** Die schwierige Aufgabe für den Therapeuten besteht darin, Wunschdenker zu mehr Realitätsbewusstsein zu bewegen, da sinnvolles Planen beim Ist-Zustand ansetzt und von den Gegebenheiten im Hier und Jetzt ausgeht.
Hat der Klient den Blick für die Realität wiedergewonnen, erscheinen ihm so manche Wunschziele utopisch. Bei den übrigen wird der Therapeut zunächst die Irrationalität dieser Ziele sowie ihre psychischen, physischen und sozialen Konsequenzen in einer gemeinsamen Reflexionsphase erarbeiten. Dabei wird er empirische, logische und hedonistische Dispute einsetzen (zur Beschreibung dieser Techniken siehe INFO 11 T).
Ist der Klient zur notwendigen Reflexion nicht bereit, fehlt eine der Grundvoraussetzungen für eine erfolgversprechende Therapie. Sie ist dann nicht indiziert. INFO 11 T

(c) **Irrationale Ziele wegen existenzieller Probleme.** Sind irrationale Ziele durch die Angst vor dem Tod oder vor göttlicher Strafe begründet, kann analog zu Abschnitt 4.3.1 d) verfahren werden.

(d) **Irrationale Ziele wegen psychiatrischer Erkrankungen.** Bei Klienten mit wahnhaften Zielen und bei Erkrankungen aus dem schizophrenen Formenkreis ist besondere Geduld und reflexive Persönlichkeit des Therapeuten essenziell. Er wird noch stärker als ohnehin darauf achten, den Zielhorizont deutlich für den Klienten erkennbar aus dessen Perspektive aufzubauen und anschließend gemeinsam die Vor- und Nachteile einzelner irrationaler Handlungsziele beleuchten. Wie dabei vorgegangen wird, beschreibt z. B. Lincoln (2016; 2014).
Bei fehlender Reflexionsfähigkeit (z. B. bei fortgeschrittener Demenz) fehlt eine wesentliche Voraussetzung für eine erfolgversprechende Psychotherapie, sodass sie nicht angezeigt ist.

4.4.3 Handlungszielplan mit fehlenden Handlungszielen

Fehlende Handlungsziel(-bereich)e erarbeiten. Manche Klienten besitzen in bestimmten Lebensbereichen bereits klare Zielvorstellungen, in anderen dagegen nur diffuse oder gar keine. Für ein zufriedenes, erfülltes Leben ist es zwar nicht zwingend, Ziele in allen vier auf Arbeitsblatt AB 3 (»Momentan verfolgte Handlungsziele«) beschriebenen Kategorien zu verfolgen, der Therapeut sollte aber dennoch alle Bereiche prüfen. Es gilt zu verhindern, dass der Klient womöglich deswegen in bestimmten Bereichen AB 3 keine Handlungsziele benennt, weil er sich z. B. vor dem Festlegen fürchtet, sich dafür schämt oder aus religiösen oder psychopathologischen Gründen glaubt, *er* habe nicht das Recht dazu.

Therapeutisches Vorgehen

AB 1

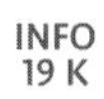

Bei Klienten ohne Handlungsziele oder mit nur unzureichend aufgestellten Zielplänen geht es zunächst darum, in einer Art Brainstorming-Phase grundsätzlich mögliche Handlungsziele zu sammeln. Im Anschluss werden diese anhand der Glaubensgrundsätze [gemäß Arbeitsblatt AB 1 (»Relevante Glaubensgrundsätze«)] und Wertvorstellungen [gemäß Arbeitsblatt AB 2 (»Relevante Wertvorstellungen«)] des Klienten auf Normenverträglichkeit geprüft.

Dieses Vorhaben wird wegen des zu erwartenden Zeitaufwands sinnvollerweise als Hausaufgabe gestellt. Hierzu erhält der Klient das Informationsblatt INFO 19 K (»Fehlende Handlungsziele erstellen«), in dem der Sinn der Aufgabe sowie mögliche Symptomgewinne und langfristige Konsequenzen von Ziellosigkeit beschrieben sind. Zusätzlich wird erläutert, weshalb mit den langfristigen Zielen zu beginnen ist und welche Vorteile man mit einer klaren Zielhierarchie in Konflikt- und Entscheidungssituationen hat.

Beispiel

Beim Erarbeiten fehlender Handlungszielbereiche erfragt der Therapeut die langfristigen Ziele und die Etappenziele beispielsweise wie folgt: »Angenommen, Sie hätten noch 30 Jahre zu leben. Was müssten Sie ab heute in diesem speziellen Lebensbereich tun, um – aus heutiger Sicht – später von sich behaupten zu können: »Das würde ich wieder so machen. So stelle ich mir für mein … ›der jeweilige Zielbereich‹ … ein erfülltes Leben vor.« Anschließend beschreiben Sie bitte, was Sie auf dem Wege dorthin in einem Jahr und in fünf Jahren geschafft haben sollten, um dieses langfristige Ziel zu erreichen.«

Auch bei fehlenden Zielen gibt es ursachenbedingte unterschiedliche Herangehensweisen.

(a) **Fehlende Handlungsziele aufgrund von Schicksalsschlägen.** Bei diesen Klienten kann man in der Regel sofort an das Sammeln möglicher neuer Handlungsziele gehen. Häufig hilft auch ein Rückbesinnen auf Ziele, die der Betreffende früher einmal verfolgt hat und die auch jetzt noch möglich wären.
Ist der Klient durch die erlittenen Schicksalsschläge z. B. physisch schwer gehandicapt oder hat er vermutlich nur noch kurze Zeit zu leben, bezieht sich der Zielplan sinnvollerweise nur auf die verbleibenden, eingeschränkten Möglichkeiten. Es gilt dann, das Beste daraus und aus der verbleibenden Zeit herauszuholen. [Zum praktischen therapeutischen Vorgehen beim Erstellen von angemessenen Zielplänen mit neurologisch oder anderweitig physisch eingeschränkten Klienten s. z. B. Luppen & Stavemann, 2014; 2013.]

(b) **Fehlende Handlungsziele nach Erreichen von Zeitpunktzielen.** Auch hier kann der Klient in der Regel sofort (wie oben beschrieben) an das Sammeln möglicher neuer Ziele gehen. Im Anschluss werden diese normativ geprüft, dann normengerecht gewichtet und schließlich hierarchisch sortiert. Der Therapeut sollte besonders darauf achten, dass der Klient nicht erneut ausschließlich → Zeitpunktziele aufstellt, um nicht die nächste Zielproblematik einzuleiten, wenn er auch diese erreicht. Zu diesem Zweck empfiehlt sich, klar zwischen Zeitpunkt- und → Zeitraumzielen zu unterscheiden und gemeinsam die Erkenntnis zu erarbeiten, weshalb nicht ausschließlich erstere als Oberziele dienen sollten.

(c) **Fehlende Handlungsziele wegen eines Selbstwertproblems.** Das therapeutische Vorgehen erfolgt analog zu dem unter Abschnitt 4.4.1c) Beschriebenen.

(d) **Fehlende Handlungsziele wegen Frustrationsintoleranz.** Bei Kurzfristhedonisten und »gelernten Vermeidern« verläuft das Aufstellen von Handlungszielen wegen der entfallenden Symptomgewinne oft ziemlich zäh. Das therapeutische Vorgehen erfolgt analog zu dem unter Abschnitt 4.4.1b) Beschriebenen.
Sollten die fehlenden Handlungsziele dadurch begründet sein, dass der Klient negative Konsequenzen eines heutigen Entscheids vermeiden und sicher sein will, dass seine Handlungsziele nur positive Konsequenzen mit sich bringen, ist das adäquate Vorgehen unter Abschnitt 3.5(3) angeführt.

(e) **Fehlende Handlungsziele wegen existenzieller Probleme.** Das therapeutische Vorgehen erfolgt analog zu dem unter Abschnitt 4.3.1d) Beschriebenen.

(f) **Fehlende Ziele wegen Depression.** Bei depressiven Erkrankungen begründen die Klienten fehlende Handlungsziele häufig mit Kraft- und Energielosigkeit. Hier ist zunächst am Lindern der depressiven Symptomatik zu arbeiten und das allgemeine Aktivitätsniveau zu steigern [z. B. durch das Erstellen und Einhalten von Tagesplänen (siehe z. B. Hautzinger, 2016; 2013)], bevor der eigentliche Handlungszielplan erarbeitet werden kann. Je nach Schwere der Erkrankung kann die Erstbehandlung zunächst ausschließlich psychopharmakologisch, parallel psychotherapeutisch und psychopharmakologisch oder lediglich psychotherapeutisch erfolgen (siehe hierzu z. B. Roscher & Poser, 2014).
Erinnern wir uns: Der Symptomgewinn von depressiven Menschen liegt häufig im Vermeiden von Aktivität und Anstrengung. Ein wirksamer therapeutischer Ansatz ist, diesen Symptomgewinn unattraktiv zu machen. Der depressive Rückzug wird als ein vom Klienten beeinflussbares Verhaltensmuster identifiziert. Im Anschluss wird (aber bitte erst *nach* dem Erarbeiten dieser Erkenntnis!) nach dessen Präferenz gefragt: »Was haben Sie denn morgen vor, dasselbe wie heute oder etwas anderes?« Danach gilt es, dieses »andere« zu formulieren. Fällt einem Klienten dazu »überhaupt nichts« ein, kann er zunächst allgemeine Ziele aufstellen, die er von früher oder von anderen kennt. Aus diesem Sammelsurium möglicher Handlungsziele kann er die Ziele, welche seine normativen Bedingungen erfüllen, in eine Präferenzstruktur einordnen. Falls er auch das nicht will, weil er sich »dazu rein gar nichts vorstellen« kann, soll er entscheiden, welches er davon zuerst ausprobieren möchte (zum Vorgehen und für einen kommentierten Beispieldialog hierzu siehe Stavemann, 2015a, Abschn. 7.4).

Bei zyklothymen Klienten in der depressiven Phase kann der Therapeut zunächst die Einsicht in das Krankheitsbild erarbeiten, um anschließend mit ihnen mögliche Coping-Strategien zu suchen (z. B. »Aktivitätsbremsen« in der manischen Phase besprechen und üben, um die anschließende depressive Erschöpfungsphase abzumildern oder ganz zu verhindern). Darüber hinaus wird er versuchen, die Klienten sensibler für einsetzende manische oder depressive Phasen zu machen, um rechtzeitig durch Medikamente und Verhaltensänderungen gegensteuern zu lernen. Hierbei kann ein achtsamkeitsorientiertes Vorgehen hilfreich sein (zum Vorgehen siehe z. B. Heidenreich & Michalak, 2016).

4.4.4 Handlungszielplan mit zu vielen Handlungszielen

Verfolgen Klienten zu viele Handlungsziele, sodass sie entweder mit ihrem Energiehaushalt selbstschädigend umgehen oder ihre Ziele nie so intensiv verfolgen können, wie es für den Zielerfolg notwendig wäre, geht es um ein Reduzieren der Vorhaben insgesamt oder um ein Absenken der Zielerwartung. Welche Vorteile es hat und welche Nachteile man vermeiden kann, wenn man »zu viele« Handlungsziele reduziert, erläutert das Informationsblatt INFO 20 K (»Handlungsziele reduzieren«).

INFO 20 K

Therapeutisches Vorgehen

Das generelle Vorgehen erfolgt in drei Schritten:

(1) **Zielhierarchie erstellen und Ziele gewichten.** Im ersten Schritt wird der Klient gebeten, sämtliche seiner auf Arbeitsblatt AB 3 (»Momentan verfolgte Handlungsziele«) aufgeführten langfristigen Ober- und Zeitraumziele nach der persönlichen Präferenz zu gewichten. Der Therapeut achtet darauf, dass beim Gewichten keine Etappenziele berücksichtigt werden, weil der Klient im nächsten Schritt die weniger bedeutsamen Oberziele streichen soll. Damit fallen natürlich automatisch auch deren jeweilige Etappenziele weg. (So wäre es z. B. irrelevant, zu wissen, wie wichtig es jemandem ist, sein Golf-Handicap zu verbessern, wenn er bereits entschieden hat, das Golfspiel zugunsten regelmäßigen Joggens aufzugeben.) Zum Aufbau der Zielhierarchie kann der Klient das Informationsblatt INFO 15 K (»Eine Zielhierarchie erstellen«) zu Hilfe nehmen.

AB 3

INFO 15 K

(2) **Zeit- und Energieaufwand realistisch planen.** Im zweiten Schritt wird der Klient gebeten anzugeben, wie viel Zeit und Energie er für die einzelnen Handlungsziele aufbringen möchte. Er beginnt dabei oben in seiner Zielhierarchie und geht schrittweise zu den weniger wichtigen über. Die in Prozentangaben für jedes einzelne Ziel benötigte Zeit und Energie werden so lange kumuliert, bis entweder der Zeit- oder der Energieaufwand 100 Prozent erreicht.
Der Therapeut achtet dabei darauf, dass
   - die Handlungsziele hinsichtlich Zeit- und Energieeinsatz realistisch geplant sind und dass keine Idealpläne erstellt werden, die optimale Bedingungen unterstellen, ohne → Pufferzeiten zu berücksichtigen.

- keine Wunschziele enthalten sind, sondern nur solche, die der Betreffende prinzipiell aus eigener Kraft erreichen kann.
- Ruhe-, Erholungs- und Schlafphasen realistisch eingeplant werden.

(3) **Auf weniger wichtige Ziele verzichten.** Tauchen im Handlungszielplan kurz- oder mittelfristige Ziele ohne dazugehörige Oberziele auf, werden diese zuerst gestrichen. Der nächste Schritt besteht im Verzicht auf die geringer gewichteten Oberziele bis das Hundertprozentkriterium erreicht ist.
Die Notwendigkeit dieses Verzichts ist allerdings nicht für jeden Klienten sofort einzusehen. Besonders die, die gerade in einer manischen Phase stecken, können oft schwer nachvollziehen und annehmen, was der Therapeut da von ihnen erwartet (siehe hierzu Punkt f).

Nachstehend betrachten wir therapeutische Strategien, die ursachenorientiert sind und über das oben beschriebene allgemeine Vorgehen hinausgehen.

(a) **Zu viele Ziele wegen fehlender Präferenzstruktur.** In diesem einfachsten Fall wird eine Zielreduktion in der Regel relativ problemlos verlaufen. Sobald der Klient seine Ziele hierarchisch eingeordnet hat, erfolgt das weitere Vorgehen wie eingangs beschrieben. Zum Unterstützen kann das Informationsblatt INFO 15 K (»Eine Zielhierarchie erstellen«) verwendet werden. INFO 15 K

(b) **Zu viele Ziele wegen Überschätzens eigener Möglichkeiten.** Vermutlich ist es bereits beim Zeit- und Energieplanen schwer, einen Selbstüberschätzer dazu zu bewegen, realistische Werte anzusetzen. Häufig hilft es, wenn diese Klienten sich ein »Hintertürchen« offenhalten dürfen: Der Therapeut schlägt ihnen vor, zunächst nur die Ziele zu verfolgen, die bei allgemein realistischem Zeit- und Energieschätzen innerhalb des Hundertprozentkriteriums liegen. Zeigt sich, dass der Klient mit seinen Vorhaben schneller erfolgreich ist als angenommen, darf er ein weiteres Handlungsziel verfolgen. Dies sollte jedoch weder zu Lasten der eingeplanten Ruhe- und Regenerationszeiten noch zu Lasten anderer Ziele gehen! Das neu aufgenommene Ziel soll als Erstes wieder fallengelassen werden, sobald der Zeit- und Energiebedarf insgesamt wieder die Hundertprozentmarke überschreitet. Ist das Selbstüberschätzen symptomatisch für ein manisches Krankheitsbild, wird wie in (f) beschrieben vorgegangen.

(c) **Zu viele Ziele wegen Frustrationsintoleranz.** Die erfolgreiche Zielreduktion wird mit dieser Klientel wegen ihres Null-Verzicht-Denkens meist ein zähes Unterfangen. Vielen Therapeuten fällt es schon schwer, stets daran zu denken, sich nicht vor den Karren dieser Klienten spannen zu lassen und nach Lösungen zu suchen, mit denen auch noch der maßloseste und exzessivste »Frustrations-Phobiker« zufrieden ist. Der Therapeut wird dazu immer wieder aufs Neue die negativen psychischen, physischen und sozialen Konsequenzen von Maßlosigkeit und geringer Frustrationstoleranz rekapitulieren lassen und aufzeigen, wie sie diese am ehesten zu vermeiden sind: durch Verzicht auf die Ziele, die am wenigsten bedeutsam sind. Der Klient soll entscheiden, ob er das möchte oder lieber noch woanders nach einer

Lösung sucht, die keinen Verzicht erfordert. Das weitere Vorgehen ist bereits unter Abschnitt 3.5(6) beschrieben.

(d) **Zu viele Ziele wegen eines Selbstwertproblems.** Hier wird analog vorgegangen wie unter Abschn. 4.4.1(c) beschrieben: »Auf welche Handlungsziele würden Sie am ehesten verzichten, wenn garantiert wäre, dass das nicht falsch ist und dass Sie dafür garantiert nicht abgelehnt werden?«

(e) **Zu viele Ziele wegen eines existenziellen Problems.** Verfolgt ein Klient zu viele Handlungsziele auf der Suche nach »Sicherheit« aus Furcht vor existenzieller Bedrohung oder aus Angst vor göttlicher Strafe bei falschen Entscheiden, kann analog wie unter Abschnitt 4.4.1(d) beschrieben vorgegangen werden.

(f) **Zu viele Ziele wegen manischer Krankheitsbilder.** Ist Reflexionsbereitschaft und -fähigkeit beim Klienten vorhanden, werden die psychischen, physischen und sozialen Vorteile einer Zielreduktion erarbeitet. Der Klient soll entscheiden, ob er zu einer solchen Zielreduktion bereit ist. Letzteres wird auch davon abhängen, wie intensiv der Betroffene bisher die negativen Konsequenzen aus seinem übermäßigen Zieleverfolgen erfahren und als solche erkannt hat. Möglicherweise muss der Therapeut noch Einsicht erarbeitend vorgehen. Der Klient wird stets aufs Neue angeleitet, die immensen Symptomkosten den kurzfristigen Symptomgewinnen gegenüber zu stellen, um dessen Veränderungsbereitschaft zu fördern. Im Anschluss daran kann entsprechend wie unter (c) angegeben verfahren werden.

(g) **Zu viele Ziele wegen »Größenwahn«.** Für Klienten mit »Größenwahn« gilt das unter 4.2.2(d) beschriebene Vorgehen.

4.5 Hierarchische Struktur der Handlungsziele erstellen lassen

Wozu eine Zielhierarchie?

Wir stellten bereits fest, dass sich das Planen von Veränderungsprozessen bei depressiven Klienten schon allein deswegen schwierig gestaltet, weil sie keine oder keine klaren Zielvorstellungen und Präferenzstrukturen (mehr) besitzen oder benennen können. Klienten mit geringer Frustrationstoleranz und mit auf Misserfolgsangst beruhenden Selbstwertproblemen versuchen häufig aus anderen Gründen, klares Festlegen zu vermeiden (z. B. aus Bequemlichkeit, wegen Verlust des Symptomgewinns, Angst vor Fehlern und Ablehnung).

Aus welchem Grund auch immer eine klare Zielhierarchie fehlt oder diffus oder schwammig gehalten wird: Sie muss zunächst präzisiert oder erstellt werden, bevor sinnvolles Therapieplanen möglich ist (vgl. Emmons, 1992; Stavemann, 2014b). Nur so kann der Klient entscheiden, welchem seiner Ziele er den Vorzug geben sollte, falls sie miteinander in Konflikt geraten – unabhängig davon, ob es sich dabei um metaphysische oder Handlungsziele handelt.

Die Zielhierarchie dient bei Zielkonflikten als Entscheidungshilfe. Denn um Zielkonflikte aufzulösen, bedarf es einer hierarchischen Struktur der beteiligten Ziele, in welcher dem höher gewichteten Ziel Vorzug geben wird.

Zielhierarchie erstellen lassen

Hierarchie der metaphysischen Ziele erstellen lassen. Der Klient wird gebeten, alle zuvor im Arbeitsblatt AB 1 (»Glaubensgrundsätze erheben«) und AB 2 (»Relevante Wertvorstellungen erheben«) benannten metaphysischen Ziele nach ihrer individuellen Wichtigkeit zu sortieren und so eine Zielhierarchie zu erstellen. Diese hierarchische Struktur der Ziele lässt sich beispielsweise mit der Methode des → Paarvergleichs erarbeiten (zum Vorgehen siehe Glossar oder INFO 15 K). Als Anleitung für die Klienten kann das Informationsblatt INFO 15 K (»Eine eigene Zielhierarchie erstellen«) genutzt werden.

AB 1

AB 2

INFO 15 K

AB 3

Hierarchie der Handlungsziele erstellen lassen. Der Klient sortiert alle im Arbeitsblatt AB 3 (»Momentan verfolgte Handlungsziele«) aufgeführten langfristigen Oberziele sowie alle zusätzlich erarbeiteten langfristigen Vorhaben in Form von Zeitpunkt- oder Zeitraumzielen mit der Methode des → Paarvergleichs nach ihrer individuellen Wichtigkeit. Etappenziele werden nicht berücksichtigt, da sie den entsprechenden Oberzielen zugehörig sind.

Der Klient soll diese hierarchische Struktur sowohl innerhalb der einzelnen Handlungszielbereiche als auch für die Zielbereiche zueinander erstellen. Somit kann er leichter funktional entscheiden, welchem Ziel er folgen will, falls Handlungsziele oder Handlungszielbereiche in Konflikt geraten.

Als Anleitung können die Klienten hierzu das Informationsblatt INFO 15 K (»Eine eigene Zielhierarchie erstellen«) nutzen.

INFO 15 K

! Beim Erstellen der Handlungsziel-Hierarchie werden keine Etappenziele berücksichtigt. Werden langfristige Oberziele oder Zeitraumziele abgewählt, entfallen automatisch sämtliche dazugehörigen Etappenziele.

4.6 Korrigierte Handlungszielpläne prüfen und ggf. nachbessern lassen

Hat der Klient die unter Punkt 4.4 geprüften Handlungszielpläne zu Hause überarbeitet, werden diese gemeinsam in der nächsten Therapiestunde erneut auf die qualitativen und quantitativen Gütekriterien geprüft.

Das Vorgehen erfolgt dabei wie oben in Abschnitt 4.4 beschrieben.

4.7 Strategien für typische Widerstände

(1) »30 Jahre! Soweit kann ich gar nicht planen. Was weiß ich, was dann ist!« Oder: »Ich weiß nur, was ich heute tun sollte.«

Wer so argumentiert, hat noch nicht abschließend darüber nachgedacht, was er mit seinem Leben anfangen will. Vermutlich haben wir es hier mit einem Menschen mit geringer Frustrationstoleranz, einem »Sicherheitsdenker« oder einem Fatalisten zu tun.

Frustrationsvermeider würden selbst dann nicht planen, wenn sie *wüssten*, was in 30 Jahren ist, um nicht heute mühsam zielführende Verhaltenskonsequenzen ertragen oder auf kurzfristig hedonistische Alternativen verzichten zu müssen.

Sicherheitsdenker wären wohl schon dazu bereit, wenn sie *wirklich* sicher sind, dass es »gut« ausgeht, dass sie mit ihren Zielen *hundertprozentig* richtig liegen und sie *garantiert* nie bereuen werden.

Für Fatalisten ist Planen ohnehin überflüssig, da ihrer Meinung nach sowieso alles vorbestimmt ist. Sie brauchen in ihrer Lebensphilosophie kein eigenverantwortlich strukturierendes Element, da sie glauben keinen Einfluss auf künftige Ereignisse zu haben.

Therapeutisches Vorgehen. Das therapeutische Vorgehen ist hier – je nach vorherrschendem Denkstil – unterschiedlich ausgerichtet:

- Bei Klienten mit geringer Frustrationstoleranz wird wie bereits in Abschnitt 3.5(6) beschrieben vorgegangen.
- Die Strategie für Sicherheitsdenker ist in Abschnitt 3.5(4) beschrieben.
- Bei Fatalisten wird der Therapeut mit Hilfe empirischer, logischer und hedonistischer Dispute und einem explikativen Sokratischen Dialog zum Thema »Was ist das: der *wahre* Sinn des Lebens?« die Einsicht erarbeiten, dass Zukunft in gewissem Maße eigenverantwortlich zu planen und gestalten ist. »Richtige Ziele« beziehen sich sinnvollerweise stets nur auf diesen eigenverantwortlich beeinflussbaren Bereich. (Zum Vorgehen siehe INFO 5 T, ausführlicher und für einen kommentierten Beispieldialog siehe Stavemann, 2015a, Abschn. 7.4)

  INFO 5 T

  Häufig handelt es sich bei den beschriebenen »fatalistischen« Argumenten nicht um wirklichen Fatalismus, sondern lediglich um eine besondere Variante von Vermeidungsverhalten. Denn wozu sollten Fatalisten zur Therapie kommen? Scheinfatalistische Argumente lassen sich leicht durch die Frage entlarven: »Wenn ich Sie richtig verstehe, glauben Sie, dass alles vorherbestimmt ist und sich ihrer Einflussnahme entzieht. Falls das wirklich so ist, wobei und wie kann ich Ihnen dann helfen?« Das weitere Vorgehen entspricht dem, wie es in Abschnitt 3.5(6) für Klienten mit Frustrationsintoleranz beschrieben ist.

(2) »Wissen Sie denn immer, was richtig ist?«

Mit dieser rhetorischen Frage versucht der Fragende vermutlich, auf mehr oder weniger kämpferische Art, die eigene Angst vor Fehlentscheiden zu tarnen. Seine Frage lässt vermuten, dass er glaubt, man könne sich erst dann entscheiden, wenn man sich seiner Sache hundertprozentig sicher sei.

Therapeutisches Vorgehen. Das therapeutische Vorgehen entspricht dem, wie es bereits für Sicherheitsdenker und Klienten mit existenziellen Problemen beschrieben ist.

(3) »Ich möchte eine Lösung für mein Problem und nicht ein neues.«

Dieser Klient besitzt vermutlich ein medizinisches Krankheitsmodell: Er kommt, um geheilt zu werden und erwartet vom Therapeuten, dass der ihm die lästigen Symptome abnimmt.

Therapeutisches Vorgehen. Hier wird zunächst an der Problemeinsicht und Veränderungsmotivation zu arbeiten sein, bevor therapeutische Veränderungen Raum haben (zum Vorgehen siehe z. B. Stavemann, 2014c, Kap.4).

(4) »Ich will nicht mittelmäßig sein!«

Dieses Argument wird besonders häufig von leistungsorientierten Klienten mit einem dysfunktionalen Selbstwertkonzept vorgebracht, die zu viele Ziele oder wenige Ziele zu intensiv verfolgen.

Therapeutisches Vorgehen. Hier wird der Therapeut vorgehen, wie bereits bei Klienten mit einem Selbstwertproblem beschrieben.

(5) »Ich will mich nicht in so einen Plan pressen lassen. Da geht ja jede Spontaneität flöten!«

Hier spricht ein eingefleischter Vermeidungskünstler und Frustrationsphobiker, der seinen Symptomgewinn nicht verlieren möchte. Er sieht seine kurzfristhedonistische Haltung als Wesenszug, für den er nicht selbst verantwortlich ist.

Therapeutisches Vorgehen. Auch hier wird der Therapeut den Betroffenen zunächst die kurzfristigen Symptomgewinne und die langfristigen Symptomkosten seines Kurzfristhedonismus erarbeiten und gegeneinander abwägen lassen. Danach soll der Klient sich entscheiden: entweder für den Kurzfristhedonismus mit seinen Konsequenzen oder für langfristiges Planen mit dessen Konsequenzen.

Auch die Bedeutung des Wortes »spontan« sollte reflektiert werden. Meist ist es lediglich ein Synonym für »unüberlegt«, »ohne darüber nachgedacht zu haben«. Aber wer will schon die Konsequenzen unüberlegten Handelns ertragen?

Das weitere Vorgehen entspricht dem, wie es bereits für Klienten mit Frustrationsintoleranz beschrieben ist.

(6) »Ich bin eher ein spontaner Typ, der sich nicht festlegen kann.«

Das hier zugrundeliegende Denkmuster und die dahinterliegende Motivation entsprechen denen im vorangegangenen Beispiel.

Therapeutisches Vorgehen. Der Therapeut hat hier zwei Ansatzpunkte:

- Zum einen kann er den Unterschied zwischen »ich bin« und »ich verhalte mich« klären. Damit verdeutlicht er dem Klienten, was an seinen Verhaltens- und Denkmustern »unveränderbar genetisch« (ich bin) und was »eigenverantwortlich steuerbar« (ich verhalte mich) ist (für einen Beispieldialog hierzu s. Stavemann, 2014c, Abschn. 3.3.5). Vermutlich wird er dazu mit dem Klienten über etliche Therapiestunden hinweg den → E-prime (vgl. Bourland, 1966) und das Aufheben von → Nominalisierungen oder → Tilgungen (vgl. Bandler & Grinder, 2011) trainieren. Der Klient lernt so, auch sprachlich Verantwortung dort zu übernehmen, wo sie vorliegt. Zudem empfiehlt sich auch hier die Reflexion des Wortes »spontan« auf die oben angeführte Weise.
- Zum anderen wird der Therapeut den Klienten erarbeiten lassen, was genau verlorengeht, wenn er beginnt, überlegt zu planen und sich zielführend zu verhalten. Dabei wird er natürlich auf den Symptomgewinn des Klienten stoßen. Das

weitere Vorgehen entspricht dem, wie es für Klienten mit Frustrationsintoleranz beschrieben ist. Auch hier gilt es, auf dem bereits beschriebenen Weg die Erkenntnis zu erarbeiten, dass der Klient um einen eigenverantwortlichen Entscheid nicht herumkommt – auch nicht, wenn er sich entscheidet, sich lieber nicht zu entscheiden.

(7) »Soll ich darauf nun auch noch verzichten?«

Der Gedanke an anstehenden Verzicht ist für Menschen mit Frustrationsintoleranz ziemlich schrecklich. Schließlich streben sie den Maximalgenuss bei Null Verzicht an, und dann kommt da so ein Therapeut daher und spricht von Entscheiden! Einem Frustrationsphobiker ist dabei natürlich sofort klar, dass sein Entscheid für eine Alternative gleichzeitig auch die Abwahl und den Verzicht auf die Vorteile aller anderen Möglichkeiten bedeutet.

Therapeutisches Vorgehen. Der Therapeut wird mit dem Klienten die kurz- und langfristigen Konsequenzen der einzelnen Alternativen betrachten, insbesondere auch die der bisher gewählten Möglichkeit: sich »nicht zu entscheiden«. Das weitere Vorgehen entspricht wieder dem, wie es bereits für Klienten mit Frustrationsintoleranz beschrieben ist.

(8) »Ich will erst meine kurzfristigen Ziele erfüllen!«

Manche Klienten sind dermaßen von kurzfristigen Konsequenzen bestimmter Handlungen eingenommen, dass es ihnen schwerfällt, sich auf andere Inhalte zu konzentrieren. Sie sind bemüht, den Therapeuten vom langfristigen Planen abzubringen, um nicht Gefahr zu laufen, gefürchtete Konsequenzen ertragen oder auf Symptomgewinne verzichten zu müssen.

Dabei können unterschiedliche Denkmuster beteiligt sein.

Therapeutisches Vorgehen. Der Therapeut wird zunächst diagnostizieren, welche Funktionalität dieses Beharren auf kurzfristige Ziele hat.

Je nachdem, welcher Problembereich ursächlich für die kurzfristig-hedonistische Perspektive ist, wird das zuvor beschriebene Vorgehen bei einem Selbstwertproblem, bei Frustrationsintoleranz oder bei existenziellen Problemen gewählt.

(9) »Wenn ich wüsste, wie ich mein Leben künftig gestalten soll, wäre ich nicht hier!« Oder: »Ich brauche Sicherheit.«

Auch bei diesen Einwänden handelt es sich meist um Varianten des bereits beschriebenen Sicherheitsdenkens in Verbindung mit Wunschdenken. Nur selten wird der Klient gar keine Vorstellung davon haben, was er sich vornehmen und welche Ziele er sich setzen könnte.

Der Sicherheitsdenker kommt zum Vorschein, wenn er die in diesem Satz getilgte → Randbedingung ergänzt mit: »Wenn ich wüsste, wie ich mein Leben künftig gestalten soll, um garantiert richtig damit zu liegen und immer glücklich und zufrieden damit zu sein, wäre ich nicht hier!« (Zum Erarbeiten von → Tilgungen s. Bandler & Grinder, 2011). Zwar streben Menschen schon seit jeher nach »Sicherheit«, um ihr Überleben zu gewährleisten, aber so recht hat das nie funktioniert. »Sicherheit«

beschreibt im menschlichen Alltag ein Konstrukt, das sich in der Realität nicht beobachten lässt (s. hierzu auch Stavemann, 2015a, Abschn. 3.3). Der Wunschdenker entlarvt sich durch sein Fordern nach etwas, was offensichtlich nicht existiert.

Therapeutisches Vorgehen. Für den Fall, dass der Klient tatsächlich keine Ideen für Handlungsziele hat, wird der Therapeut zunächst grundsätzliche Möglichkeiten erarbeiten lassen. Der Klient kann dann auswählen, welche er für sich angemessen findet oder welche er zumindest einmal ausprobieren möchte.

Bei Sicherheitsdenkern wird zunächst geprüft, welche Funktionalität das Sicherheitsdenken erfüllt. Für Frustrationsintoleranz ist die entsprechende therapeutische Strategie bereits unter Punkt 4.4.1(b) beschrieben, für Selbstwertprobleme unter 4.4.1(c) und für existenzielle Probleme unter 4.4.1(d).

Ein explikativer Sokratischer Dialog zum Thema »Was ist das: Sicherheit?« ist hervorragend dazu geeignet herauszuarbeiten, dass bzw. weshalb es für Menschen keine Sicherheit geben kann: Die Forderung nach Sicherheit ist utopisch, weil

- dazu absolutes Wissen benötigt wird.
- dieses absolute Wissen jederzeit parat sein und fehlerfrei eingesetzt werden müsste.
- dazu auch zukünftige Ereignisse, Ergebnisse und künftiger Geschmack heute bereits bekannt und berücksichtigt werden müssten.

Als tröstlich empfinden die meisten Klienten aber, dass man offensichtlich auch in Unsicherheit ziemlich alt werden und dabei sogar noch zufrieden sein kann.

(10) »Mir fallen einfach keine guten Ziele ein.«

Vermutlich steht hinter dieser Aussage die Sichtweise, gute Ziele würde man nie bereuen, wären garantiert gottgefällig und allgemein anerkannt. Sie wären dann der »wahre« Sinn des Lebens.

Therapeutisches Vorgehen. Die Einsicht in die Dysfunktionalität dieser Sichtweise lässt sich am einfachsten mit einem explikativen Sokratischen Dialog zum Thema »Was ist das: der wahre Sinn des Lebens?« erarbeiten (Zum Vorgehen siehe INFO 5 T, ausführlicher und für einen kommentierten Beispieldialog siehe Stavemann, 2015a, Abschn. 7.4).

INFO 5 T

4.8 Weiterführende Literatur

Ellis, A. (2002). Overcoming Resistance. A Rational Emotive Behaviour Therapy Integrated Approach (2. Aufl.) New York: Springer.

Emmons, R. A. (1992). Abstract versus concrete goals: Personal striving level, physical illness and psychological well-being. Journal of Personality and Social Psychology, 62, 292–300.

Mayer, S. (2012). Stoisch leben: Die Kunst cool zu bleiben. Güllesheim: Silberschnur.

Usher, P. (2015). Stoizismus heute. Eine antike Philosophie für die moderne Zeit. Babelcube Inc.

II Kasuistik mit Beispieldialogen

Nachfolgend wird das Vorgehen beim Analysieren und Planen von Lebenszielen anhand von Fallbeispielen dargestellt, die sich auf die häufigsten Problemtypen beziehen. Das sind im allgemeinen Klienten, die zu wenig oder zu viele Ziele verfolgen. Besonderes Gewicht wird auf das Darlegen der therapeutischen Strategie und den Umgang mit typischen Widerständen gelegt.

Die nachstehenden Falldarstellungen beschreiben allerdings keine kompletten Behandlungsansätze. Damit sie nicht zu umfangreich werden, beziehen sich die dargestellten Inhalte, Lösungsvorschläge und Interventionen ausschließlich auf die Behandlungsteile, die sich mit der Zielanalyse und dem Zielplanen beschäftigen.

In den nachfolgenden Beispieldialogen steht T für Therapeut und K für Klient(in).

5 Lebensziele mit einer Klientin analysieren und planen, die keine Ziele verfolgt

Kurzbeschreibung der Klientin

Beschwerdebild. Die 40-jährige, ledige Klientin klagt über erneute depressive Verstimmung, innere Getriebenheit, Unruhe und ängstliche Anspannung. Sie könne nichts mehr richtig genießen, sich über nichts mehr freuen, kaum noch richtig schlafen. Sie verbringe ihre Tage überwiegend passiv vor sich hinbrütend, teilweise in ungerichteter, hektischer Agitiertheit in ihrer Wohnung herumlaufend. Als Langzeitarbeitslose habe sie inzwischen jede Hoffnung auf eine Verbesserung ihrer finanziellen und sozialen Situation verloren. Häufig sei sie auch wütend über die Ungerechtigkeit der Welt, rege sich zunächst unendlich auf, um sich kurz darauf ein schlechtes Gewissen zu machen, weil sie eigennützig gedacht habe. Sie fürchte dann für ihre Verfehlungen die Strafe Gottes.

Anamnestische, verhaltensanalytische und -diagnostische Informationen. Die Klientin beschreibt ein sehr normenorientiertes, auf moralische Integrität ausgerichtetes Elternhaus, das durch rigide Sichtweisen und daran ausgerichteten Sanktionen gekennzeichnet sei. Die Familie insgesamt sei sehr religiös, an den Normen und Doktrinen der römisch-katholischen Kirche ausgerichtet.

Die Klientin berichtet von einer »seit jeher« bestehenden Entscheidungsunfähigkeit. Sie habe sich »noch nie« entscheiden oder festlegen können, solange sie nicht völlig sicher sei, dass der jeweilige Entscheid gut, richtig und moralisch einwandfrei ist. Dies gelte sowohl für den privaten als auch für den beruflichen Bereich. Darauf führt sie auch ihre beiden gescheiterten Beziehungsversuche und ihre erfolglose Suche nach einer »ausfüllenden, moralisch korrekten Arbeit« und nach »sinnvollen Lebensinhalten« zurück.

Selbstvorwürfe und -abwertungen führen als Resultat des stark verinnerlichten Schuld-und-Sühne-Konzepts zu Scham und Ärger über das eigene Unvermögen.

Emotional schwanke sie zwischen der Angst vor göttlicher Strafe für Fehlverhalten oder Fehlentscheide und zwischen resignativer Deprimiertheit, wenn sie die Möglichkeit betrachte, »noch etwas Sinnvolles aus dem Leben zu machen«. Sie erlebe sich seit Jahren völlig hilflos und verunsichert. Die Klientin erreicht im BDI (Beck-Depressions-Inventar) einen Punktwert von 28.

Wenn die Klientin Entscheide oder die dadurch entfallende Notwendigkeit »aktiv zu werden« aufschiebt, bewirkt dies einen kurzfristigen Angst- und Spannungsabfall. Das Problem wird dadurch weiterhin aufrechterhalten.

Diagnose

(1) Tiefgreifendes Selbstwertproblem mit F33.11G ICD-10 (rezidivierende depressive Störung, gegenwärtig mittelgradige Episode mit somatischen Symptomen).

(2) Frustrationsintoleranzproblem (Forderertypus) mit ausgeprägten Ärgerreaktionen: hilfsweise F98.8 (nicht näher bezeichnete Verhaltens- und emotionale Störungen mit Beginn in der Kindheit und Jugend).

(3) Existenzielles Problem (Angst vor Strafe durch eine höhere Macht) mit F41.9 [nicht näher bezeichnete Angststörung] und mit F51.8 [sonstige nichtorganische Schlafstörungen]).

5.1 Relevante Glaubensgrundsätze und Werte erheben und reflektieren

Relevante Glaubensgrundsätze erheben

AB 1

Die Anamnese und das Auswerten von Arbeitsblatt AB 1 (»Relevante Glaubensgrundsätze«) ergeben folgendes Bild:

Die Klientin glaubt an einen strafenden und belohnenden Schöpfergott, der Forderungen in Form von Geboten und Regeln der römisch-katholischen Kirche aufstellt, bei deren Nichteinhalten schwere Sanktionen drohen. Der Glaube an »Himmel« und »Hölle« hilft ihr dabei, sich diese Bedrohungen plastisch vorzustellen und auszumalen. Die einzige Möglichkeit, ihnen zu entgehen, sieht die Klientin in einem moralisch untadeligen, fehlerfreien und gottgefälligen Lebensstil.

Relevante Glaubensgrundsätze reflektieren

Therapeutische Strategie. Zunächst wird der Therapeut versuchen, mit der Klientin die Erkenntnisse zu erarbeiten, dass

- es sich bei jeder religiösen Orientierung um *eine* mögliche Sichtweise unter vielen handelt.
- diese Variante ebenso wahrscheinlich ist wie jede andere auch.
- jeder Glaube bestimmte Konsequenzen nach sich zieht.
- die Klientin selbst entscheiden muss, ob sie diese Konsequenzen für angemessen hält oder nicht und ob sie sich – in letzterem Fall – für ein Verändern ihrer Glaubensaxiome entscheiden möchte.

Beispieldialog

Relevante Glaubenssätze reflektieren

T: »Wir haben ja bereits gesehen, dass ein Teil Ihrer emotionalen Probleme dadurch entsteht, dass Sie häufig fürchten, nicht ›gut‹ zu sein und dafür bestraft zu werden. Ich möchte deshalb gern auf das eingehen, was Sie im Arbeitsblatt ›Relevante Glaubensgrundsätze‹ geschrieben haben. Ich möchte verstehen, wie Sie zu Ihren Ansichten kommen, um zu untersuchen, welche Konsequenzen diese für Sie haben, und um zu	T begründet die Relevanz des Themas, indem er einen Bezug zum Problem der K herstellt.

	schauen, ob Sie diese Konsequenzen akzeptieren wollen. Ist das okay?«	
K:	»Ja. Das ist bestimmt wichtig.«	
T:	»Wie kommen Sie darauf, zu glauben was Sie heute glauben: Es gibt ein Leben nach dem Tod und einen mit Himmel und Hölle belohnenden und strafenden Schöpfergott?«	T greift die Behauptung der K auf und erfragt, wie sie ihre Ansichten begründet.
K:	»Puh! … (längere Pause) Das habe ich so gelernt. Das ist mir von klein auf beigebracht worden.«	
T:	»Hm, … reicht das allein aus, um es heute immer noch zu glauben?«	Logischer Disput
K:	»Wie meinen Sie das?«	
T:	»Na ja, viele Menschen, vielleicht auch Sie, haben ja als Kind an den Weihnachtsmann geglaubt, weil man es ihnen so beigebracht hat. Kennen Sie jemanden in Ihrem Alter, der heute noch daran glaubt?«	Empirischer Disput
K:	(Lächelnd:) »Eher nicht. Aber das kann man ja auch wohl kaum vergleichen.«	
T:	»Mir geht es darum zu prüfen, ob man alles auf immer und ewig glauben *muss*, nur weil man es als Kind so gelernt hat. *Muss* man?«	Logischer Disput
K:	»Ach so … Nein, natürlich nicht.«	
T:	»Dann stelle ich meine Frage noch einmal: Wie kommen Sie darauf, zu glauben was Sie heute glauben: Es gibt ein Leben nach dem Tod und einen mit Himmel und Hölle belohnenden und strafenden Schöpfergott?«	T greift erneut die Behauptung der K auf und fragt nach der Begründung für ihre Ansicht.
K:	(Nach längerer Pause:) »Ich glaube das einfach.«	
T:	»Einfach so, ohne Begründung?«	K soll nach der Begründung für ihre Glaubenssätze suchen.
K:	»Ja, scheint so. Ich kann das nicht weiter begründen.«	
T:	»Wollen wir gemeinsam prüfen, ob etwas dafür oder dagegen spricht, so etwas zu glauben?«	T holt K's Einverständnis für einen impliziten funktionalen Sokratischen Dialog ein.
K:	(Pause) »Ich weiß nicht. Es kommt mir ungeheuerlich vor, Gott infrage zu stellen. Ich habe Angst, dass das sündig sein könnte.«	
T:	»Angenommen, es gibt einen Schöpfergott. Wenn wir nun Ihre grundlegenden Glaubensannahmen prüfen – die, von denen Sie nicht wissen, warum Sie sie glauben –, stellen wir dann damit ›Gott‹ in Frage oder Ihr Bild, dass Sie sich von ihm gemacht haben?«	T versucht, K's Bedenken durch einen logischen Disput zu entkräften.

K:	»Na ja, wohl Letzteres.«	
T:	»Und? Halten Sie das für überprüfenswert?«	Funktionaler Disput
K:	»So gesehen, schon.«	
T:	»Wollen Sie also prüfen, was dafür oder dagegen spricht, das zu glauben, was Sie glauben?«	T holt K's Einverständnis für einen impliziten funktionalen Sokratischen Dialog ein.
K:	»Ja, das würde vielleicht Sinn machen.«	
T:	»Dann sammeln Sie doch bitte zur nächsten Stunde alle Argumente, die für und gegen das sprechen, was Sie heute glauben. Am besten, Sie schreiben das in Form eines T-Kontos auf: Auf der einen Seite des T-Balkens sammeln Sie die Pro-, auf der anderen die Kontra-Argumente. In der nächsten Stunde werden wir das dann genauer betrachten. Einverstanden?	T bereitet einen impliziten funktionalen Sokratischen Dialog vor (Phase 1: Auswahl des Themas: »Soll ich das weiter glauben, was ich glaube?«) Zum Vorgehen siehe INFO 7 T
K:	»Ja, ich probier' das.«	
	(Fortsetzung in der nächsten Therapiestunde:)	
T:	»Wir wollen ja heute untersuchen, ob Sie künftig weiter das glauben möchten, was Sie bisher in Bezug auf einen bewertenden, strafenden Gott und die ewige Verdammnis glauben. Welchen Grund haben wir eigentlich dafür, dieses Thema zu untersuchen?«	T greift den funktionalen Sokratischen Dialog erneut auf: Phase 2: Herstellen des Alltagsbezugs
K:	»Weil ich vor lauter Angst, das Falsche zu entscheiden, gar nicht mehr vom Fleck komme. Weil meine Angst vor Strafe mich förmlich paralysiert.«	
T:	»Haben Sie Argumente gefunden, die für oder gegen das sprechen, was Sie heute glauben?«	Phase 3: Sammeln der Aspekte
K:	»Ja, habe ich.«	
T:	»Dann beginnen wir doch mit denen, die dafür sprechen. (T geht zum Flip-Chart.) Bitte lesen Sie sie langsam vor, damit ich mitschreiben kann.«	Sammeln der Aspekte
K:	»An wichtigen Gründen für meinen Glauben habe ich gefunden: Er gibt mir Halt, … er verringert meine Angst vor dem Tod, … er sagt mir, was richtig und falsch ist, … ich finde Hoffnung und Trost im Gebet.«	
T:	»Alles?«	T vergewissert sich, dass K alle Argumente genannt hat.
K:	»Ja. Als Argumente dagegen, wenn man das dann so nennen kann, habe ich: Er gibt mir nicht genügend Sicherheit, … er sagt mir nicht präzise, was ich tun soll, … er hilft mir nicht aus meinen momentanen Problemen, … er macht mir Angst vor Strafe.«	

INFO 7 T

T:	»Sind das alle Argumente?«	Wie zuvor
K:	»Ja.«	
T:	»Dann schlage ich vor, dass wir uns die einzelnen Punkte nun daraufhin ansehen, ob sie tatsächlich zwangsläufige Konsequenzen Ihres Glaubens darstellen oder nicht. Einverstanden?«	Phase 4: Zusammenfassen der Aspekte und Prüfen auf Trennschärfe und Entscheidungsrelevanz
K:	»Ja, können wir tun.«	
T:	»Dann zu Ihrem ersten Argument: ›Er gibt mir Halt.‹ Wobei?«	K soll ihre Aussage präzisieren.
K:	»Hm, … eigentlich meine ich damit, was weiter unten aufgeschrieben ist: Er sagt mir, was richtig und falsch ist, und ich finde Hoffnung und Trost im Gebet.«	
T:	»Enthält dieses erste Argument etwas, das nicht in den nachfolgenden enthalten ist?«	Explorationsfrage
K:	»Äh, nein, … das nicht.«	
T:	»Was soll dann damit geschehen? Wenn Sie es stehen lassen, wird es später beim Abwägen doppelt gezählt.«	T beschreibt die Konsequenz für den späteren Entscheid, wenn Argumente doppelt benannt werden.
K:	»Das muss dann weg.«	
T:	»Okay, (T streicht das Argument) dann schauen wir doch die beiden Unteraspekte nacheinander an. ›Er sagt mir, was richtig und falsch ist.‹ Wie verträgt sich diese Aussage mit Ihrer ständigen Angst, sich für das Falsche zu entscheiden, weil Sie nicht genau wissen, welche Alternative ›richtig‹ und ›gut‹ ist?«	T konfrontiert K mit einem logischen Disput.
K:	»Tja, das ist ja genau das Problem … Mein Glaube gibt mir nur einzelne Gebote oder Verbote, aber er sagt mir nicht, wie ich insgesamt meinen Alltag oder mein ganzes Leben so gestalten soll, dass es garantiert gottgefällig ist.«	
T:	»Sie meinen, er hilft Ihnen nicht dabei zu entscheiden, welchen Beruf Sie ausüben, welchen Partner Sie wählen und welche Hobbys Sie ausüben sollten?«	T präzisiert K's Aussage in Bezug auf die von K beschriebenen Symptome ihres Problems.
K:	»Nein. Ich meine: Ja … Dabei hilft er mir nicht.«	
T:	»Wenn ich das richtig verstanden habe, ist das ja auch eines Ihrer Gegenargumente. Aber was ist nun mit dem hier untersuchten Argument? Soll das so stehen bleiben?«	T weist darauf hin, dass dies ein Gegenargument ist, das aber bereits genannt ist. K soll entscheiden, was mit ihrem alten Argument geschehen soll.
K:	(Pause) »Nein, so allgemein nicht. Aber mein Glaube gibt mir ein Gerüst bei moralischen Fragen, zum Beispiel durch die zehn Gebote.«	

T:	»Wollen Sie dann dies als Argument für Ihren Glauben neu aufnehmen?«	K soll entscheiden, was mit dem neuen Argument geschehen soll.
K:	»Ja, das trifft es besser. Das alte können Sie streichen.«	
T:	(Streicht das alte und setzte das neue Argument hinzu) »Dann zu: ›Durch meinen Glauben finde ich Hoffnung und Trost im Gebet‹. Wobei genau tröstet er Sie, und welche konkrete Hoffnung gibt er Ihnen?«	K soll Ihre Aussage präzisieren.
K:	(Pause) »Na ja, so konkret ist das eher nicht. Ich bin auch nicht wirklich getröstet, ich habe dann aber vorübergehend weniger Angst, weil ich hoffe, dass Gott mir vergibt. Ich hoffe dann auch oft, dass alles gut wird, dass Gott das irgendwie für mich richtet.«	
T:	»Und? Hat er?«	Explorationsfrage
K:	»Bisher nicht.«	
T:	»Dann habe ich noch nicht so genau verstanden, weshalb dieses Argument *für* diesen Glauben spricht. Wenn wir uns einmal genau die Bedeutung des Wortes ›hoffen‹ anschauen: Wenn ich *hoffe*, dass etwas gut ausgeht, hat dieses Hoffen auf der Gefühlsebene eher etwas mit Freude oder eher etwas mit Besorgnis zu tun?	Logischer Disput K soll erkennen, dass Hoffnung in der Regel mit der Angst einhergeht, das Erhoffte könnte nicht eintreten.
K:	»Eher mit Besorgnis.«	
T:	»Habe ich das dann so richtig verstanden: Das Argument, das für Ihren Glauben spricht, ist das, dass Sie dadurch die Angst vor göttlicher Strafe in Besorgnis reduzieren können?«	T konfrontiert K mit einer unlogischen Ableitung.
K:	»Das klingt irgendwie komisch …«	
T:	»Was daran?«	K soll ihre Aussage präzisieren.
K:	»Na ja, weil die große Angst vor Strafe, vor der Hölle und der ewigen Verdammnis ja auch Konsequenzen aus meinem Glauben sind.«	
T:	»Ja. Das stimmt. Und nun?«	K soll entscheiden, was mit dem alten Argument geschehen soll.
K:	»Dann kann man das Vermindern dieser Angst ja nicht mehr als Vorteil meines Glaubens sehen, da ja auch meine große Angst dadurch hervorgerufen wird.«	
T:	»Ja, und was soll mit Ihrem Argument geschehen?«	K soll entscheiden, was mit dem alten Argument geschehen soll.
K:	»Das können wir streichen.«	

T:	»Okay. (T streicht das Argument.) Dann haben wir noch: ›Mein Glaube verringert meine Angst vor dem Tod.‹ Auch das bekomme ich noch nicht unter einen Hut. Wie geht dieses Argument zusammen mit der Furcht, nach dem Tod eventuell in die Hölle zu kommen und auf ewig verdammt zu sein?«	Logischer Disput
K:	(Pause) »Ja, das kann ich auch nicht sinnvoll erklären. Das passt nicht zusammen. Es würde meine Angst nur senken, wenn ich genau wüsste, was richtig und falsch, was gut und böse ist, um ein untadeliges Leben führen zu können. Aber genau das weiß ich ja eben nicht, und – wie wir eben gesehen haben – hilft mir mein Glaube bei diesen Entscheiden ja auch nicht konkret weiter.«	
T:	»Ja. Und?«	K soll entscheiden, was mit dem alten Argument geschehen soll.
K:	»Das Argument können wir auch streichen. So wie ich es täglich erlebe, habe ich wegen meines Glaubens ziemliche Angst vor dem Tod, weil ich nicht weiß, ob ich garantiert gut genug bin, um in den Himmel zu kommen.«	
T:	(Streicht das Argument) »Okay, dann bleibt hier noch stehen: ›Mein Glaube gibt mir ein Gerüst bei moralischen Fragen.‹ Kommen wir jetzt zu den Argumenten, die Sie gegen Ihren Glauben angeführt haben: ›Er gibt mir nicht genügend Sicherheit.‹ Sicherheit wobei?«	T fasst die positiven Aspekte zusammen. K soll ihre Aussage präzisieren.
K:	»Zu wissen, was ich tun muss, um garantiert gut zu sein.«	
T:	»Um garantiert jede Strafe für ungenügendes Gutsein auszuschließen?«	T pointiert K's Aussage.
K:	»Ja, genau.«	
T:	»Ja, wenn Ihnen Ihr Glaube keine konkreten Handlungsanweisungen gibt, ist das wohl unsicher. Und der nächste Punkt: ›Er sagt mir nicht präzise, was ich tun soll‹?«	T verstärkt K's Erkenntnis und geht zum Prüfen des nächsten Aspekts über.
K:	»Ja, das ist das Gleiche. Deswegen bin ich ja so unsicher.«	
T:	»Okay, dann bleibt das auch stehen?«	K soll entscheiden, was mit dem alten Argument geschehen soll.
K:	»Ja, so ist das leider.«	
T:	»Und nun: ›Er hilft mir nicht aus meinen momentanen Problemen.‹ Ist es denn die Aufgabe Ihres Glaubens oder Gottes, Ihre Alltags- und Lebensprobleme zu lösen?«	Funktionaler Disput

K:	»Ich finde schon, dass er dabei helfen sollte!«	
T:	»Wenn ich meine Arbeit verloren habe oder mir mein Führerschein entzogen wurde, soll mir mein Glaube oder Gott eine neue besorgen oder ihn mir zurückgeben?«	T pointiert K's Aussage.
K:	»Nein, so natürlich nicht!«	
T:	»Wie denn?«	K soll ihre Sichtweise präzisieren.
K:	(Längere Pause) »Das ist natürlich Quatsch. Mein Glaube muss mir – übertrieben gesagt – natürlich nicht dabei helfen, den Rasen zu mähen. Er muss mir eigentlich überhaupt nicht bei meinen Alltagsproblemen helfen, obwohl das natürlich ganz schön wäre, aber das ist wohl ziemlich illusorisch. Aber ich merke gerade, was mich stört: Er sollte mich nicht in solche Probleme stürzen!«	
T:	»Wie macht er das denn?«	Explorationsfrage
K:	»Na ja, bei der Bedrohung kann man ja wohl kaum gelassen bleiben!«	
T:	»Sie meinen, wenn *Sie* sich entscheiden, an einen strafenden Gott und an Himmel und Hölle zu glauben, können Sie Ihre Entscheide so lange nicht mehr ohne Angst treffen, solange Sie nicht mitgeliefert bekommen, welche Alternative *garantiert* die richtige, die gottgewollte ist?«	T präzisiert K's Aussage und fragt nach K's Bestätigung.
K:	»Ja, genau!«	
T:	»Hm, wäre das dann ein neuer Nachteil?«	K soll untersuchen, ob es sich um einen neuen Aspekt handelt.
K:	»Ja. der muss unbedingt dazu.«	
T:	»Wie wollen Sie das formulieren?«	K soll ihre Aussage präzisieren.
K:	(Pause) »Mein Glaube bringt mich in emotionale Probleme, weil er mir keine Sicherheit für eine gottgefällige Lebensweise und keine konkreten Entscheidungshilfen im Alltag gibt.«	
T:	»Und was geschieht mit dem Argument, das wir gerade untersucht haben?«	K soll entscheiden, was mit dem alten Argument geschehen soll.
K:	»Das kann weg. Das ist so Quatsch.«	
T:	(Streicht den einen Aspekt und schreibt den neuen dazu) »Okay, dann haben wir noch: ›Er macht mir Angst vor Strafe.‹«	T verstärkt K's Erkenntnis und geht zum Prüfen des nächsten Aspekts über.

K:	»Das kann weg. Das ist in dem neuen bereits enthalten.«	(Durch das Streichen des Arguments entfällt hier das Prüfen der A-C1 Behauptung: Mein Glaube macht Emotionen.)
T:	(Streicht das Argument) »Gut, dann steht hier nur noch: ›Mein Glaube gibt mir nicht genügend Sicherheit, um garantiert jede Strafe für ungenügendes Gutsein auszuschließen. Er sagt mir nicht präzise, was ich tun soll. Er bringt mich in emotionale Probleme, weil er mir keine Sicherheit für eine gottgefällige Lebensweise und keine konkreten Entscheidungshilfen im Alltag gibt.‹«	T verstärkt K's Erkenntnis und geht zum Prüfen des nächsten Aspekts über.
K:	»Die ersten beiden Punkte können wir streichen, die sind bereits im letzten enthalten.«	
T:	»Okay. (T streicht die beiden Argumente.) Dann haben wir jetzt die Argumente betrachtet, die dafür und dagegen sprechen, das zu glauben, was Sie glauben. Dafür spricht: ›Mein Glaube gibt mir ein Gerüst bei moralischen Fragen.‹ Dagegen spricht: ›Er bringt mich in emotionale Probleme, weil er mir keine Sicherheit für eine gottgefällige Lebensweise und keine konkreten Entscheidungshilfen im Alltag gibt.‹ Habe ich das so richtig verstanden?«	T fasst das Ergebnis zusammen und erfragt K's Zustimmung.
K:	(Pause) »Ja, das bringt es auf den Punkt. Ich muss sagen, ich bin ziemlich verwirrt und geschockt.«	
T:	»Wodurch verwirrt, worüber geschockt?«	K soll ihre Aussage präzisieren.
K:	»Das ich über Jahrzehnte so einen Mist geglaubt habe!«	
T:	»Welchen ›Mist‹ meinen Sie?«	K soll ihre Aussage präzisieren.
K:	»Na, diesen Quatsch mit der Hölle und der ewigen Verdammnis.«	
T:	»Wie kommen Sie darauf, dass das Quatsch ist?«	Logischer Disput
K:	(Pause) »Ja, wie denn nun? Ich hatte das so verstanden, dass ich mich damit unnötig ängstige und paralysiere.«	
T:	»Ja, der Glaube an einen mit Hölle und ewiger Verdammnis strafenden Gott führt sicherlich zu großer Angst, wenn man nicht genau weiß, was man tun soll, um dem zu entgehen. Aber muss das deswegen auch unbedingt Quatsch und diese Annahme garantiert falsch sein?«	T verstärkt einerseits K's Erkenntnis, greift andererseits erneut mit einem logischen Disput ihre Ableitung an.
K:	(Pause) »Nein, so betrachtet, leider nicht. Das lässt sich nicht ausschließen.«	
T:	»Ja, leider nicht. Aber *muss* das deswegen wahr sein?«	Logischer Disput

K:	»Nein, zum Glück nicht.«	
T:	»Weshalb nicht?«	K soll ihre Aussage präzisieren.
K:	»Na ja, es gibt ja auch noch andere Möglichkeiten, andere Glaubensvarianten.«	
T:	»Und welche ist richtig?«	T übernimmt die Rolle des → advocatus diaboli.
K:	»Richtig?«	
T:	»Ja?«	Wie zuvor
K:	»Tja, wenn ich das wüsste! (Lächelt) Aber das war wohl eher eine Fangfrage. Es heißt ja wohl ›Glaube‹, weil man es eben nicht weiß.«	
T:	»Und welcher Glaube ist wahrscheinlicher, eher richtig als die anderen Varianten?«	Wie zuvor
K:	»Auch das weiß ich nicht … Ich wüsste auch nicht, wie ich das herausbekommen kann.«	
T:	»Weshalb nicht?«	K soll ihre Aussage begründen.
K:	»Weil das eben niemand wirklich weiß. Eigentlich ist alles möglich.«	
T:	»Hm, … und was wollen Sie nun glauben?«	K soll entscheiden, welche Konsequenzen sie aus ihrer neuen Sichtweise zieht.
K:	»Das weiß ich jetzt selbst nicht mehr. Ich bin total durcheinander.«	
T:	»Dann schlage ich vor, dass wir hier für heute Schluss machen. Sie hören sich zu Hause den Mitschnitt dieser Stunde noch einmal an und überlegen, ob und gegebenenfalls welche Konsequenzen Sie für Ihren Glauben daraus ziehen wollen, was Sie künftig glauben möchten und was nicht. Was halten Sie davon?«	T möchte, dass K in Ruhe die bisher gewonnenen Erkenntnisse reflektiert, ohne sie jetzt zum Entscheid zu drängen, um damit möglichen künftigen Widerständen vorzubeugen.
K:	»Ja, das ist gut. Ich muss darüber noch einmal in Ruhe nachdenken.«	
T:	»Gut. Ich schlage vor, dass Sie sich dazu das Aufgabenblatt ›Relevante Glaubensgrundsätze‹ noch einmal vornehmen und prüfen, ob Sie einige Antworten auf die dort gestellten Fragen verändern möchten. Einverstanden?«	T präzisiert die Hausaufgabe und holt K's Einverständnis dazu ein.
K:	»Ja, das mache ich.«	
	(Fortsetzung in der nächsten Therapiestunde:)	
T:	»Zunächst möchte ich gern wissen, ob Sie neue, zusätzliche Argumente gefunden haben, die für oder gegen das sprechen, was Sie bisher glauben.«	Phase 5: Suche nach eventuellen weiteren Aspekten

K:	»Nein. Dazu ist mir nichts Neues eingefallen.«	
T:	»Haben Sie denn noch einmal darüber nachgedacht, ob Sie Ihre alten Glaubensgrundsätze weiterhin gelten lassen oder ob Sie sie verändern wollen?«	K soll entscheiden, welche Konsequenzen sie aus ihren neuen Erkenntnissen ziehen will.
K:	»Ja, das hat mich nicht in Ruhe gelassen, ich habe tagelang darüber nachgedacht und auch unser Gespräch dabei mehrfach angehört. Ich habe an meinen Glaubensgrundsätzen einiges verändert. An einen Schöpfergott will ich weiter glauben. Aber alles andere ist mir zu unsicher, um mich da festzulegen.«	
T:	»Soll oder darf man sich denn nur dann festlegen, wenn man ganz sicher ist?«	Funktionaler / normativer Disput
K:	»Nein, das nicht. Aber hier sehe ich keinen Grund, warum ich es tun sollte. Ich habe wirklich keine Ahnung, ob es ein Leben nach dem Tod gibt. Das ist möglich oder auch nicht. Wenn es eines geben sollte, weiß ich nicht, wer wonach entscheidet, *wie* es dann weitergeht. Ich will mich jedenfalls nicht mehr mit der Angst vor der Hölle und der ewigen Verdammnis verrückt machen.«	
T:	»Und wenn es nun doch einen bewertenden, strafenden Schöpfergott gibt?«	T übernimmt erneut die Rolle des → advocatus diaboli.
K:	»Dann habe ich eben Pech gehabt. Aber das hätte ich auch haben können, wenn ich daran glaube, weil ich ja nicht ganz sicher weiß, was in jedem Einzelfall von mir erwartet wird. Ich wäre dadurch auch nicht sicherer. Auf der anderen Seite habe ich dann aber meine ständige Angst vor Fehlentscheiden zu ertragen. Das macht für mich keinen Sinn.«	
T:	»Okay, wenn Sie das so sehen wollen …, was bedeutet das dann für Ihr altes Argument: ›Mein Glaube bringt mich in emotionale Probleme, weil er mir keine Sicherheit für eine gottgefällige Lebensweise und keine konkreten Entscheidungshilfen im Alltag gibt‹?«	T verstärkt K's Erkenntnis und erfragt, welche Konsequenzen K aus ihrer neuen Erkenntnis ziehen will.
K:	»Na ja, die Sicherheit und die konkrete Entscheidungshilfe habe ich immer noch nicht, aber die emotionalen Probleme sind dadurch weitaus geringer.«	
T:	»Wieso das?«	K soll ihre Aussage begründen.
K:	»So ganz ohne Sorge, was später kommt, bin ich auch dann nicht. Aber ich habe nicht mehr solche Angst, als wenn bei allem immer gleich die Hölle droht.«	
T:	»Okay, und das positive Argument: ›Mein Glaube gibt mir ein Gerüst bei moralischen Fragen.‹ Müssen Sie darauf nun verzichten?«	Logischer Disput

K:	»Nein. Dieses Gerüst kann ich auch ohne die Annahme von Himmel und Hölle beibehalten, solange ich innerlich dahinterstehe.«	
T:	»Hm, dann sind wir mit diesem Thema soweit durch, als ich nun verstanden habe, wie Ihre Glaubensgrundsätze künftig aussehen sollen. Und Sie wollen nun die daraus resultierenden Konsequenzen tragen?«	T meldet zurück, K's Sichtweise inhaltlich widerspruchsfrei nachvollziehen zu können und erfragt K's Bereitschaft dafür, nun die Konsequenzen daraus zu tragen.
K:	»Das muss ich wohl. Ich wüsste nicht, welcher andere Glaube mir die Sicherheit gibt, die ich gern hätte.«	
T:	»Das wüsste ich auch nicht. Was bedeutet das nun alles hinsichtlich der von uns untersuchten Frage: ›Soll ich das weiter glauben, was ich glaube?‹«	T verstärkt K's Sichtweise. Phase 7: Entscheid. T erfragt K's Entscheid zum untersuchten Thema.
K:	(Pause) »Das will ich nur bedingt. Ich will weiter an einen Schöpfer glauben, aber ich will nicht mehr so tun, als sei es garantiert ein bewertender und strafender Gott, der mit ewiger Verdammnis in der Hölle reagiert, wenn ich nicht so bin, wie ich hätte sein müssen, um ›gut‹ zu sein. Das ist zwar möglich, aber nur eine von sehr vielen Möglichkeiten. Selbst, wenn ich irgendwann bewertet werde, ich habe dafür keine sichere Entscheidungshilfe, und damit muss ich leben lernen. Ich kann trotzdem nach den zehn Geboten leben.«	
T:	»Nun gut, dann belassen wir's dabei.«	T beendet den funktionalen Sokratischen Dialog

Relevante Werte erheben

AB 2

Mit Hilfe des Arbeitsblatts AB 2 (»Relevante Wertvorstellungen«) hat die Klientin folgende Wertvorstellungen angeführt:

Ehrlichkeit, Gerechtigkeit, Gewaltlosigkeit, Treue, Verlässlichkeit, Hilfsbereitschaft, Nächstenliebe, Friedenspolitik.

Die Klientin gibt an, dass ihr all diese Ziele so wichtig seien, dass sie dafür auf Vorteile oder andere Ziele verzichten und große Nachteile in Kauf nehmen würde. Allerdings benennt sie keine möglichen negativen Konsequenzen, die ihr durch das Verfolgen dieser Werte im Alltag erwachsen könnten.

Relevante Werte reflektieren

Therapeutische Strategie. Zunächst wird der Therapeut die noch sehr allgemein gehaltenen Wertbegriffe definieren und operationalisieren lassen, damit die Klientin daraus leichter Handlungsanweisungen ableiten kann (z. B.: Wie zeigt sich »Treue« im Verhalten? Wem gegenüber treu?).

Zudem wird er Werte wie »Gerechtigkeit« mit einem explikativen Sokratischen Dialog (zum Vorgehen siehe INFO 5 T, für einen kommentierten Beispieldialog siehe Stavemann, 2015a) daraufhin untersuchen lassen, ob das, was die Klientin darunter versteht, tatsächlich im Alltag existiert. Sollte eine realitätsgerechte praktikable Definition gefunden werden, ist im nächsten Schritt zu klären, wie dies wem gegenüber konkret umgesetzt werden soll und welche Konsequenzen dieser gelebte Wert für den Alltag der Klientin hat. Gleiches gilt für »Ehrlichkeit« und »Gewaltlosigkeit«.

INFO 5 T

Ziel der Reflexion ist, dass die Klientin eine klare Vorstellung davon entwickelt, wie sie ihre Wertvorstellungen leben kann, d. h. wie sie diese konkret in ihrem Lebensalltag in Handlungsanweisungen umsetzen kann. Erst wenn dies deutlich erarbeitet ist, wird sie leichter die möglichen Konsequenzen und »Kosten« erahnen und beschreiben können, die derart gelebte Werte nach sich ziehen.

Aus Platzgründen sei an dieser Stelle lediglich das Ergebnis der Reflexion angeführt:

- niemandem bewusst die Unwahrheit sagen (Ausnahme: Es geht um Leben und Tod)
- keine körperliche oder psychische Gewalt gegenüber anderen Menschen (Ausnahme: w. o.)
- keine Gewalt gegenüber Tieren (Ausnahme: sie dürfen schmerzfrei zum Verzehr getötet werden)
- Treue gegenüber Partner, Familie, Freunden im Sinne einer loyalen, zuverlässig fürsorglichen Haltung
- stets tun (oder unterlassen), was versprochen ist - und nichts versprechen, was nicht in meiner Macht steht
- anderen helfen, wenn sie meine Hilfe benötigen (wobei die Intensität der Hilfebereitschaft nach meiner persönlichen Wichtigkeit gestuft ist)
- andere als gleichwertig akzeptieren (auch, wenn ich mit deren Zielen, Werten und Verhalten nicht einverstanden bin)
- nur Parteien wählen, die eine deeskalierende Politik betreiben (Friedenspolitik) und selbst bei Streit vermittelnd und deeskalierend auftreten

5.2 Handlungsziele: Den Ist-Zustand erheben

Bestehende Handlungsziele erheben

Das Auswerten von Aufgabenblatt AB 3 (»Momentan verfolgte Handlungsziele«) ergibt folgenden Ist-Zustand bezüglich der zurzeit verfolgten Vorhaben:

AB 3

Partner / Familie / Sozialkontakte: wöchentliche Telefonate mit der Mutter, 1–2 Telefonkontakte pro Woche mit einer auswärtigen ehemaligen Schulfreundin
Beruf / Karriere / verfügbare Geldmittel: langzeitarbeitslos, Arbeitslosengeld-II-Empfängerin
Hobbys / Freizeit: keine.
Sonstiges: sporadische Andachten und Kirchgänge

Da die Klientin nicht angeben kann, wie hoch ihr Zeit- und Energieaufwand für die einzelnen momentan verfolgten Handlungsziele ist, erhält sie die Hausaufgabe, den tatsächlichen Aufwand über zwei Wochen mit Hilfe von Arbeitsblatt AB 4 (»Aktivitäten-Wochenplan«) zu ermittelten.

AB 4

Ihre durchschnittlichen, wöchentlichen Aktivitäten gestalten sich danach wie folgt:

Partner / Familie / Sozialkontakte:
- 3 Std. Telefonate mit Mutter
- 1 Std. Telefonate mit Freundin

Beruf / Karriere / verfügbare Geldmittel:
- langzeitarbeitslos
- Arbeitslosengeld-II-Empfängerin (ca. 800 €/mtl.)
- 20 Std. für Hausarbeit, Kochen, Einkaufen, Waschen, Essen

Hobbys / Freizeit: keine

Sonstiges
- 3 Std. Andacht, Beten
- 2 Std. Kirchgang
- 1 Stunde Arztbesuche, Erledigungen
- $5^1/_2$ Stunden schlafen oder dösen im Bett und auf der Couch
- $2\ ^1/_4$ Stunden herumlaufen oder sitzen und über mein Leben grübeln

Den Energiebedarf hat die Klientin identisch mit dem Zeitbedarf angenommen.

5.3 Bestehende Ziele analysieren und auf Angemessenheit prüfen

Ziele auf Widersprüchlichkeit prüfen

Glaubens- und Wertvorstellungen. Die angegebenen reflektierten Glaubens- und Wertvorstellungen erscheinen bisher widerspruchsfrei (dies ist nach dem Umsetzen in präzise Handlungsziele erneut zu prüfen).
Handlungsziele. Die momentan verfolgten Handlungsziele sind nicht widersprüchlich.

Handlungsziele auf Normenverträglichkeit prüfen

Das dezidierte Ziel der Klientin bestand darin, nicht gegen die aufgestellten religiösen und Wertvorstellungen zu verstoßen. Dies gelingt ihr mit den aufgeführten momentanen Handlungszielen allerdings nur vordergründig. Bei näherer Reflexion erkennt die Klientin, dass sie die angestrebten metaphysischen Ziele durch ihr Vermeiden von Entscheiden nicht erreichen kann. Wenn sie diese weiter verfolgen will, ist Veränderungsbedarf auf der Handlungsebene angezeigt, d. h. sie muss normenverträgliche funktionale Handlungsziele erstellen.

Handlungsziele auf Rationalität und Funktionalität prüfen

Die angeführten momentanen Handlungsziele sind sämtlich aus eigener Kraft erreichbar und somit rational. Funktional scheinen allenfalls die Vorhaben:

- Hausarbeit, Kochen, Einkaufen, Waschen, Essen
- Arztbesuche, Erledigungen
- Andacht, Beten
- Kirchgang
- Telefonate mit Mutter
- Telefonate mit Freundin

Die Punkte:

- schlafend oder dösend im Bett und auf der Couch
- herumlaufend oder sitzend über den Tages- und Lebensplan grübeln

sind nicht zielführend und sollten durch andere Handlungsziele ersetzt werden.

Art, Ursache und Konsequenzen des Problems diagnostizieren

Art des Zielproblems. Die wenigen benannten Handlungsziele sind zu allgemein und einige metaphysische Ziele nicht aus eigener Kraft erreichbar. Das Problem wird eindeutig durch nicht ausreichend präzisierte Zielvorstellungen und fehlende Handlungsziele verursacht.

Gründe für Ziellosigkeit. Hervorgerufen ist die Zielproblematik in erster Linie durch ein existenzielles Problem, d. h. durch die Angst der Klientin vor existenziell bedrohender göttlicher Strafe für Fehlentscheide und -verhalten und für einen nicht ausreichend ›guten‹ Lebensstil.

Symptomgewinne. Kurzfristig entlastend wirkt der Spannungsabfall nach Aufschieben oder Verweigern von Festlegen oder Handeln. Die Klientin meint, dadurch nicht scheitern oder etwas Falsches tun zu können. So könne sie dafür nicht zur Verantwortung gezogen werden. Aufrechterhaltend wirken auch das vorhandene Selbstwertproblem (nicht für Fehler abgelehnt zu werden und dadurch an Wert zu verlieren) und das Frustrationsintoleranzproblem (keine konkreten Zielvorhaben umsetzen zu müssen).

Konsequenzen. Langfristig werden die Probleme durch die Symptomatik aufrechterhalten. Die emotionalen Konsequenzen sind Angst, latente Unzufriedenheit und häufig tiefe Niedergeschlagenheit aufgrund der empfundenen Ausweglosigkeit. Auf der physiologischen Ebene werden Schlaflosigkeit, innere Unruhe, Getriebenheit und Anspannung beklagt. Die Entscheidungsunwilligkeit der Klientin führte zu sozialer Vereinsamung, zu Arbeitslosigkeit und damit verbundenen ökonomischen Problemen.

5.4 Handlungszielpläne: Den Soll-Zustand erarbeiten

Therapeutische Strategie

Das weitere therapeutische Vorgehen verläuft gemäß der in Kapitel 4 beschriebenen allgemeinen Strategie, die für diese spezielle Klientin wie folgt adaptiert wird:

(1) Veränderungsziele der Klientin erfragen und ggf. neue erarbeiten
(2) Handlungszielpläne für unterschiedliche Zeithorizonte erstellen lassen
(3) Handlungszielpläne prüfen und ggf. korrigieren lassen
(4) hierarchische Struktur der Handlungsziele erstellen lassen
(5) korrigierte Handlungszielpläne prüfen und ggf. nachbessern lassen

5.4.1 Veränderungsziele der Klientin erfragen und ggf. neue erarbeiten

Der Therapeut prüft, ob die Klientin möglicherweise aufgrund der vorangegangenen Reflexionen schon eigene Veränderungsziele formulieren kann, um nicht in der anschließenden Zielsuchphase unnötig an bereits bestehenden Erkenntnissen zu arbeiten.

Die Klientin besitzt in diesem Fall jedoch keine konkreten Veränderungsziele. Sie möchte lediglich, dass es ihr besser geht, und dazu dürfe sie eben keine Fehler begehen. Sie müsse unbedingt ein moralisch untadeliges, fehlerfreies und gottgefälliges Leben führen.

5.4.2 Handlungszielpläne für unterschiedliche Zeithorizonte erstellen lassen

INFO 19 K

AB 5

Die Klientin erhält die Hausaufgabe, mit Hilfe des Informationsblatts INFO 19 K (»Fehlende Handlungsziele erstellen«) und Arbeitsblatt AB 5 (»Mein Handlungszielplan«), konkrete Handlungsziele für die unterschiedlichen Lebenszielbereiche zu benennen. Sie legt in der nächsten Stunde folgende Handlungszielpläne vor:

Meine Handlungszielpläne

Partner / Familie / Sozialkontakte

in 30 Jahren:	eigene Familie, guter Freundeskreis
in 5 Jahren:	eigene Familie, guter Freundeskreis
in 1 Jahr:	erfüllte, dauerhafte Partnerschaft, schwanger werden, neuer Freundeskreis
ab sofort:	Partnersuche, neue Freundschaften schließen

Beruf / Karriere / verfügbare Geldmittel

in 30 Jahren:	ausreichende Rente

in 5 Jahren: Halbtagsbeschäftigung in einem erfüllenden, moralisch korrekten Beruf

in 1 Jahr: Vollzeitbeschäftigung in einem erfüllenden, moralisch korrekten Beruf

ab sofort: Bewerbungen schreiben

Hobbys / Freizeit

in 30 Jahren: ehrenamtliche soziale, karitative Tätigkeiten

in 5 Jahren: ehrenamtliche soziale, karitative Tätigkeiten

in 1 Jahr: ehrenamtliche soziale, karitative Tätigkeiten

ab sofort: ehrenamtliche soziale, karitative Tätigkeiten

Sonstiges

in 30 Jahren: regelmäßige Andachten und Kirchgänge

in 5 Jahren: regelmäßige Andachten und Kirchgänge

in 1 Jahr: regelmäßige Andachten und Kirchgänge

ab sofort: regelmäßige Andachten und Kirchgänge

5.4.3 Handlungszielpläne prüfen und ggf. korrigieren lassen

Die von der Klientin aufgestellten Ziele sind durchgängig zu unkonkret, um handlungssteuernd zu wirken.

Partner / Familie / Sozialkontakte. Die Klientin wird nicht nur die Eigenschaften des Wunschpartners bestimmen, sondern auch ihre eigenen funktionalen Aktivitäten festlegen müssen, um die Wahrscheinlichkeit für das Erreichen des Ziels zu erhöhen. Ob sie mit dieser Beziehung auch zufrieden sein wird, hängt von ihren eigenen Erwartungen und Bewertungen ab; ob die Beziehung dauerhaft sein wird, ebenso vom Entscheid des Partners.

Entsprechendes gilt für den Aufbau neuer »guter« Freundschaften. Zu konkretisieren ist auch, was die Klientin selbst dafür tun will, um die Wahrscheinlichkeit zu erhöhen, dass Partnerschaft und Freundschaften »dauerhaft« bleiben.

Schwanger zu werden und Kinder zu bekommen sind Wunschziele. Sie müssen noch in zielführende, autark zu verfolgende Aktivitäten umformuliert werden.

Beruf / Karriere / verfügbare Geldmittel. Auch hier ist zu präzisieren, was die Klientin für moralisch und für erfüllend hält. Letzteres Kriterium steht vermutlich für den hohen und für ihre Ausgangsposition unrealistischen Anspruch, Arbeit müsse nicht nur den Lebensunterhalt gewährleisten. Außerdem solle sie positiv empfunden werden, Spaß machen, »erfüllend« sein und die Möglichkeit zur »Selbstverwirklichung«

gewährleisten. Es ist auch noch nicht geklärt, wo bzw. auf welche Stelle hin die Klientin sich bewerben will. Um realistische Ziele zu verfolgen, wird die Klientin sinnvollerweise eine Arbeit anstreben, die ihre bisherige Ausbildung und Berufstätigkeit, ihre lange Arbeitslosigkeit und ihr jetziges Alter berücksichtigt.

Zudem ist zu klären, welche Rente die Klientin für »ausreichend« hält. Auch hier ist Wunschdenken zu vermuten, wenn man die langjährige beitragsfreie Zeit wegen Arbeitslosigkeit berücksichtigt.

Hobbys / Freizeit. Hier wäre nicht nur zu konkretisieren, welche ehrenamtlichen Tätigkeiten die Klientin ausführen könnte, sondern auch, ob sie dadurch das erreicht, was sie von Hobby und Freizeit erwartet (z. B. Erholung und Spaß). Zu prüfen ist, dass hier keine verkappten »Gut-Mensch-Ziele« genannt werden, die zum Selbstwerterhöhen oder zum Vermeiden von Strafe (wegen ›schlechter‹ Lebensinhalte) dienen sollen.

Sonstiges. Hier ist die Art und Intensität der Andachten und Kirchgänge zu präzisieren.

Zeit- und Energieverteilung prüfen

Die Klientin hat bisher keine Zeit- und Energieverteilung für ihre angestrebten Handlungsziele angegeben. Dies wird sie zur nächsten Therapiestunde nachholen. Dazu kann sie das Arbeitsblatt AB 4 (»Aktivitäten-Wochenplan«) zu Hilfe nehmen.

AB 4

Nachfolgend versucht der Therapeut, die fehlenden Inhalte präzisieren zu lassen.

Beispieldialog

Handlungsziele der Klientin erfragen

T:	»Nach dem, was wir bisher über Ihre relevanten Glaubensannahmen, Wertvorstellungen und bisherigen Ziele herausgefunden haben: Haben Sie irgendeine Idee, was Sie verändern müssten, damit Sie nicht derart unter Ihren Zielen leiden?«	K soll aus der vorangegangenen Reflexion eigene Schlüsse ziehen.
K:	»Ja, viele meiner Ziele sind wohl noch viel zu ungenau, um mir im Alltag Entscheidungshilfen zu geben. Das müsste ich nachbessern. (Pause) Und ich werde mich auch inhaltlich zwischen Alternativen entscheiden müssen, wenn ich nicht weiter auf der Stelle treten will. Das gilt sowohl für mein Privat- als auch für mein Berufsleben. Ich will jetzt endlich etwas dafür tun, einen Partner zu finden und – wenn möglich – doch noch eine Familie zu gründen. Auch meine Freizeitinhalte will ich ausbauen, um mehr Spaß am Leben zu haben.«	K's Schlüsse sind noch zu unpräzise, um daraus konkrete Handlungsanweisungen ableiten zu können.
T:	»Okay, haben Sie dazu schon konkrete Vorstellungen?«	T bittet um eine Konkretisierung.
K:	»Noch nichts, was ich jetzt schon festlegen möchte. Ich will da noch in Ruhe drüber nachdenken.«	
T:	»Wie lange möchten Sie das tun?«	T möchte, dass K sich festlegt.

K:	(Lächelt) »Am liebsten hätte ich jetzt gesagt: ›Bis ich die perfekte Lösung habe‹, aber das macht ja keinen Sinn. Ich sage mal so: In spätestens 14 Tagen habe ich das entschieden.«	
T:	»Gut. Was halten Sie davon, wenn wir in der nächsten Stunde, in einer Woche, schauen, wie weit Sie damit vorangekommen sind?«	T möchte verhindern, dass K ihre Aufgabe vor sich her schiebt.
K:	»Ja, ist gut. Jetzt gerate ich zwar schon fast wieder in Panik, aber da muss ich wohl durch. Ich will das nicht weiter aufschieben. Schwer wird das sowieso für mich.«	

Im Folgenden soll die Klientin neue Handlungsziele für sich erarbeiten, um ihren Alltag sinnvoll ausfüllen und häufiger Erfolg erleben zu können.

Über eventuelle neue Zielvorhaben der Klientin hinaus wird der Therapeut in der Regel auch Änderungsvorschläge aus der Reflexion des Ist-Zustands erarbeiten. Beides erfolgt in folgendem Beispieldialog.

Beispieldialog

Fehlende Lebensziele erarbeiten

T:	»Bevor Sie sich nun daran machen, das Aufgabenblatt ›Mein Handlungszielplan‹ zu bearbeiten, möchte ich noch mit Ihnen Ihre bereits genannten Ziele präzisieren und Wunschziele in solche Ziele umformulieren lassen, die Sie aus eigener Kraft erreichen können. Hierzu schlage ich vor, dass Sie sich nun einige Fragen und Hinweise aufschreiben, damit Sie sie dann beim Erstellen Ihrer Handlungsziele mit berücksichtigen können. Okay?«	T beschreibt das weitere Vorgehen und holt K's Einverständnis dazu ein.
K:	»Ja, das ist gut.« (K schlägt ihr Notizheft auf.)	
T:	»Für das Beschreiben Ihrer Ziele hätte ich gern noch Angaben dazu, wie viel Zeit und Energie Sie für die einzelnen Zielvorhaben aufbringen wollen, z. B. für private Telefonate mit einzelnen Personen, für Arbeitssuche oder Zeitaufwand für das Arbeitslosengeld, Häufigkeit und Dauer für Andachten und Kirchgänge. Das gilt natürlich auch für alle anderen Inhalte, die Ihnen vielleicht noch zusätzlich einfallen. Für Ihr Ziel der Partnersuche geben Sie bitte auch an, welche Eigenschaften Ihr Wunschpartner besitzen soll, wo Sie ihn suchen wollen, wie viel Zeit pro Woche Sie dafür aufwenden wollen und welche eigenen Aktivitäten Sie planen, um die Wahrscheinlichkeit für das Erreichen dieses Ziels zu erhöhen.	T zeigt auf, was genau K an ihren bereits genannten Zielen weiter präzisieren muss, wenn sie daraus Entscheide oder Handlungsanweisungen ableiten können möchte.

Wir haben ja schon gesehen, dass es nicht allein in Ihrer Macht steht, ob Sie mit der Beziehung auch zufrieden sein werden. Sie könnten hier lang- und mittelfristig aber beschreiben, was *Sie* tun wollen, um die Wahrscheinlichkeit dafür zu erhöhen, dass die Beziehung Bestand hat und dass Sie damit zufrieden sind – soweit das denn in Ihrer Macht steht. Entsprechend beschreiben Sie bitte auch, wie Sie sich »gute« Freundschaft vorstellen, wo Sie nach neuen Freunden suchen wollen und was genau Sie dafür tun möchten. Lang- und mittelfristig können Sie beschreiben, was Sie zur Pflege und zum Erhalt neuer Freundschaften tun möchten und was Sie dafür an Zeit und Energie aufbringen wollen.
Ihr Ziel, schwanger zu werden und Kinder zu bekommen, hatten wir ja bereits als Wunschziele erkannt. Bitte formulieren Sie diese in autark zu verfolgende Aktivitäten um. Dabei ist es hilfreich, die Wichtigkeit der einzelnen Aspekte in der angestrebten Partnerschaft zueinander zu bestimmen und in eine Hierarchie zu bringen. Nur danach können Sie dann entscheiden, ob Sie eine mögliche Partnerschaft zum Beispiel schon allein deswegen nicht eingehen wollen, weil dieser Partner keine Kinder haben möchte oder zeugen kann, oder ob es Ihnen so wichtig ist, ein Kind zu bekommen, dass es Ihnen sogar egal ist, von wem Sie es bekommen.«

T begründet die Notwendigkeit, die einzelnen Aspekte hierarchisch einzuordnen.

K: »Also, *das* auf gar keinen Fall!«

T: »Nun gut, Sie sehen jedenfalls, dass es hier etliche Varianten gibt, die man nur entscheiden kann, wenn man vorher die eigenen Ziele nach Ihrer Wichtigkeit geordnet hat. Hinsichtlich Ihrer Ziele, die Ihre Arbeit und Ihr Einkommen betreffen, möchte ich wissen, welche Arbeit Sie langfristig anstreben, wie viel Stunden pro Woche Sie dafür arbeiten möchten, welches Einkommen Sie erwarten und wie viel Sie davon für Ihr Rentenalter anlegen wollen, damit es Ihnen später ›gut genug‹ ist. Mittel- und kurzfristig wüsste ich gern, wie Sie sich dafür fortbilden oder einarbeiten möchten, um die Chance Ihrer Vermittelbarkeit zu erhöhen.«

T zeigt auf, was genau K an ihren bereits genannten Zielen weiter präzisieren muss, wenn sie daraus Entscheidungen oder Handlungsanweisungen ableiten können möchte.

K: »Meine Güte, das wird aber konkret! Da wird mir ja ganz schwummerig. Das wird ja ganz schön anstrengend.«

T: »Ja, das stimmt. Aber Sie haben sich ja auch viel vorgenommen und wollen viel Versäumtes nachholen.

T bestärkt K's Einschätzung und zeigt weiter auf, was genau K an ihren bereits genannten

Zu Ihren Hobby- und Freizeitzielen bitte ich Sie anzugeben, welche Aktivitäten Sie langfristig allein oder zusammen mit Ihrem Partner oder Ihren Freunden genießen, wie viel Energie und Zeit Sie dafür in der Woche aufbringen wollen. Mittel- und kurzfristig sollten Sie dann beschreiben, was Sie wie oft und wie lange an neuen Hobbys oder Freizeitaktivitäten ausprobieren wollen, um für sich das Geeignete zu finden. Legen Sie hierzu bitte auch die Reihenfolge fest, in der Sie sie austesten möchten. Soweit das. Haben Sie dazu noch Fragen?«

Zielen weiter präzisieren muss, wenn sie daraus Entscheidungen oder Handlungsanweisungen ableiten können möchte.

K: »Puh! Nein, das erschlägt mich ja fast. Ich probier das mal.«

T: »Gut, dann sehen wir uns die ersten Ergebnisse hierzu nächste Woche an. Zusätzlich möchte ich Ihnen noch das Informationsblatt ›Fehlende Handlungsziele erstellen‹ mitgeben. Hierin wird beschrieben, wozu solche Ziele wichtig sind und wie man fehlende erstellt. Es kann Ihnen dabei helfen, neue Ziele zu bestimmen und aufzustellen.«

T beschreibt das weitere Vorgehen und gibt K zum Unterstützen bei der Hausaufgabe INFO 19 K (›Fehlende Handlungsziele erstellen‹) mit.

INFO 19 K

K: »Okay, ich probier's.«

Die Klientin erhält die Hausaufgabe, sämtliche Erkenntnisse aus der vorangegangenen Reflexion umzusetzen und ihre Lösungen in die Übersicht von Arbeitsblatt AB 5 (»Mein Handlungszielplan«) einzuarbeiten. Sie soll darauf achten, neben den einzelnen Zielen auch den dafür geplanten Zeit- und Energieaufwand anzugeben, so dass daran später geprüft werden kann, inwieweit ihr Tages-, Wochen- und Lebensplan ausgefüllt ist.

5.4.4 Hierarchische Struktur der Handlungsziele erstellen lassen

Es wurde bereits deutlich, wie wichtig eine hierarchische Struktur der einzelnen Vorhaben ist, um bei Zielkonflikten klare Entscheidungshilfen zu besitzen und um zu wissen, welcher Alternative der Vorzug zu geben ist. Auch dies wird die Klientin noch nacharbeiten und präzisieren müssen. Zum Verdeutlichen der Aufgabe verwendet der Therapeut das Informationsblatt INFO 15 K (»Eine eigene Zielhierarchie erstellen«).

INFO 15 K

5.4.5 Korrigierte Handlungszielpläne prüfen und ggf. nachbessern lassen

Die Klientin bringt – nach erfolgtem Zwischenbesprechen – 14 Tagen später folgende überarbeitete Handlungszielpläne mit:
(Hinweis: Die Stundenangaben sind durchschnittlich pro Woche angesetzt.)

Meine Handlungszielpläne

Partner / Familie / Sozialkontakte

in 30 Jahren:

- lebe mit Partner im Grünen am Stadtrand, und wir machen viel gemeinsam (siehe auch Hobby / Freizeit) (30 Std.)
- habe Kontakt zu evtl. 1–2 Kindern, die bereits aus dem Haus sind (6 Std.)
- pflege meine 3–4 Freundschaften (6 Std.)

in 5 Jahren:

- lebe mit Partner in einer Stadtwohnung, gemeinsame Zeit (15 Std., z. T. mit gemeinsamen Hobbys)
- pflege meinen Freundeskreis (4 Std.)

in 1 Jahr:

- Partnerschaft führen (20 Std., z. T. mit Hobbys)
- versuche, schwanger zu werden
- suche neuen Freundeskreis (5 Std.)

ab sofort:

- Partnersuche (20 Std.)
- suche neuen Freundeskreis (5 Std.)

Beruf / Karriere / verfügbare Geldmittel

in 30 Jahren:

Lebensunterhalt aus Rente, Haus- und Gartenarbeit (20 Std.)

in 5 Jahren:

- Vollzeitbeschäftigung als Altenpflegerin (40 Std.)
- anteilige Hausarbeit (10 Std.)
- falls mit Partner und Kind: Halbtagsbeschäftigung als Altenpflegerin (20 Std.)
- anteilige Kindererziehung 15 Std.
- anteilige Hausarbeit 10 Std.

in 1 Jahr:

- Umschulung zur und Vollzeitbeschäftigung als Altenpflegerin (40 Std.)
- anteilige Hausarbeit (10 Std.)

ab sofort:

Antrag auf Umschulung zur Altenpflegerin stellen, Ausbildungsplatz suchen, Bewerbungen schreiben (20 Std.)

Hobbys / Freizeit

in 30 Jahren:

zusammen mit Partner: Fahrradfahren, Schwimmen, Gärtnern; auch mit Freunden: Wandern, Grillabende, Kino (30 Std.)

in 5 Jahren:
zusammen mit Partner: Fahrradfahren, Schwimmen; auch mit Freunden: Wandern, Ausgehen, Kino (10 Std.)

in 1 Jahr:
zusammen mit Partner (auch mit Kindern): Fahrradfahren, Schwimmen; auch mit Freunden: Wandern, Ausgehen, Kino (15 Std.)

ab sofort:
Wandern und Fahrradtouren (im Verein oder mit Singlegruppen), Schwimmen, Ausgehen, Treffen mit potenziellen Partnern und Freunden über Kontaktanzeigen, Internetforen (20 Std.)

Sonstiges
in 30 Jahren:
- ehrenamtliche Tätigkeit mit Senioren (8 Std.)
- Andachten (4 Std.)

in 5 Jahren: wie in 30 Jahren
in 1 Jahr: wie in 30 Jahren
ab sofort: wie in 30 Jahren

Die überarbeiteten Handlungszielpläne werden gemeinsam geprüft.

Beispieldialog

Korrigierte Handlungszielpläne besprechen

T:	»Haben Sie Ihre überarbeiteten Handlungszielpläne mitgebracht?«	T fragt nach K's Hausaufgabe.
K:	»Habe ich. Ich habe mich die ganze Woche fast ausschließlich damit beschäftigt. Ich glaube, jetzt könnte es für mich passen.« (K reicht ihre neuen Handlungszielpläne herüber.)	
T:	(Pause, während T liest) »Ja, das sieht doch schon sehr viel konkreter aus … Und wenn ich Ihre Zeitvorgaben betrachte, scheint das auch alles gut geplant, wenn man berücksichtigt, dass Sie hier einige inhaltliche Überschneidungen eingeplant haben … Sehr schön, ja, das könnte funktionieren. Wollen Sie es so ausprobieren und sich ab sofort danach verhalten?«	T verstärkt K für die gefundene Lösung und erfragt ihre Bereitschaft, ihren Plan nun auch umzusetzen.
K:	»Ja …, ich bin zwar aufgeregt und nervös, wenn ich daran denke, aber es hat auch etwas Positives, Freudiges. Ja, ich will endlich was machen.«	

T:	»Gut, dann schlage ich Ihnen zwei weitere, vorbereitende Hausaufgaben vor: Erstens beschreiben Sie bitte, wie Sie sich Ihren möglichen Partner und Ihre möglichen Freunde vorstellen. Diese beiden Präzisierungen fehlen ja noch. Nur wenn Ihnen klar ist, wonach genau Sie suchen, können Sie es auch erkennen, wenn Sie davor stehen. Zum anderen hilft es natürlich auch, die Suche einzugrenzen, wenn Sie wissen, welche Interessen, Hobbys und Eigenschaften Ihr potenzieller Partner und Ihre neuen Freunde haben sollten. Mir ist auch aufgefallen, dass Sie noch keine Einkommenshöhen benannt haben, die Sie durch Ihre Arbeit erreichen wollen. Damit Sie wissen, was Sie hier zu erwarten haben, klären Sie bitte, welche Einkommen für Ihre Tätigkeiten realistisch sind. Zweitens bitte ich Sie, anhand des Arbeitsblatts ›Aktivitäten-Wochenplan‹ ab sofort jeden Sonntag festzulegen, was Sie konkret in der kommenden Woche tun wollen, um Ihre Ziele so zu verfolgen, wie Sie es hier aufgeschrieben haben. Damit haben Sie dann jeden Morgen einen ganz konkreten Plan für den Tag und können ihn danach strukturieren. Sind Ihnen beide Aufgaben verständlich?«	T schlägt als neue Hausaufgabe vor, jetzt auch noch die Punkte zu konkretisieren, die K bisher ausgelassen hat, begründet die Aufgabe und holt K's Einverständnis dazu ein.
K:	»Verständlich: Ja. Angenehm: Nein. Aber ich sehe ein, dass ich da wohl durch muss, dass ich mich endlich einmal festlegen muss, um aus dieser Phase der Resignation und Apathie zu kommen. Ich versuch's.«	

Zeit- und Energieverteilung prüfen

Der Therapeut hat die benannten Handlungsziele und den dafür geplanten Zeitaufwand überschlägig wie folgt notiert:

Bereich	Ist-Zustand	30 J.	5 J.	1. J.	ab sofort
soziales	4	42	34	25	25
Einkommen	20	20	50	50	20
Hobby	0	30	10	15	20
sonstiges	6	12	12	12	12
Summe Std.	30	104	106	102	72

(Zur Erinnerung: Nach Abzug der notwendigen Zeit für Ruhephasen / Schlafen, Körperpflege und Nahrungsaufnahme werden pro Woche 100 Std. frei verfügbare Zeit angenommen.)

Bei Klienten, die bislang zu wenige Ziele verfolgten, ist das Prüfen der Zeit- und Energieverteilung nicht vordringlich. Diese Klienten müssen häufig erst noch erfahren, wie viel Zeit und Energie sie für einzelne Vorhaben und Ziele benötigen.

6 Lebensziele mit einem Klienten analysieren und planen, der zu wenige Ziele verfolgt

Kurzbeschreibung des Klienten

Beschwerdebild. Der 22-jährige, ledige Klient kommt wegen depressiver Verstimmung in die Therapie. Er sei enttäuscht und frustriert von seinem momentanen Leben. Er sehe sich konfrontiert mit einer fehlgeleiteten Gesellschaft, die Leistungsorientiertheit erwarte und all die sanktioniere, die sich diesem Diktat widersetzten. Seine Lebensqualität sei dadurch unerträglich eingeschränkt und seine persönliche Entfaltung blockiert. Aktueller Anlass für seinen neuen »Absturz« sei, dass die Agentur für Arbeit gezahlte Hartz-IV-Leistungen zurückfordere, weil er »schwarz« erhaltene Nebeneinkünfte als Türsteher seiner Lieblingsdisco nicht angegeben habe. Zusätzlich drohe ihm nun eine Anzeige. Diese bürokratische Diktatur sei unerträglich, da könne er sich »ja gleich die Kugel geben«. Seine Stimmungslage wechsele zwischen Phasen mit hoher Erregung, Hass und Wut und solcher mit tiefer Resignation und Deprimiertheit.

Anamnestische, verhaltensanalytische und diagnostische Informationen. Der Klient wächst als Einzelkind bei Vater (Gymnasiallehrer) und Mutter (Erzieherin) in großstädtischer Umgebung heran. Die Kindheit sei unauffällig verlaufen und geprägt durch ein liebe- und vertrauensvolles, antiautoritär geprägtes Elternhaus. Die ersten Schuljahre seien ebenso problemlos gewesen wie der Aufbau eines Freundeskreises. Mit Eintritt der Pubertät habe er jedoch zunehmend unter Rivalitäten und Dominanzgebaren von befreundeten Mitschülern gelitten. Auch mit den Anforderungen des Gymnasiums sei er nicht mehr zurechtgekommen. Er habe den Leistungsdruck nicht mitmachen und sich den herrschenden, leistungsorientierten Wertvorstellungen nicht unterordnen wollen und die Schule verlassen, nachdem er die elfte Klasse erneut nicht erfolgreich abschließen konnte. Mit 18 Jahren sei er in eine alternative, antikapitalistische WG gezogen. Die Eltern seien damit nicht sonderlich glücklich, würden ihn aber bis heute sowohl moralisch als auch finanziell unterstützen. Eigene »steuerneutrale« Jobs nähme er sporadisch an, wenn er die Aufgaben interessant finde (z. B. Kfz-Überführungen aus den Mittelmeerländern, Aushilfe in Szenelokalen, Trödelverkauf auf Flohmärkten). Seine sozialen Kontakte hätten sich in den letzten Jahren zunehmend verschlechtert, da die meisten ehemaligen Freunde der beständigen gesellschaftlichen Repression erlegen seien und sich der Karriere- und/oder Familienplanung ergeben hätten. Eigene Beziehungsversuche seien jeweils nach wenigen Monaten gescheitert, sobald die Partnerin Ansprüche stelle oder herummäkele oder versuche, ihn »festzunageln«. Seit dem Verlassen der Schule sei er keiner geregelten Arbeit nachgegangen. Der Druck der Agentur für Arbeit, entweder Fortbildungsmaßnahmen mitzumachen und sich bei potenziellen Arbeitgebern vorzustellen oder Leistungskürzungen hinzunehmen, sei in letzter Zeit gewachsen. Zusätzlich drohe eine Strafe wegen Leistungserschleichung, die seinen finanziellen Spielraum noch mehr begrenze.

Beck-Depressions-Inventar (BDI): 25 Punkte.

Diagnose. Ausgeprägtes Frustrationsintoleranzproblem (Forderertypus) mit F33.1G (ICD 10): rezidivierende depressive Störung, gegenwärtig mittelgradige Episode und ausgeprägte Ärgerstörung: hilfsweise F98.8 (nicht näher bezeichnete Verhaltens- und emotionale Störungen mit Beginn in der Kindheit und Jugend).

[Zur Diagnose eines Frustrationsintoleranzproblems und zu den Besonderheiten diesbezüglicher Behandlungsstrategien siehe Stavemann und Hülsner (2016) & Stavemann (2016b, 2014a).]

6.1 Relevante Glaubensgrundsätze und Werte erheben und reflektieren

6.1.1 Relevante Glaubensgrundsätze erheben

Die Anamnese und das Auswerten von Arbeitsblatt AB1 (»Relevante Glaubensgrundsätze«) ergibt folgendes Bild: Der Klient glaubt weder an einen Schöpfergott noch an ein Jenseits oder eine Art andauernder Existenz. Es sieht sich als evolutionäres Zufallsprodukt, das aus der ihm gegebenen Zeit das Beste im Sinne von Lebensfreude und -genuss machen sollte.

Relevante Glaubensgrundsätze reflektieren

Therapeutische Strategie. Zunächst wird der Therapeut versuchen, mit dem Klienten die Erkenntnisse zu erarbeiten, dass

- es sich auch bei der atheistischen Sichtweise nur um eine spirituelle Orientierung unter vielen möglichen handelt.
- diese Annahme ebenso (un-)wahrscheinlich ist wie jede andere.
- jeder Glaube, auch der atheistische, bestimmte Konsequenzen nach sich zieht.

Beispieldialog

Relevante Glaubensgrundsätze reflektieren

T:	»Wie ich Ihren Antworten aus dem Arbeitsblatt ›Relevante Glaubensgrundsätze‹ entnehme, gehen Sie ja von einem zeitlich begrenzten Dasein aus. Wie kommen Sie denn darauf?«	T greift die Behauptung des K auf und fragt nach der Begründung für seine Ansichten.
K:	»Was sollte ich sonst glauben? Wenn ich die Welt betrachte, bleibt mir da ja keine sinnvolle Alternative. Die menschliche Art ist ein vorübergehendes Zufallsprodukt der Evolution, ich hatte das Glück oder Pech – wie man will – dass gerade das Ei befruchtet wurde, aus dem ich dann hervorgegangen bin. Und was mit den Menschen danach passiert, kann man ja ziemlich gut beobachten: Futter für die Maden oder Asche,	

	wenn man den anderen Weg vorzieht. Ich kann mir beim besten Willen nicht vorstellen, dass da etwas übrig bleibt, was dann durch die Sphären davonfliegt, was noch im Entferntesten mit mir zu tun hat und sich auf die Suche nach Mama, Papa und den Freunden macht. Ich glaub' auch nicht, dass da dann einer sitzt und den Daumen hoch oder runter hält, dass es einen Menschenhimmel, Ameisenhimmel oder Sonst-wie-Himmel gibt.«	
T:	»Und falls doch?«	Empirischer Disput
K:	»Dann hätt' ich mich geirrt. Aber das halte ich in diesem Fall für extrem unwahrscheinlich.«	
T:	»Sind Sie da ganz sicher?«	Empirischer Disput
K:	»Wie kann man da schon ganz sicher sein? Was ist schon sicher! Ich halte das aber für allerallerhöchst wahrscheinlich.«	
T:	»Nun gut, dann lassen Sie uns doch noch betrachten, welche Konsequenzen diese Sichtweise für Ihre Lebensinhalte hat. Was meinen Sie?«	K soll entscheiden, welche Konsequenzen er aus seiner Sichtweise zieht.
K:	»Na, ist ja klar: Ich lebe jetzt und nur, solange es geht. Dann ist Finito. Also werde ich im Hier und Jetzt leben, ohne mir über alles andere Gedanken zu machen.«	
T:	»Und wenn es dann ans Sterben geht?«	T prüft K's Position in der Rolle des → advocatus diaboli.
K:	»Dann wird gestorben.«	
T:	»Und was bleibt dann von Ihnen?«	Wie zuvor
K:	»Nix. Außer vielleicht ein paar Gedanken an mich bei denen, die mich gern hatten.«	
T:	»Und wie geht es Ihnen damit; wenn nichts mehr von Ihnen bleibt?«	Wie zuvor
K:	»Vielleicht wär's schade, wenn's dann vorbei ist. Je nachdem, wie ich dann gerade drauf bin. Aber sonst ist das schon okay. Ich hatte dann ja meine Chance und habe sie hoffentlich genutzt.«	
T:	»Okay, das ›wozu‹ werden wir uns gleich anschauen, wenn es um Ihre Lebensziele geht. Diesen Punkt habe ich dann soweit verstanden.«	T akzeptiert K's Sichtweise zu dieser Thematik als in sich widerspruchsfrei.

6.1.2 Relevante Werte erheben

AB 2

Der Klient hat mit Hilfe des Arbeitsblatts AB 2 (»Relevante Wertvorstellungen«) folgende Werte angeführt: Gerechtigkeit, Gewaltfreiheit, Toleranz, Hilfsbereitschaft, Leben nach dem Lustprinzip, Leben im Hier und Jetzt.

Sämtliche Werte werden mit der Relevanz 5 (extrem wichtig) angegeben.

Relevante Werte reflektieren

Therapeutische Strategie. Zunächst wird der Therapeut die noch sehr allgemein gehaltenen Wertbegriffe definieren und operationalisieren lassen, damit der Klient daraus leichter Handlungsanweisungen ableiten kann (z. B.: Wie zeigt sich »Toleranz« im Verhalten? Wem gegenüber tolerant?).

Zudem wird er insbesondere den Wert »Gerechtigkeit«, der gerade für Menschen mit einem Frustrationsintoleranzproblem vom Forderertypus symptomatisch ist, mit einem explikativen Sokratischen Dialog (zum Vorgehen siehe INFO 5 T, für einen kommentierten Beispieldialog siehe Stavemann, 2015a) untersuchen lassen. Der Klient wird prüfen, ob das, was er darunter versteht, tatsächlich im Alltag existiert.

INFO 5 T

Sollte eine realitätsgerechte praktikable Definition gefunden werden, ist im nächsten Schritt zu klären, wie dies wem gegenüber konkret umgesetzt werden soll und welche Konsequenzen dieser gelebte Wert für den Alltag des Klienten hat. Dies gilt auch für die anderen genannten Werte.

Ziel der Reflexion ist, dass der Klient eine klare Vorstellung davon entwickelt, wie er seine Wertvorstellungen leben kann, d. h. wie er diese konkret in seinen Lebensalltag in Handlungsanweisungen umsetzen will. Erst, wenn dies deutlich erarbeitet ist, wird er leichter die vermutlichen Konsequenzen und »Kosten« erahnen und beschreiben können, die derart gelebte Werte nach sich ziehen.

Auch hier wird aus Platzgründen lediglich das Ergebnis der Reflexion angeführt. Der Klient möchte künftig nach folgenden Werten leben:

- physische oder psychische Gewalt gegenüber Menschen nur, wenn diese das eigene Leben oder das anderer bedrohen
- alle Menschen als gleichwertig akzeptieren, auch wenn ich einzelne Einstellungen oder Verhaltensweisen nicht mag
- anderen helfen, wenn sie in Not sind
- ich will nur tun, wozu ich Lust habe, ohne dabei meine anderen Werte zu verletzen
- bewusstes Leben im Hier und Jetzt, ohne mich mit möglichen Widrigkeiten der Zukunft zu beschäftigen

6.2 Handlungsziele: Den Ist-Zustand erheben

Bestehende Handlungsziele erheben

AB 3

Das Auswerten von Aufgabenblatt AB 3 (»Momentan verfolgte Handlungsziele«) ergibt folgenden Ist-Zustand bei den augenblicklich verfolgten Vorhaben.

[Zeitangaben: Durchschnittlicher Zeitaufwand in Stunden pro Woche. Den durchschnittlichen Zeitaufwand für die benannten Handlungsziele hat der Klient mit Hilfe von Arbeitsblatt AB 4 (»Aktivitäten-Wochenplan«) über zwei Wochen ermittelt.] AB 4

Partner / Familie / Sozialkontakte:

- Eltern (6 Std.)
- Eddi + Geli aus der WG (5 Std.),
- Tom (ehemaliger Studienfreund) (2 Std.)
- 10 weitere Telefon- und E-Mail-Kontakte zu Bekannten (1 Std.)

Beruf / Karriere / verfügbare Geldmittel:

- Arbeitslosengeld II, Unterstützung von Eltern (zusammen ca. 1200 €)
- gelegentliche Jobs, (15 Std., ca. 450 €)
- Hausarbeit, Einkaufen, Kochen (6 Std.)

Hobbys / Freizeit:

Lesen, Musik, Diskutieren (15 Std.)

Sonstiges:

nix

6.3 Bestehende Ziele analysieren und auf Angemessenheit prüfen

6.3.1 Ziele auf Widersprüchlichkeit prüfen

Glaubens- und Wertvorstellungen. Die vom Klienten angegebenen und reflektierten Glaubens- und Wertvorstellungen kann er schlüssig begründen. Manche sind allerdings nur kurzfristig widerspruchsfrei. Auf längere Sicht kollidieren die Werte »Man sollte möglichst nur tun, wozu man Lust hat, ohne dabei die anderen Werte zu verletzen« und »Bewusstes Leben im Hier und Jetzt, ohne sich mit möglichen Widrigkeiten der Zukunft zu beschäftigen« mit dem hedonistischen Anspruch des Klienten. Beide kurzfristig hedonistisch orientierten Werte verhindern ein Maximieren von langfristigem Hedonismus und führen zu den Konsequenzen, unter denen der Klient heute leidet.
Handlungsziele. Die momentan verfolgten Handlungsziele sind widerspruchsfrei.

Handlungsziele auf Normenverträglichkeit prüfen

Ein Verstoß gegen die metaphysischen Werte des Klienten ist zu diesem Zeitpunkt nicht zu erkennen. Dies sollte ggf. neu geprüft werden, wenn der Klient seine Handlungsziele inhaltlich beschrieben hat (z. B. was er mit den Freunden tut, welche Jobs er ausführt).

Handlungsziele auf Rationalität und Funktionalität prüfen

Die angeführten momentanen verfolgten Handlungsziele sind alle aus eigener Kraft erreichbar und rational. Verstöße gegen die Funktionalität sind zum gegenwärtigen Zeitpunkt und aufgrund der noch fehlenden Handlungsinhalte nicht erkennbar.

6.3.2 Art, Ursache und Konsequenzen des Problems diagnostizieren

Art des Zielproblems. Die Problematik wird eindeutig durch nicht ausreichende realistische Zielvorstellungen verursacht. Der Klient benennt zu wenige konkrete Ziele, um damit seinen Tages- oder Lebensplan sinnvoll auszufüllen. Nur 50 Wochenstunden der frei verfügbaren Zeit werden mit Handlungszielen belegt, die verbleibenden 50 Std. bleiben unerklärt.

Ursächlich für die unzureichend aufgestellten Handlungsziele ist das ausgeprägte Frustrationsintoleranzproblem des Klienten. Er hat bisher nicht verinnerlicht und akzeptiert, dass ihm weder Zuneigung und Zuwendung anderer noch materielle Lebensqualität bedingungslos zur Verfügung stehen, dass dafür ein – häufig sehr lästiges – Commitment erforderlich ist und, dass »bedingungslose Liebe« von seinen Sozialpartnern nicht zu erwarten ist.

Wie für jemanden mit einem Frustrationsintoleranzproblem typisch, stellt der Klient hauptsächlich lustbesetzte Handlungsziele auf.

Gründe für zu wenige Handlungsziele. Der permissive, keine Grenzen setzende und Konsequenzen aufzeigende Erziehungsstil der Eltern verhindert das Erlernen von Frustrationstoleranz. Er begünstigt die illusorische Einstellung des Klienten, das Leben müsse »einfach« sein und so verlaufen, wie er es für richtig hält.

Symptomgewinne von zu wenig Handlungszielen. Den größten Symptomgewinn erfährt der Klient, indem er unlustbesetzte Handlungsziele gar nicht erst aufstellt und daher auch nicht damit beginnen muss. Er vermeidet dadurch kurzfristig Mühe und Versagenserlebnisse. Als momentan entlastend wirken die Abwehr der Eigenverantwortung, das Übertragen der Verantwortung für die eigene Situation auf andere und der Spannungsabfall nach dem Aufschieben oder Verweigern von konkreten unlustbesetzten Handlungszielen. Ein weiterer massiver Symptomgewinn der unkonkreten Handlungsziele besteht im Vorteil, sie jederzeit nach kurzfristig hedonistischen Aspekten ausleben zu können.

Konsequenzen von zu wenigen Handlungszielen. Die kurzfrist-hedonistische Maxime des Klienten, sein Verweigern einer selbständigen, eigenverantwortlichen Erwachsenenrolle und der Bereitschaft, für soziale und materielle Ziele mit anderen zu konkurrieren, führt ihn zunehmend in die soziale Isolation. Diese Außenseiterrolle empfindet er als schmerzlich. Sein schmollendes Rückzugs- und Verweigerungsverhalten hat bereits zu erheblichen sozialen und ökonomischen Konsequenzen geführt, das seit kurzem von außen verstärkt sanktioniert wird. Für die daraus erwachsenden Probleme lehnt er jede Verantwortung ab und sucht sich stattdessen gesellschaftliche Umstände und andere Verursacher, um seine positive Sicht des Selbst aufrechterhalten zu können. Diese »Opfer«-Rolle führt langfristig zu geringer Selbsteffizienzerwartung, mangelndem Selbstvertrauen und geringer Selbstsicherheit.

Die emotionalen Konsequenzen sind latente Unzufriedenheit und – wie für Klienten mit Frustrationsintoleranzproblemen trennscharf typisch – zu Ärger, Wut und Hass. Wegen der empfundenen Ausweglosigkeit münden diese zunehmend in tiefer Niedergeschlagenheit und Depression. Die aus Bequemlichkeit gemiedenen lästigen

Handlungsziele und Konkurrenzsituationen führen zu sozialer Vereinsamung, Arbeitslosigkeit und damit verbundenen negativen sozialen und ökonomischen Auswirkungen.

6.4 Handlungszielpläne: Den Soll-Zustand erarbeiten

Therapeutische Strategie

(1) Problemeinsicht und Veränderungsmotivation prüfen und ggf. stärken oder aufbauen. Das weitere therapeutische Vorgehen wird aus der in Kapitel 4 beschriebenen allgemeinen Strategie für diesen Klienten wie folgt abgeleitet:
(2) Veränderungsziele des Klienten erfragen und ggf. neue erarbeiten
(3) Handlungszielpläne für unterschiedliche Zeithorizonte erstellen lassen
(4) Handlungszielpläne prüfen und ggf. korrigieren lassen
(5) hierarchische Struktur der Handlungsziele erstellen lassen
(6) korrigierte Handlungszielpläne prüfen und ggf. nachbessern lassen

6.4.1 Problemeinsicht und Veränderungsmotivation prüfen und ggf. stärken oder aufbauen

Wie bei allen Klienten mit einem ausgeprägten Frustrationsintoleranzproblem üblich, müssen zunächst die Problemeinsicht und die Veränderungsmotivation gestärkt oder aufgebaut werden. Anschließend wird an der Bereitschaft gearbeitet, die Eigenverantwortungsübernahme für den Ist-Zustand und für das Entwickeln künftiger Ziele aufzubauen. Hierzu gehört die Bereitschaft des Klienten, für aufgestellte Ziele das dafür notwendige Commitment aufzubringen. Der Klient lernt, auf alle Ziele zu verzichten, für die er die notwendige Einsatzbereitschaft nicht aufbringen möchte. [Zum praktisch-therapeutischen Vorgehen bei Frustrationsintoleranzproblemen siehe Stavemann & Hülsner (2016).]

6.4.2 Veränderungsziele des Klienten erfragen und ggf. neue erarbeiten lassen

Der Klient gibt an, dass er das repressive Vorgehen der Arbeitsagentur und die krankmachende Leistungs- und Konsumgeilheit der Gesellschaft verändern will.

Diese Ziele stellen keine realistischen Handlungsziele dar und sind nicht aus eigener Kraft erreichbar. Die Irrationalität versucht der Therapeut durch eine Reflexion der Klientenziele zu erarbeiten, und er versucht den Klienten zu motivieren, neue realistische und funktionale handlungssteuernde Vorhaben zu benennen.

Beispieldialog

Veränderungsziele des Klienten erfragen und ggf. neue erarbeiten lassen

T:	»Wenn Sie sagen, dass Sie gern das repressive Vorgehen der Arbeitsagentur und die krankmachende Leistungs- und Konsumgeilheit der Gesellschaft verändern möchten, … wobei genau erwarten Sie dabei Hilfe von mir?«	T versucht zu klären, was K von ihm erwartet und ob diese Erwartungen realistisch sind.
K:	»So was hält doch auf Dauer kein Mensch aus, das macht doch krank!«	
T:	»Angenommen, das wäre tatsächlich so, wobei oder womit genau kann ich Ihnen dann helfen?«	Wie zuvor
K:	(Pause) »Gute Frage.«	
T:	»Und wie lautet Ihre Antwort?«	Wie zuvor
K:	»So geht es jedenfalls nicht weiter.«	
T:	»Passt diese Antwort zu meiner Frage?«	Funktionaler Disput
K:	(Pause) »Am liebsten möchte ich natürlich, dass Sie mir helfen, das zu ändern. Aber zum einen werden Sie das wohl ebenso wenig können wie ich, zum anderen werden Sie das vermutlich auch gar nicht wollen, denn – wie ich Sie einschätze – gehören Sie auch zu diesem leistungsbereiten, konkurrenzorientierten Teil der Gesellschaft.«	
T:	»Ja, aus Ihrer Sicht gehöre ich wohl dazu. Aber das vermuteten Sie doch sicherlich schon, bevor Sie zu mir kamen, oder?«	Funktionaler Disput
K:	»Doch, schon.«	
T:	»Und Sie sind trotzdem gekommen, obwohl Sie das vermuteten und obwohl Sie bereits wussten, dass ich die Gesellschaft und die Regeln der Agentur für Arbeit nicht für Sie ändern kann oder will? Mit welchem Ziel?«	Funktionaler Disput
K:	»Ich muss lernen, mich davon nicht so kaputtmachen zu lassen. Vielleicht können Sie mir dabei helfen.«	
T:	»Sie meinen, so was könnte man lernen?«	T versucht, ein Ziel des K zu konkretisieren.
K:	»Na ja, es reagiert ja nicht jeder so sensibel darauf wie ich. Zwei in meiner WG sind in einer ähnlichen Situation, und die stecken das ganz cool weg.«	
T:	»Und das wollen Sie auch lernen?«	Wie zuvor
K:	»Ja.«	
T:	»Haben die denn auch die gleichen Konsequenzen zu tragen wie Sie: ökonomische Abhängigkeit, soziale	T will klären, ob sich die Ausgangsbedingungen gleichen.

	Vereinsamung, langjährige Arbeitslosigkeit, wenig Erfolgreiches, auf das sie zurückblicken können, weil sie keine Ziele erreichen?«	
K:	»Doch, schon.«	
T:	»Haben Sie eine Idee, wie die das hinbekommen, sich in der gleichen Situation weniger schlecht zu fühlen?«	T prüft, ob K bereits eine Veränderungsvorstellung besitzt.
K:	»Ich glaube, die backen sich da 'n Ei drauf, wie andere das sehen, die sind sich selbst genug.«	
T:	»Und das wollen Sie auch lernen?«	T versucht ein Ziel K's zu konkretisieren.
K:	(Pause) »Zum Teil schon. Aber ich bin mir nicht selbst genug und will das auch nicht werden. Ich hab' ja auch keine Partnerin. Die beiden haben ja sich.«	
T:	»Habe ich das so richtig verstanden: Sie möchten einerseits lernen, es nicht mehr so wichtig zu nehmen, was andere von Ihnen denken, aber andererseits soll es Ihnen auch nicht total egal sein, weil Sie jemanden möchten, der Sie gern hat?«	Wie zuvor
K:	»Genau.«	
T:	»Und was möchten Sie dafür tun?«	T möchte erfahren, ob K bereit ist, den nötigen Preis für dieses Ziel zu zahlen.
K:	»Wie: tun?«	
T:	»Was wollen Sie dafür tun, dass eine Frau Sie so gern hat, dass sie mit Ihnen zusammen sein möchte?«	Wie zuvor
K:	»Da muss man doch nichts für tun! Entweder man liebt jemanden oder nicht.«	
T:	»Dann bräuchten Sie also nur irgendeine zu finden, die Sie so liebt, wie Sie sind?«	T greift die implizite Forderung K's nach bedingungsloser Liebe auf.
K:	»Genau. Nur nicht ›irgendeine‹. Ich muss sie natürlich auch toll finden.«	
T:	»Und woran ist das bisher gescheitert? Wo sind Ihre ehemaligen Freundinnen und Freunde abgeblieben?«	Explorationsfrage als Einstieg in den funktionalen Disput
K:	»Die sind immer konsum- und leistungsgeiler geworden. Das hat dann irgendwann nicht mehr gepasst.«	
T:	»Sie müssten also eine finden, die genauso denkt wie Sie?«	Wie zuvor
K:	»Ja. Und es müsste natürlich auch funken.«	
T:	»Was sind denn die Voraussetzungen, damit es bei Ihnen funkt?«	Wie zuvor

K:	(lächelt) »Na, gutes Aussehen hilft da schon. Dann muss sie tolerant und zuverlässig sein. Sie sollte auch was im Kopf haben und humorvoll sein.«	
T:	»Okay, Sie haben da also bereits eine Zielvorstellung. Und was könnten Sie dafür tun, damit es bei so einer Frau funkt, wenn sie auf *Sie* trifft?«	Funktionaler Disput
K:	(Pause) »Sie muss mich nur so mögen, wie ich bin.«	
T:	»Heißt das, sie sollte gar keine Voraussetzungen, gar keine Anforderungen an Sie haben, oder dürfte Sie auch gutes Aussehen, Toleranz, Zuverlässigkeit, Intelligenz und Humor erwarten?«	T pointiert K's Anspruch nach bedingungsloser Liebe und lässt K diesen Anspruch prüfen.
K:	»Hm, … dass darf die natürlich auch. Meinen Sie, ich bin nicht intelligent genug?«	
T:	»Ich kann das nicht beurteilen, vor allem, weil ich nicht weiß, was Sie für ›genug‹ halten. Was meinen Sie denn selbst?«	T weist auf die → Tilgung hin (»Genug *wofür*?«) und fragt nach K's eigener Sichtweise.
K:	»Ich finde mich intelligent genug.«	
T:	»Okay, dann ist das ja vielleicht keine Hürde. Wir können ja einmal schauen, ob es konkrete Beispiele gibt, um die Stolpersteine herauszufinden: Hat es bei Ihnen denn in letzter Zeit einmal ›gefunkt‹?«	T stellt den Alltagsbezug her. K soll eigene Beispiele für »Zuneigung für eine Frau« suchen, …
K:	»Öfter.«	
T:	»Und auf der anderen Seite, hat es da auch ›gefunkt‹?«	… in denen seine Zuneigung erwidert wird, …
K:	»Doch, anfänglich schon.«	
T:	»Woran hat es denn gelegen, dass das nicht von Dauer war?«	… um dann die Gründe zu suchen, die zu einem Abbruch der Beziehung geführt haben.
K:	»Die fingen irgendwann an herumzumäkeln.«	
T:	»Welchen Makel haben sie denn beklagt?«	T kehrt K's Verursachungszuschreibung um und fragt nach eigenem Mitverschulden.
K:	»Wieso Makel!? Die wurden intolerant und wollten mich einengen!«	
T:	»Was wollten die denn nicht mehr tolerieren?«	Wie zuvor
K:	(Pause) »Jetzt wollen Sie's aber ganz genau wissen … Wenn ich's auf den Punkt bringen soll: Einige sagten, ich sei egoistisch, unzuverlässig und selbstgerecht. Danach war natürlich sofort Schluss.«	
T:	»Heißt das, Sie haben aus Sicht Ihrer Partnerinnen Ihre eigenen Kriterien nicht ausreichend erfüllt?«	Wie zuvor. T erinnert an die von K aufgestellten Voraussetzungen für eine ›gute Beziehung‹.

K:	»Aus ihrer Sicht, … vielleicht.«	
T:	»Aber sie waren Ihnen nicht wichtig genug, um sich – der jeweiligen Partnerin zuliebe – zu verändern?«	Funktionaler Disput
K:	(Pause) »Damals nicht. Im Nachhinein würde ich vielleicht das eine oder andere lieber geändert haben.«	
T:	»Was genau halten Sie für sinnvoll, an sich selbst zu verändern, um attraktiver für diese Art von Frauen zu werden?«	Funktionaler Disput
K:	»Ich sollte vielleicht etwas toleranter und zuverlässiger werden und nicht immer nur von mir selbst ausgehen.«	
T:	»Und das wollen Sie auch lernen?«	T prüft, ob K dies als neues → Lernziel verfolgen will.
K:	»Muss ich wohl.«	
T:	»… wenn Sie Ihr Ziel nicht aufgeben wollen, so eine Art Frau für sich zu interessieren?«	T ergänzt die → Randbedingung des Muss-Gedankens.
K:	»Ja.«	
T:	»Habe ich das dann so richtig verstanden: Sie möchten zum einen lernen, es nicht mehr so wichtig zu nehmen, was andere von Ihnen denken, zum anderen wollen Sie toleranter und zuverlässiger werden und sich weniger egoistisch verhalten?«	T fasst die beiden bisher von K formulierten Ziele zusammen und erfragt K's Bestätigung.
K:	»Ja.«	
T:	»Okay, daran können wir arbeiten.«	T akzeptiert beide Ziele als rational.

Veränderungsziele des Klienten reflektieren

T:	»Wenn Sie berücksichtigen, was Sie bisher über Ihre relevanten Glaubensannahmen und Wertvorstellungen und Ihre Ziele herausgefunden haben: Haben Sie irgendeine Idee, was Sie verändern müssten, um nicht derart darunter zu leiden?«	K soll aus der vorangegangenen Reflexion eigene Schlüsse ziehen.
K:	(Pause) »Nee, nicht wirklich.«	
T:	»Was meinen Sie mit ›nicht wirklich‹?«	T möchte, dass K sich festlegt.
K:	»Nein, habe ich nicht. Das was wir eben herausgefunden haben, sind ja keine echten Lebensziele, sondern nur Mittel zum Zweck. Oder doch, eines habe ich natürlich: Ich möchte eine Partnerin und gute Freunde.«	
T:	»Okay, diese beiden Ziele haben Sie ja bereits als neue Vorhaben benannt. Dann lassen Sie uns doch die jetzt	Die von K genannten Ziele sind nicht neu. T geht daher nun

einmal genauer anschauen und prüfen. Vielleicht hilft uns das dabei herauszufinden, was Sie noch wie verändern oder konkretisieren könnten, damit es Ihnen damit besser geht. Einverstanden?«

K: »Können wir machen.«

dazu über, zuvor genannte Ziele zu konkretisieren und in autonom erreichbare Ziele umzuformulieren zu lassen.

6.4.3 Handlungszielpläne für unterschiedliche Zeithorizonte erstellen lassen

INFO 19 K

AB 5

Der Klient hat die Hausaufgabe mit Hilfe des Informationsblatts INFO 19 K (»Fehlende Handlungsziele erstellen«) und des Arbeitsblatts AB 5 (»Mein Handlungszielplan«) konkrete Handlungsziele für die unterschiedlichen Lebenszielbereiche zu erarbeiten. Jetzt legt er folgende Handlungszielpläne vor:

Meine Handlungszielpläne

Partner / Familie / Sozialkontakte

in 30 Jahren:

- mit guter Beziehung in alternativem Wohnprojekt leben (5–10 Paare): 30 Std.
- Eltern (falls noch am Leben): 4 Std.
- Tom: 2 Std.
- 3–5 weitere Freunde: 10 Std.
- 10 weitere Telefon- und E-Mail-Kontakte zu Bekannten: 1 Std.

in 5 Jahren: genauso, wie in 30 Jahren

in 1 Jahr:

- gute Beziehung zu einer Frau aufbauen, zunächst in einer WG, dann in alternativem Wohnprojekt leben (5–10 Paare): 30 Std.
- Eltern: 4 Std.
- Tom: 2 Std.
- Eddi + Geli: 2 Std.
- weitere Freundschaften aufbauen und führen: 10 Std.
- 10 weitere Telefon- und E-Mail-Kontakte zu Bekannten: 1 Std.

Beruf / Karriere / verfügbare Geldmittel

in 30 Jahren:

- selbständig im Kreativbereich (ca. 4000 €): 20–25 Std.
- anteilige Hausarbeit: 3 Std.

in 5 Jahren: wie in 30 Jahren

in 1 Jahr:

- selbständig im Kreativbereich (zunächst 2000 €, dann ansteigend): 25 Std.
- Hausarbeit: 6 Std., später anteilig 3 Std.

Hobbys / Freizeit
in 30 Jahren: Lesen, Musik, Diskutieren: 30 Std.
in 5 Jahren: Lesen, Musik, Diskutieren: 20 Std.
in 1 Jahr: Lesen, Musik, Diskutieren: 20 Std.

Sonstiges
in 30 Jahren: aktiv bei Greenpeace und bei Anonymous: 15 Std.
in 5 Jahren: wie in 30 Jahren
in 1 Jahr: wie in 30 Jahren

6.4.4 Handlungszielpläne prüfen und ggf. korrigieren lassen

Die meisten vom Klienten aufgestellten Ziele sind noch zu unkonkret. Sie müssen präzisiert und teilweise noch auf Realitätsbezogenheit geprüft werden:
Partner / Familie / Sozialkontakte. Der Klient muss noch die Eigenschaften der erhofften ›guten Beziehung‹ bestimmen und sein eigenes Commitment angeben, das er bereit ist, für dieses Ziel aufzubringen, wenn es handlungssteuernd sein soll. Entsprechendes gilt für den Aufbau neuer Freundschaften und die Mitglieder des alternativen Wohnprojekts.

Er sollte auch angeben, was er selbst mittel- und langfristig tun will, um die Wahrscheinlichkeit zu erhöhen, eine Partnerschaft und Freundschaften zu gewinnen und dauerhaft aufrecht zu erhalten.
Beruf / Karriere / verfügbare Geldmittel. ›Selbständig im Kreativbereich‹ ist ein viel zu unkonkretes, vermutlich auf Wunschdenken beruhendes Ziel, um handlungs- oder entscheidungssteuernd zu sein. Es kann nicht als tatsächliches Handlungsziel angesehen werden, solange nicht präzisiert wird, was genau der Klient arbeiten will. Erst danach ist zu prüfen, ob er die dafür nötigen Voraussetzungen erfüllt (z. B. Kenntnisse, Fertigkeiten, Startkapital). Ob der geplante Arbeitszeiteinsatz und das erwartete Einkommen realistisch sind und welche notwendigen Schritte kurzfristig erforderlich sind (z. B. Gewerbeanmeldung, Arbeitsplatz, Kredit für Werkzeuge / Materialien / Waren).
Hobbys / Freizeit. Auch hier wäre zu konkretisieren: Was lesen Sie? Welche Musik hören Sie? Mit wem und worüber diskutieren Sie?
Sonstiges. Hier ist zu präzisieren, wofür der Klient sich engagieren möchte. Kurzfristig: Ist er bereits Mitglied? Falls nicht: Aufnahmeanträge stellen, Mitgliedsbeiträge zahlen, Möglichkeiten zur Mitarbeit klären.

Zudem ist zu klären, was den Klienten bisher davon abgehalten hat, diese wenigen konkreten Ziele umzusetzen. Vermutlich werden auch künftig diese Punkte relevante Stolpersteine sein.

Fehlende Handlungsziele erarbeiten

Das prinzipielle Vorgehen bei zu wenig Handlungszielen ist, dass der Klient neue Handlungsziele und neue Zielhorizonte entwickelt. Hierzu kann der Therapeut verschiedene Hilfestellungen geben, z. B. durch die Fragen:

- »Wenn Sie an die Zeit zurückdenken, als es Ihnen noch gut ging. Welche Ziele haben Sie damals verfolgt? Welche davon könnten Sie heute wieder aufgreifen?«
- »Wenn ich zaubern könnte und Ihnen die Energie zur Verfügung stelle, die Sie gern hätten. Was würden Sie damit anfangen? Wofür würden Sie sie verwenden wollen?«
- »Wenn Sie an Menschen denken, die Sie bewundern oder doch zumindest anerkennen. Welche Ziele verfolgen die? Welche davon sollten Sie auch einmal ausprobieren?«

Über neu entwickele Zielvorhaben des Klienten hinaus wird der Therapeut in der Regel auch Änderungsvorschläge aus der Reflexion des Ist-Zustands einbeziehen.

Für den konkreten Fall erarbeitet der Therapeut mit dem Klienten in nachstehendem Beispieldialog konkrete Handlungsziele, die aus dessen noch diffus beschriebenen Zielen abgeleitet werden.

Beispieldialog

Fehlende Handlungsziele erarbeiten

T:	»Zunächst zu Ihren Zielen für Ihr soziales Umfeld: Hierzu möchte ich Ihnen zur nächsten Stunde gleich einige Hausaufgaben geben. Am besten, Sie schreiben das gleich auf. (T wartet, bis K schreibbereit ist.) Erstens schreiben Sie mir bitte die inneren und äußeren Eigenschaften auf, die Sie von einer ›guten Beziehung‹ erwarten: Wie soll Ihre Partnerin aussehen, welche Eigenschaften, Interessen und Ziele sollte Ihre Partnerin haben? … Zweitens schreiben Sie bitte auf, wo sich solche Frauen aufhalten, wo Sie sie finden und wie Sie zu ihnen Kontakt aufnehmen könnten … Drittens notieren Sie bitte alle eigenen Aktivitäten, die Sie durchführen wollen, um die Wahrscheinlichkeit zu erhöhen, so eine Frau zu finden und für sich zu gewinnen: Was genau will ich dafür tun, wo will ich sie suchen, wie will ich sie suchen, was habe ich ihr anzubieten, womit könnte ich sie für mich interessieren? … Haben Sie alles?«	Da das konkrete Beschreiben von Partnerin und Zielgruppenpersonen in der Regel zeitaufwendige Reflexion verlangt, stellt T dies als schriftlich zu beantwortende Hausaufgabe. Gleiches gilt für das Beschreiben der eigenen Aktivitäten, die K für diese Ziele durchführen möchte.
K:	»Meine Güte. Das klingt ja so richtig nach Stress. Wo bleibt denn da das Prickelnde, Spielerische? Eine Beziehung soll doch schließlich Spaß machen.«	
T:	»Die Beziehung selbst oder auch schon die Suche danach?«	T differenziert zwischen Ziele erreichen und Ziele verfolgen.
K:	»Na ja, am besten wohl beides.«	
T:	»Aus meiner Sicht spricht nichts dagegen, auch bei der Suche schon Spaß haben zu dürfen. Wüssten Sie denn einen solchen Weg?«	T zielt darauf, K's Fordern zu relativieren: Zielverfolgen (oder Arbeit) *darf* Spaß machen, *muss* es aber nicht.

K:	»Na ja, bisher hat sich das doch auch immer irgendwie so ergeben.«	
T:	»Und darauf möchten Sie nun weiter warten?«	Hedonistischer Disput: K soll entscheiden, ob er den Preis für das Spaßprinzip zu zahlen bereit ist.
K:	»Nee, das irgendwie auch nicht.«	
T:	»Was meinen Sie denn: Würde es Ihnen dabei weiter helfen und die Wahrscheinlichkeit erhöhen, eine neue Partnerin zu finden, wenn Sie Antworten auf die obigen Fragen hätten und sie dann auch befolgten?«	Funktionaler Disput
K:	»Das schon. Aber das klingt alles so mühsam. Mir wär's lieber, es würde sich von selbst ergeben.«	
T:	»Ja, das habe ich schon verstanden. Wollen Sie also lieber weiter darauf warten?«	Hedonistischer Disput
K:	»Nee, das nicht.«	
T:	»Und nun?«	T möchte, dass K sich für eine Alternative entscheidet.
K:	»Ich kann's ja mal probieren. Ich schreib das erst mal auf.«	
T:	»Okay. Dann haben Sie ja noch bis zum nächsten Mal Gelegenheit, darüber nachzudenken, ob Ihnen dieses Ziel wichtig genug ist, um das, was Sie dann herausgefunden haben, auch tatsächlich mühsam umzusetzen. Verschieben wir also diesen Punkt in die nächste Sitzung. Wenn Sie möchten, können Sie auch für Ihre beiden anderen Ziele – neue Freundschaften zu schließen und Menschen für ein alternatives Wohnprojekt zu gewinnen – entsprechend nach den eben aufgeschrieben Fragen vorgehen, das heißt, Ihre Zielgruppe zu beschreiben und festzulegen, was Sie dafür tun wollen, um sie zu finden.«	T nimmt den Teilentscheid K's an und stellt als zusätzliche Aufgabe, zum nächsten Termin auch den restlichen Teil zu entscheiden. T beschreibt das Vorgehen für die Ziele ›Freunde und Wohnprojektpartner gewinnen‹.
K:	»Das wird mir nun doch zu heftig. Das mach' ich dann lieber, wenn ich mit dem anderen fertig bin.«	
T:	»Okay, wenn das für Sie so lange Zeit hat, einverstanden. Ich schlage aber vor, für alle drei Zielbereiche, also auch bereits für das, was wir nächstes Mal besprechen wollen, auch mit aufzuschreiben, was Sie selbst mittel- und langfristig tun wollen, um die Wahrscheinlichkeit zu erhöhen, dass eine Partnerschaft und neue Freundschaften – wenn Sie denn fündig werden – auch dauerhaft bleiben. Dazu hatten Sie ja bereits einiges an eigenen Veränderungszielen genannt. Einverstanden?«	T weist erneut auf die Konsequenzen von K's Aufschieben hin. K soll auch die eigenen Aktivitäten benennen, die dazu dienen sollen, seine Ziele dauerhaft zu verfolgen.

K:	»Is' gut, ich schreib' das dann noch mal auf.«	
T:	»Ich möchte dazu noch auf einen Punkt eingehen, der sich leicht wieder einmal als Beziehungsstolperstein erweisen könnte. Sie sagten vorhin: ›Beziehung soll Spaß machen.‹ Immer?«	T möchte die Konsequenzen von K's geringer Frustrationstoleranz herausarbeiten.
K:	»Hm, … so hab' ich das zumindest bisher gedacht.«	
T:	»Und sollte man die Beziehung sofort sausen lassen, wenn man mal keinen Spaß mehr dabei hat?«	Wie zuvor
K:	»Ja, schon.«	
T:	»Was halten Sie von diesem Prinzip?«	Funktionaler Disput
K:	»Das würde dann wohl wieder nicht besonders lange halten.«	
T:	»Also?«	Wie zuvor
K:	»Das taugt nix. Ich muss da toleranter werden.«	
T:	»Würde es sich lohnen, wenn Ihnen das Ziel wichtig genug wäre?«	Hedonistischer Disput
K:	»Doch, schon.«	
T:	»Okay, dann kommen wir nun zu den Zielen, die Sie zu Einkommen und Lebensunterhalt genannt haben. Welche konkrete Tätigkeit meinen Sie mit ›selbständig im Kreativbereich‹?«	K soll weiter seine Ziele konkretisieren.
K:	(Pause) »Wenn ich das wüsste, wäre ich vermutlich schon ein ganzes Stück weiter …«	
T:	»Sie haben keine konkrete Vorstellung davon, wie Sie Ihren Lebensunterhalt bestreiten wollen?«	T will die Ausgangsposition des Handlungszielplanens festlegen.
K:	»So direkt nicht. Ich weiß eher, was ich nicht will: Unterordnung, Konkurrenzgebaren, Stress, Konsumgeilheit und kleinbürgerliche Familienplanung. *Das* auf gar keinen Fall!«	
T:	»Aber so direkt hilft Ihnen das auch nicht weiter, nur zu wissen, was Sie *nicht* wollen?«	Funktionaler Disput
K:	»Nein.«	
T:	»Und nun?«	K soll eine Schlussfolgerung aus seiner Erkenntnis ziehen.
K:	»Ja, das hoffte ich eigentlich von Ihnen zu hören.«	
T:	»*Ich* soll das für Sie entscheiden?«	T fragt, ob K wirklich die Verantwortung für den Entscheid abgeben will.

K:	»Na, das nun auch nicht gerade. Aber vielleicht haben Sie da einige Ideen, auf die ich noch nicht gekommen bin.«	
T:	»Sie meinen Lösungsvorschläge, die das oben Genannte vermeiden und trotzdem 4.000 Euro einbringen?«	T pointiert K's unrealistisches Wunschziel.
K:	»Genau.«	
T:	»Wir können ja erst einmal prinzipielle Möglichkeiten sammeln. Kennen Sie jemanden oder haben Sie schon einmal von jemandem gehört, der das geschafft hat?«	T stellt den Alltagsbezug her und fragt K nach konkreten Beispielen.
K:	»Hm, (Pause) vielleicht Bill Gates oder andere Internet-Größen, die in ihrer Garage bei Null angefangen haben ... Oder manche Musiker, ... Schriftsteller ... oder Politiker ... Ich könnte mir auch vorstellen, alternative Politik zu machen.«	
T:	»Hm, und diese Internet-Größen, Musiker, Schriftsteller oder Politiker sind keinem Konkurrenzkampf und keinem Stress ausgesetzt?«	Empirischer Disput
K:	»Wenn man gut genug ist, kann man das vielleicht vermeiden oder zumindest doch minimieren.«	
T:	»Und woher kommt dieses ›etwas gut genug können‹, ist das angeboren oder kann man etwas dafür tun?«	Empirischer Disput
K:	»Wohl beides, mal mehr, mal weniger.«	
T:	»Und wie ist das bei Ihnen: Auf welchem Bereich, der die von Ihnen genannten Kriterien erfüllt, sind Sie naturgegeben ›gut genug‹?«	Empirischer Disput
K:	»Hm, das wüsste ich auch gern.«	
T:	»Und wie wollen Sie das herausbekommen?«	Funktionaler Disput
K:	»Auch das wüsste ich gern.«	
T:	»Wie bekommt man denn sonst etwas heraus, wenn man völlig ahnungslos ist? Stellen Sie sich z. B. vor, sie stehen das erste Mal in Ihrem Leben in einem Eisladen. Wie bekommen Sie heraus, welche Sorte Ihnen am besten schmeckt?«	Funktionaler Disput
K:	»Ich werd' sie alle ausprobieren ... Sie meinen doch wohl nicht, ich sollte jetzt alle möglichen Jobs ausprobieren!?«	
T:	»Vielleicht nicht ›alle möglichen‹, aber sehen Sie eine Alternative dazu, verschiedene Möglichkeiten auszuprobieren, um herauszufinden, welche Ihnen am meisten zusagt, wenn Sie sonst überhaupt keine weitere Entscheidungshilfe haben?«	Funktionaler Disput

K:	»Und was soll ich *Ihrer* Meinung nach zuerst ausprobieren?«	
T:	»Das müssten Sie schon selbst entscheiden. Was halten Sie denn davon, eine weitere Hausaufgabe zu machen, in der Sie zunächst einmal sämtliche möglichen Tätigkeiten sammeln, die Sie sich unter den von Ihnen genannten Prämissen vorstellen können. Danach schauen Sie, ob Sie bereits die jeweils dafür nötigen Voraussetzungen erfüllen oder welche genau Sie sich noch zuvor aneignen müssten. Damit meine ich z. B. eine musische, schriftstellerische oder sonstige künstlerische Ausbildung, eine besondere Fertigkeit in einem bestimmten Bereich erlernen oder die Arbeit in einer Partei oder sonst eine Fertigkeit, Fähigkeit oder Wissen – alles, was Sie brauchen, um ein entsprechendes Ziel mit einer gewissen Wahrscheinlichkeit erfolgreich verfolgen zu können. Was meinen Sie, wollen Sie das auch machen?«	T weist erneut den Versuch K's zurück, für ihn einen Vorschlag zu machen und damit die Verantwortung für dessen Entscheid zu übernehmen. Stattdessen schlägt T eine weitere Hausaufgabe vor, in der K verschiedene Alternativen gegeneinander abwägt, um besser entscheiden zu können, was er zuerst ausprobieren möchte.
K:	»Puh, … wollen: Nein. Aber ich fürchte, ich komm' da nicht drum rum.«	
T:	»Bitte prüfen Sie dann auch noch alle gefundenen Möglichkeiten, besonders auf drei Ihrer Voraussetzungen: Erstens: Kann ich damit 4.000 Euro verdienen? Zweitens: Geht das stressfrei? Und – drittens – ohne dabei mit anderen konkurrieren zu müssen?«	T konkretisiert die Hausaufgabe: K soll sämtliche Alternativen daraufhin prüfen, ob sie seine aufgestellten Prämissen erfüllen.
K:	»Klingt irgendwie unwahrscheinlich …«	
T:	»Nun, falls Sie überhaupt keine Lösung finden, die all Ihre Bedingungen erfüllt, schlage ich vor zu überlegen, welche Konsequenzen Sie dann daraus ziehen wollen. Einverstanden?«	K soll entscheiden, welche Konsequenzen er daraus ziehen will, falls er selbst seine Prämissen für unrealistisch hält.
K:	»Meinetwegen, bleibt mir ja auch kaum was anderes übrig …«	
T:	»… was Sie selbst für sinnvoll halten?«	T ergänzt die → Tilgung.
K:	»Hm.«	

In den nächsten Stunden wird der Therapeut mit dem Klienten an diesen Hausaufgaben arbeiten. So wird der Klient z. B. zunächst entscheiden müssen, was genau er arbeiten möchte. Erst danach ist zu prüfen, ob er die dafür nötigen Voraussetzungen erfüllt (z. B. Kenntnisse, Fertigkeiten, Startkapital). Der Klient muss sich zusätzlich fragen, ob das erwartete Einkommen beim geplanten Arbeitszeiteinsatz realistisch ist und welche notwendigen Schritte kurzfristig erforderlich wären (Prüfungen, Gewerbeanmeldung oder Arbeitsplatz, Bewerbungen oder Kundenakquisition).

Der Klient wird in einem funktionalen Sokratischen Dialog zum Thema »Soll ich das: Leistung zeigen / konkurrieren?« erkennen, wohin ihn die Maxime führt, sich jeder Leistungs- und Konkurrenzsituation zu entziehen: Er wird nur das bekommen, was sonst niemand möchte. Das gilt nicht nur für bestimmte Jobs, potenzielle Kundschaft, Parteiämter oder Einkommen, sondern auch für die gesuchte Partnerin, die Freunde und Wohngenossen. Dabei wird der Klient vermutlich auch erkennen, dass hinter seiner Leistungs- und Konkurrenzaversion der kurzfristige Symptomgewinn in Form von Bequemlichkeit steht. Wie bei der Arbeit mit Klienten üblich, die unter einem Frustrationsintoleranzproblem leiden, wird der Therapeut diesen flüchtigen Symptomgewinnen immer wieder aufs Neue den erheblich langfristigeren Symptomkosten gegenüberstellen lassen. Dem Klienten soll so eine langfristig-hedonistische Perspektive nahegebracht werden.

Zeit- und Energieverteilung prüfen

Das Prüfen der Zeit- und Energieverteilung bei Klienten, die bislang zu wenige Ziele verfolgten, ist nicht vordringlich. Häufig werden sie erst noch lernen müssen, wie viel Zeit und Energie sie für einzelne Vorhaben und Ziele benötigen. Dennoch fällt hier nach dem Betrachten des geplanten Zeitaufwands für die benannten Handlungsziele auf, dass der Klient im 30-Jahres- und 1-Jahresbereich unrealistische Zeitpläne aufgestellt hat.

Bereich	Ist-Zustand	30 J.	5 J.	1. J.	ab sofort
soziales	14	55	55	50	30
Einkommen	21	40	29	55	26
Hobby	15	25	15	15	15
sonstiges	0	15	5	5	5
Summe Std.	50	130	104	125	76

(Zur Erinnerung: Nach Abzug der notwendigen Zeit für Ruhephasen / Schlafen, Körperpflege und Nahrungsaufnahme werden pro Woche 100 Std. frei verfügbare Zeit angenommen.)

Dieser »Pendeleffekt« ist häufig zu beobachten. Im anfänglichen Enthusiasmus übertreiben Klienten, die bislang zu wenige Handlungsziele verfolgten, die geplante Intensität ihrer alten und neuen Handlungsziele. Sie schießen dabei über das realistisch zu bewältigende Ziel hinaus.

Im vorliegenden Fall ist typisch, dass dies nur auf die ferneren Zielhorizonte zutrifft, wohingegen die Änderungen »ab sofort« für Klienten mit Frustrationsintoleranz problemtypisch eher zu gering ausfallen. Dennoch wird der Therapeut zu diesem Zeitpunkt noch nicht auf ein Ausdehnen der Aktivitäten hinarbeiten, um die Änderungsmotivation des Klienten nicht zu untergraben. Bevor dieser auch seine kurzfristigen Handlungsziele für 100 % der frei zu verplanenden Zeit ausbaut, wird er zunächst am Aufbau der Frustrationstoleranz arbeiten.

Die unrealistischen Zeitpläne greift der Therapeut in folgendem Dialogbeispiel auf.

Beispieldialog

Unrealistische Zeit- und Energieverteilung besprechen

T:	»Lassen Sie uns doch einmal Ihre Zeitangaben für die einzelnen Zielbereiche anschauen und prüfen, ob die so realistisch sind, damit Sie am Ende nicht unnötig frustriert sind. Betrachten wir zunächst, wie viele Stunden Ihnen durchschnittlich pro Woche zur Verfügung stehen. Angenommen, wir setzen täglich 9 bis 10 Stunden für Schlaf- und Ruhezeiten, Körperpflege, Essen und Trinken an, wäre das für Sie realistisch?«	T beschreibt und begründet das weitere Vorgehen und erfragt K's realistisch frei verfügbare Zeit.
K:	»Äh, … ja, schon so in etwa. Wenn man die Zeit abzieht, die ich jetzt so unnötig im Bett oder auf dem Sofa liege, dann ja. Oder gehört auch das Einkaufen und Essenkochen dazu?«	
T:	»Nein, das gehört zur Hausarbeit. Würden Sie dann mit 9 bis 10 Stunden hinkommen?«	Wie zuvor
K:	»Dann ja.«	
T:	»Okay, dann bleiben circa $14^1/_2$ Stunden mal 7 Tage, also circa 100 Stunden pro Woche frei zu verteilen, richtig?«	Wie zuvor
K:	»… Ja.«	
T:	»Wenn wir den Ist-Zustand betrachten, müssen wir uns nicht wundern, dass da nur 50 Stunden beschrieben sind, weil da die Zeiten, die Sie unnötig im Bett oder auf dem Sofa liegen, ja nicht angeführt wurden. Wenn wir nun die lang-, mittel- und kurzfristigen Handlungsziele betrachten, fällt mir auf, dass Sie dort erheblich mehr Zeit verplanen, als Ihnen tatsächlich zur Verfügung steht. Wollen Sie dann um so viel weniger schlafen und ruhen?«	T begründet, weshalb er die Zeitangaben für die lang-, mittel- und kurzfristigen Zeithorizonte für unrealistisch hält. Danach konfrontiert er K mit möglichen Konsequenzen, um zu prüfen, *wie* K seine Vorhaben realistisch erreichen möchte.
K:	»Ups, … (rechnet offensichtlich nach) … nee, damit komm' ich nicht aus. Das wären ja nur noch $5^1/_2$ Stunden!«	
T:	»Und nun?«	K soll entscheiden, welche Konsequenzen er aus seiner Erkenntnis ziehen will.
K:	»Da werd' ich wohl woanders kürzen müssen.«	
T:	»Okay, und wo?«	T möchte, dass K sich entscheidet und festlegt.
K:	»Am Liebsten bei der Arbeit, … aber das ist ja ziemlich unrealistisch, da bliebe dann ja kaum noch was stehen, … ich fürchte, ich muss auch in den anderen Bereichen streichen … (Pause) … Das Soziale ist mir zwar	

	besonders wichtig, aber das werde ich wohl doch nicht so ausweiten können wie geplant. Das erhöhe ich auf 30 Std. ab sofort, in einem Jahr auf 35 und danach auf 45. Bei der beruflichen Tätigkeit streiche ich für den Zeithorizont 30 Jahre 5 Stunden, dann muss ich eben mit etwas weniger Geld auskommen … (Pause) … Den bei 5 Jahren erhöhe ich dafür um 5 Stunden, sonst ist das mit dem Einkommen unrealistisch … Kurzfristig muss ich das leider bei 55 Stunden lassen, sonst klappt das mit meinem Schulabschluss nicht … Bei ›Hobbys‹ muss wohl alles so bleiben. Schade eigentlich …, aber woanders will ich noch weniger etwas kürzen, … (rechnet) … kurzfristig muss ich dort wohl wegen der beruflichen Pläne sogar noch 5 Stunden kürzen. Mist. Auch das ›Sonstige‹ kann ich nur auf maximal 5 Stunden erhöhen, wenn ich die anderen Ziele nicht gefährden will. … (rechnet) … So müsste das eigentlich klappen.«	
T:	»Also gut, wenn Sie es so verändern wollen, einverstanden, so wird das dann realistisch. Und wie ist das mit Ihrer Energieverteilung?«	T verstärkt K's Lösung als realitätsgerecht und fragt nach der bisher nicht angegeben Energieverteilung.
K:	»Die ist so, wie die Stundenverteilung.«	
T:	»Nun gut, wir können das erst einmal so stehenlassen. Falls Sie aber später bemerken, dass einzelne Ziele sehr viel mehr von Ihrer Energie benötigen, als es ihr zeitlicher Anteil vermuten ließe, müssten Sie dann hier noch nacharbeiten und prüfen, ob Ihre Aufteilung auch im Hinblick auf Ihren Energiebedarf realistisch ist. Ist Ihnen klar, wozu das wichtig ist?«	Da K hier über etwas entscheiden müsste, was er bisher noch nicht aus eigener Erfahrung kennt, akzeptiert T zunächst K's Vorschlag und weist darauf hin, was dieser tun könnte, falls seine Prognose nicht zutrifft. T prüft, ob K die Relevanz dieser Aufgabe versteht.
K:	»Ja, klar: Damit ich mich nicht auspowere.«	

6.4.5 Hierarchische Struktur der Handlungsziele erstellen lassen

Der Klient hat bereits durch seine Zeitverteilung eine grobe hierarchische Struktur seiner einzelnen Zielbereiche angegeben. Um sich im Konfliktfall innerhalb der einzelnen Bereiche leichter für oder gegen ein Ziel entscheiden zu können, wird er noch die einzelnen Unterpunkte gewichten und hierarchisch ordnen. Hierzu kann der Therapeut die Methode des → Paarvergleichs einführen und dem Klienten das Informationsblatt INFO 15 K (»Eine eigene Zielhierarchie erstellen«) aushändigen.

INFO 15 K

6.4.6 Korrigierte Handlungszielpläne prüfen und ggf. nachbessern lassen

AB 5

Nachdem der Klient sämtliche Hausaufgaben erfüllt und reflektiert hat, arbeitet er seine Antworten und Lösungen erneut in die Übersicht von Arbeitsblatt AB 5 (»Mein Handlungszielplan«) ein. Dabei achtet er darauf, neben den einzelnen Zielen auch den dafür geplanten Zeit- und Energieaufwand anzugeben, so dass daran später geprüft werden kann, inwieweit er nun seinen Tages-, Wochen- und Lebensplan sinnvoll erstellt hat.

Der Klient legt nach mehreren Zwischenbesprechungen schließlich folgende Handlungszielpläne vor:

Partner / Familie / Sozialkontakte

in 30 Jahren:

- mit einer langjährigen Partnerin in alternativem Wohnprojekt leben (5–10 Paare): 30 Std.
- Eltern besuchen und helfen (falls noch am Leben): 6 Std.
- Tom (Klönen, Kino, Kneipe): 4 Std.
- 3–5 weitere Freunde (Klönen, Kneipe, politische Veranstaltungen besuchen): 10 Std.
- 10 weitere Telefon- und E-Mail-Kontakte zu Bekannten, sporadische Treffen zum Klönen und Diskutieren: 5 Std.

in 5 Jahren: genauso wie langfristig

in 1 Jahr:

- Beziehungsaufbau zu einer Frau (wie in der Hausaufgabe beschrieben), gemeinsam in einer WG wohnen und nach alternativem Wohnprojekt suchen (5–10 Paare, Beschreibung siehe Hausaufgabe): 30 Std.
- weitere Freundschaften (wie in der Hausaufgabe beschrieben) aufbauen und führen: 10 Std.
- Eltern besuchen: 4 Std.
- Tom (Klönen, Kino, Kneipe): 3 Std.
- Eddi + Geli (Kneipe, Klönen): 1 Std.
- 10 weitere Telefon- und E-Mail-Kontakte zu Bekannten, sporadische Treffen: 2 Std.

ab sofort:

- Beziehungssuche nach einer Frau (wie in der Hausaufgabe beschrieben): 10 Std.
- Neue Bekanntschaften suchen, um den Freundeskreis zu erweitern: 10 Std.
- Eltern besuchen: 4 Std.
- Tom (Klönen, Kino, Kneipe): 2 Std.
- Eddi + Geli (Kneipe, Klönen): 2 Std.
- 10 weitere Telefon- und E-Mail-Kontakte zu Bekannten, sporadische Treffen: 2 Std.

Beruf / Karriere / verfügbare Geldmittel
in 30 Jahren:

- selbständig als Möbelrestaurator in eigener Werkstatt mit Ladengeschäft (ca. 2500–3000 €): 35 Std.
- anteilige Hausarbeit: 5 Std.

in 5 Jahren:

- Weiterbildung zum Möbelrestaurator: 30 Std.
- alte Möbel und andere Kleinteile aus Holz kaufen, aufarbeiten und auf Flohmärkten verkaufen (1000–1500 €): 25 Std.
- Hausarbeit (anteilig): 4 Std.

in 1 Jahr:

- Schulabschluss in Abendschule nachholen: 25 Std.
- selbständig im Kreativbereich: alte Möbel und andere Kleinteile aus Holz kaufen, aufarbeiten und auf Flohmärkten verkaufen (zunächst 400 €, dann ansteigend bis 700 €): 15 Std.
- Hausarbeit: 6 Std. (später mit Partnerin anteilig 4 Std.)
- Gelegentliche Jobs: 10 Std.

ab sofort:

- Arbeitslosengeld II, Unterstützung von Eltern (zusammen ca. 900 €): 1 Std.
- gelegentliche Jobs, (ca. 450 €): 15 Std.
- selbständig im Kreativbereich: damit beginnen, alte Möbel und andere Kleinteile aus Holz zu kaufen, aufzuarbeiten und auf Flohmärkten zu verkaufen (zunächst 100 €, dann ansteigend bis 400 €): 10 Std.

Hobbys / Freizeit
in 30 Jahren:

- wie heute (20 Std.)
- Reisen mit Fahrrad (5 Std.)

in 5 Jahren: wie heute + Fahrradtouren: 15 Std.

in 1 Jahr: wie heute + Fahrradtouren: 15 Std.

ab sofort: Lesen, Musik, Diskutieren mit WG Partnern: 15 Std.

Sonstiges
in 30 Jahren: aktiv bei Greenpeace und bei Anonymous: 15 Std.
in 5 Jahren: wie in 30 Jahren: 5 Std.
in 1 Jahr: wie in 30 Jahren: 5 Std.
ab sofort: Kontakt zu Greenpeace und Anonymous aufnehmen und aktive Mitarbeit aufbauen: 5 Std.

Der Therapeut prüft gemeinsam mit dem Klienten die neu erstellten Handlungszielpläne auf Funktionalität, Rationalität, Widerspruchsfreiheit und Normenkonformität.

Da in diesem Fall die Zielpläne gemeinsam über mehrere Sitzungen erarbeitet und reflektiert wurden, besteht hier kein weiterer Korrekturbedarf.

Zeit- und Energieverteilung prüfen
Die geänderten Zeitverteilungen in den Handlungszielplänen des Klienten sehen nun folgendermaßen aus:

Bereich	Ist-Zustand	30 J.	5 J.	1. J.	sofort
soziales	14	45	45	35	30
Einkommen	21	35	34	55	26
Hobby	15	15	15	10	15
sonstiges	0	5	5	5	5
Summe Std.	50	100	99	105	76

Geänderte Zeitverteilungen in den Handlungszielplänen des Klienten

Der Therapeut wird den Klienten bitten, zu Hause die geänderten Zeiteinsätze konkret einzelnen Handlungszielen zuzuordnen. Künftig wird er monatlich erneut zusammen mit dem Klienten prüfen, ob dessen Zeit- und Energieverteilung realistisch geplant sind und sie ggf. entsprechend nachbessern lassen. Dabei wird er auch prüfen, ob der Klient ausreichend Wege- und Pufferzeiten sowie Zeit für »ziellose« Tätigkeiten (z. B. Herumsitzen und Dösen) eingeplant hat.

6.5 Umgang mit typischen Widerständen beim Umsetzen der therapeutischen Strategie

(1) »Der Weg ist das Ziel!«

Diesen für Kurzfristhedonisten typischen Einwand haben wir in seinen verschiedenen Formen bereits in Abschnitt 3.5 betrachtet. In diesem konkreten Fall soll das Vorgehen bei Frustrationinstoleranz bzw. ›discomfort anxiety‹ (Ellis, 2003) beschrieben werden.

Beispieldialog

»Der Weg ist das Ziel!«

T:	»Was meinen Sie mit ›der Weg ist das Ziel‹?«	T möchte herausfinden, welche Variante der in Abschnitt 3.5 beschriebenen möglichen Haltungen K vertritt.
K:	»Ich finde, man sollte mehr den Moment genießen und sich nicht den Tag mit Dingen verderben, die womöglich nie eintreffen oder die man vielleicht gar nicht mehr erlebt. Die wahre Lebenskunst besteht darin, im Hier und Jetzt mit sich zufrieden zu sein und das Leben zu genießen.«	
T:	»Hm, das klingt nicht schlecht. Aber können Sie das denn? Sind Sie mit dem Hier und Jetzt zufrieden?«	T konfrontiert K mit seinen vorangegangenen Aussagen.
K:	»Wie denn das!? Unter diesen Voraussetzungen natürlich nicht!«	
T:	»Und welche Lebenskunst müssten Sie nun erlernen, um im Hier und Jetzt zufrieden zu sein?«	Funktionaler Disput
K:	»Dazu müssten sich wohl erst mal die repressiven gesellschaftlichen Bedingungen ändern!«	
T:	»Hm, das verstehe ich jetzt nicht: Sie sagten zuerst, die wahre Lebenskunst besteht darin, im Hier und Jetzt mit sich zufrieden zu sein und das Leben zu genießen. Und nun, dass sich das Hier und Jetzt zuerst nach Ihren Maßstäben – so habe ich das doch richtig verstanden? – ändern muss. Wie passt das zusammen?«	Logischer Disput
K:	(Pause) »Irgendwie nicht.«	
T:	»Was passt nicht?«	K soll seine Aussage konkretisieren.
K:	(Pause) »Wenn ich erst darauf warten muss, dass es sich ändert, kann ich das Leben bis dahin nicht genießen.«	
T:	»Ja, das stimmt … Ich möchte noch mal auf Ihre Aussage zurückkommen: Der Weg ist das Ziel. Welchen Weg meinen Sie denn: Den, wohin das Schicksal Sie ohne eigenes Zutun treibt, oder den, den Sie selbst festgelegt haben und beständig verfolgen, auch, wenn es manchmal mühsam ist?«	T verstärkt K's Schlussfolgerung und bittet um ein weiteres Präzisieren der Ausgangsaussage.
K:	»Ich meine das Erste. Denjenigen, der es sich so einrichtet, dass er sich wohl fühlt, egal, wohin das Schicksal ihn gerade führt.«	
T:	»Das klingt sehr weise. Ein alter Philosoph hat einmal gesagt: ›Verlange nicht, dass die Dinge gehen, wie du	K benennt – wohl eher zufällig – eine stoische Maxime.

	es wünscht, sondern wünsche sie so, wie sie gehen, und dein Leben wird ruhig dahinfließen.‹ Meinen Sie das ähnlich?«	T möchte klären, ob K seine Aussage in diesem stoischen Sinne meint (Zitat: Epiktet, 2009, [8]).
K:	»*Genau* so!«	
T:	»Und das wollen Sie nun auch lernen: Den Zustand und die Bedingungen im Hier und Jetzt so zu akzeptieren, wie sie gerade sind und damit zufrieden zu sein?«	T prüft, ob K bereit ist, die Konsequenzen aus dieser Haltung zu tragen.
K:	»Äh … (Pause) … Nee, das nun weniger!«	
T:	»Nicht? Wie denn dann?«	K soll seine Einstellung erneut konkretisieren.
K:	»Also, so wie das ist, kann ich das nicht akzeptieren!«	
T:	»Ja, das hatte ich schon verstanden, dass Sie das jetzt nicht können. Die Frage ist nun: Wollen Sie das deshalb nun lernen, oder wollen Sie sich schicksalsergeben treiben lassen und warten, bis sich das Hier und Jetzt so ändert, wie Sie es sich wünschen und so lange unzufrieden bleiben, oder wollen Sie selbst etwas daran verändern?«	Wie zuvor. T gibt als Hilfestellung verschiedene Möglichkeiten vor und erfragt K's Ziel.
K:	»Ich will selbst etwas verändern!«	
T:	»Aber dann müssten Sie ja – bildlich gesprochen – gegen den Strom schwimmen!«	T übernimmt die Rolle des → advocatus diaboli.
P.	»Ja.«	
T:	»Ist das nicht ziemlich anstrengend?«	Wie zuvor
K:	»Doch, schon.«	
T:	»Und das wollen Sie sich zumuten?«	Wie zuvor
K:	»Muss ich wohl. So will ich das jedenfalls nicht.«	
T:	»Und macht das Spaß, bringt das Lebensfreude, so gegen den Strom zu schwimmen?«	Hedonistischer Disput
K:	»Na, das nun weniger!«	
T:	»Das ist dann ja ein echtes Dilemma: Keine Lebensfreude, wenn Sie mit dem Strom treiben, weil das Sie nicht dahin bringt, wo Sie sein möchten, und keine Lebensfreude, wenn Sie dagegen anschwimmen, um dahin zu kommen, wo Sie sein möchten, weil das anstrengend ist. Und nun?«	T formuliert K's Dilemma und fragt nach dessen Lösung.
K:	»Tja, das wüsste ich auch gern …«	
T:	»Wenn Ihnen nun beide Möglichkeiten keine reine, ungetrübte Lebensfreude verschaffen, was meinen Sie, welche Variante bietet Ihnen langfristig die größere Wahrscheinlichkeit, zu Lebensfreude zu kommen: Zu	T fragt nach K's Einschätzung, welche Variante er für wahrscheinlicher hält, um das Dilemma zu lösen.

	hoffen, dass der Strom Sie schon irgendwann dahin bringen könnte wohin Sie wollen, und sich so lange weiter treiben zu lassen, oder in gewissem Maße selbst die Richtung mitzubestimmen und auch mühsam ein Ziel anzusteuern, dass Sie für wünschenswert und für realistisch erreichbar halten?«	
K:	»Na, das ist ja wohl klar: Die zweite.«	
T:	»Auch wenn das mühsam ist?«	T übernimmt erneut die Rolle des → advocatus diaboli.
K:	»Das muss ich dann wohl in Kauf nehmen, wenn ich da weg will.«	
T:	»Auch, wenn das nicht sofort Lebensfreude garantiert?«	Wie zuvor
K:	»Geht ja wohl nicht anders.«	
T:	»Einverstanden. Dann schlage ich vor, dass wir jetzt darüber nachdenken, was Sie an Ihrer heutigen Situation verändern können und wollen und auf welches Ziel Sie künftig zuschwimmen möchten. Einverstanden?«	T verstärkt K's Schlussfolgerung. K soll die gefundene Lösung nun auf sein konkretes Problem übertragen.
K:	»Okay.«	

(2) »Unter diesen Bedingungen tue ich gar nichts!«

Sollte der Klient eine derart trotzige, verweigernde Haltung einnehmen, wird der Therapeut deren Konsequenzen erarbeiten und abwägen lassen, um die Erkenntnis zu erarbeiten, dass diese Haltung weder den kurz- noch langfristig hedonistischen Zielen des Klienten dienlich ist.

Beispieldialog

Unter diesen Bedingungen tue ich gar nichts!«

T:	»Welche Bedingungen meinen Sie damit genau?«	K soll seine Aussage konkretisieren.
K:	»Na, diese repressiven Bedingungen, die leistungsgeile Gesellschaft, die ständigen Gängelungen und Forderungen der Arbeits- und Sozialämter, die ausbeuterischen Bedingungen während der Lehrzeit, die 40 Stunden Maloche, ... da könnte ich noch ewig weitermachen.«	
T:	»Meinen Sie damit das, was Sie vorher einmal ›gesellschaftliche Rahmenbedingungen‹ genannt haben?«	T greift eine frühere Aussage K's auf.
K:	»Genau. Das passt. Die machen einen fertig!«	
T:	»Jeden gleich stark?«	Empirischer Disput

K:	»Äh, … nee, das nicht. Die Anpasser und Duckmäuser kommen damit vielleicht besser zurecht.«	
T:	»Und woran liegt es, dass *Sie* so sehr darunter leiden?«	T fragt nach einer logischen Ableitung.
K:	»Weil ich mich nicht jedem Stiesel unterordnen kann und weil ich diese Konkurrenzdenke hasse.«	
T:	»Also beides Dinge, die in Ihrer Macht stehen, die Sie verändern könnten, wenn Sie wollten?«	T möchte K's Eigenverantwortlichkeit klären.
K:	»Können schon, wollen auf gar keinen Fall!«	
T:	»So dass man die Konsequenzen daraus – das, worunter Sie leiden – als selbst gewählt ansehen kann?«	Wie zuvor
K:	»Hä?!«	
T:	»Wenn Sie sagen, Sie könnten das zwar ändern, wollen aber nicht, sind die Konsequenzen dann von Ihnen beeinflussbar?«	Wie zuvor
K:	(Pause) »So wie Sie das jetzt zurechtlegen, schon, meinetwegen. Also bin ich daran eben auch noch schuld. Sagen ja meine Alten auch indirekt immer.«	
T:	»Nun, ich sehe darin nichts prinzipiell Schlechtes, ganz im Gegenteil: Wenn Sie darüber selbst entscheiden können, sind Sie ja zum Glück nicht davon abhängig, ob andere oder die gesamte Gesellschaft sich ändern. Sie können dann nach eigenem Gutdünken entscheiden, ob Sie es so oder so sehen, ob Sie sich so oder so verhalten wollen. Was meinen Sie?«	T möchte erarbeiten, dass Schuld Eigenverantwortung voraussetzt und dass Eigenverantwortung auch Vorteile besitzt.
K:	»Hm, so kann man das auch sehen. Eigentlich wahr.«	
T:	»Wenn Sie sich in Ihrem Freundes- und Bekanntenkreis so umschauen: Gibt es da eigentlich nur Totalverweigerer und Totalanpasser, oder gibt es auch etwas dazwischen?«	Empirischer Disput
K:	»Na ja, da gibt's schon Unterschiede. Einige mehr, einige weniger.«	
T:	»Und haben die alle gleich große Probleme mit den ›gesellschaftlichen Rahmenbedingungen‹?«	Empirischer Disput
K:	»Nee, das nun auch nicht.«	
T:	»Man kann hier also abstufen und hat dann unterschiedliche schwere Konsequenzen zu ertragen?«	Empirischer Disput
K:	»Ist wohl so.«	
T:	»Was halten Sie denn davon: Wir schauen uns einzelne Abstufungen an, die Sie für möglich halten, und untersuchen dann, welche negativen und positiven	K soll die Vor- und Nachteile verschiedener Varianten betrachten und abwägen, um zu

	Konsequenzen jede einzelne Variante für Sie hätte, so dass Sie künftig die wählen können, mit der Sie am besten fahren?«	einer »optimalen« Entscheidung zu kommen.
K:	»Klingt vernünftig. Meinetwegen.«	
T:	»Dann schlage ich folgende Hausaufgabe vor: Schreiben Sie bis zur nächsten Stunde vier verschiedene Kompromissmöglichkeiten auf, die Sie bereit wären einzugehen, um weniger unter den heutigen Konsequenzen zu leiden: unter Unzufriedenheit, Ärger, Wut, Hass, tiefer Niedergeschlagenheit, Angst, sozialer Vereinsamung, Arbeitslosigkeit und damit zusammenhängenden Konsequenzen. Schreiben Sie dann auch für jeden Kompromiss auf, was Sie dafür alles tun müssten, was es Sie also ›kostet‹, und auf der anderen Seite, was Sie davon hätten, welche negativen Konsequenzen damit vermindert oder ganz ausgeschaltet werden können. Ist Ihnen die Aufgabe verständlich?«	T formuliert dazu eine Hausaufgabe und prüft, ob K Sinn und Zweck dieser Ausgabe verstanden hat.
K:	»Verständlich schon. Aber das dauert ja ewig!«	
T:	»Sie brauchen das nur zu tun, wenn Sie etwas an Ihrem jetzigen Zustand verändern wollen.«	T weist auf K's Entscheidungsfreiheit und Eigenverantwortlichkeit hin.
K:	»Schon klar. Also gut, ich mach's.«	

(3) »Da geht ja jede Lebensfreude flöten!«

Auch hier spricht ein Mensch mit geringer Frustrationstoleranz und kurzfristig orientiertem Hedonismus. Das therapeutische Vorgehen verläuft prinzipiell wie in Abschnitt 4.5 beschrieben. Im konkreten Fall greift der Therapeut die Behauptung an, mit einen Handlungszielplan habe der Klient langfristig weniger Lebensfreude als ohne.

Beispieldialog

»Da geht ja jede Lebensfreude flöten!«

T:	»Wenn das so ist, würde ich das wohl auch nicht machen. Aber lassen Sie uns doch zunächst einmal ganz genau hinschauen, ob das auch stimmt. Okay?«	T holt K's Zustimmung ein, dessen Behauptung auf Realitätsbezug zu prüfen.
K:	»Meinetwegen. Ich bin ja schon beruhigt, dass Sie das auch so sehen.«	
T:	»Es gibt da zwei Punkte, die ich mit Ihnen untersuchen möchte. Zum einen: Lassen Sie uns betrachten, welche Voraussetzungen für Lebensfreude erfüllt sein müssen, damit Sie dann gezielt am Verbessern dieser Voraussetzungen arbeiten können. Zum ande-	T möchte die Erkenntnis erarbeiten, dass Freude nur mit einer entsprechend positiven Bewertung einhergeht und dass Erfolg oder eine positive Be-

	ren: Sie sind ja gekommen, weil es Ihnen mit dem bisherigen Lebensstil nicht so gut geht, weil Ihre Lebensfreude darunter bereits so arg gelitten hat, dass nach Ihrem Bekunden davon nicht mehr viel vorhanden ist. Lassen Sie uns also schauen, ob der herausgearbeitete Weg Ihnen dabei helfen kann, Ihre Lebensfreude zurückzugewinnen. Sind Sie mit beiden Fragen einverstanden?«	wertung unmöglich sind, ohne einem gesetzten Ziel näher zu kommen.
K:	»Ja, ist gut.«	
T:	»Dann zu Punkt eins: Welche Voraussetzungen müssen erfüllt sein, um Lebensfreude zu empfinden?«	T greift auf das vorangegangene Einführen in das Modell zur Emotionsentstehung und -steuerung zurück.
K:	»Äh … (Pause), es muss mir gutgehen.«	
T:	»Lebensfreude ist ja, wie Freude, ein Gefühl. Wir haben ja schon betrachtet, wodurch Gefühle entstehen. Entsinnen Sie sich?«	Wie zuvor. Wäre diese Einführung bisher nicht erfolgt, wäre sie hier angezeigt (zum Vorgehen siehe Stavemann, 2014b, Kap. 1; 2014c, Kap. 5).
K:	»Äh, … durch die persönliche Sichtweise und das Bewerten einer Situation?«	
T:	»Genau. Und wie muss man etwas finden, um Freude oder Lebensfreude zu haben?«	Wie zuvor
K:	»Toll. Klasse. Super«	
T:	»Ja, genau. Und was braucht man, um etwas klasse, toll oder super finden zu können?«	T fragt nach einer logischen Ableitung.
K:	(Pause) »Das versteh' ich jetzt nicht.«	
T:	»Was ist die Voraussetzung dafür, um etwas klasse, toll oder super finden zu können?«	Wie zuvor
K:	»Es muss mir in den Kram passen.«	
T:	»Was meinen Sie mit ›in den Kram passen‹?«	K soll seine Aussage konkretisieren.
K:	»Es muss so sein, wie ich es gut finde.«	
T:	»Ja, das habe ich verstanden, aber ich frage danach: Was ist die Voraussetzung dafür, um etwas gut finden zu können?«	T fragt erneut nach einer logischen Ableitung.
K:	(Pause) »Eine Vorstellung davon, was gut ist, was man selbst will.«	
T:	»Hm, eine Vorstellung davon, was gut ist, … kann man das auch ›eigene moralische Normen und Wertvorstellungen‹ nennen?«	T prüft die Bedeutung von K's Aussage.
K:	»Ja, von mir aus.«	

T:	»Und eine Vorstellung davon, was man selbst will, könnte man das auch ›eigene Ziele‹ nennen?«	Wie zuvor
K:	»Auch das.«	
T:	»Kann ich das dann so zusammenfassen: Die Voraussetzung dafür, Freude oder Lebensfreude empfinden zu können, ist, dass man eine eigene moralische Einstellung und Werte sowie eigene Ziele besitzt? Und stimmt das: Wenn das, was gerade geschieht, diesen Zielen entspricht, freut man sich?«	T fasst K's Aussage zusammen, konkretisiert sie und erfragt K's Zustimmung.
K:	»Genau … Beides stimmt«	
T:	»Schauen wir doch einmal, was geschieht, wenn so ein Maßstab fehlt. Wenn jemand zum Beispiel überhaupt keine Ziele hat, kann er dann etwas toll, klasse oder super finden und sich freuen?«	T möchte erneut die Erkenntnis erarbeiten, dass Freude nur mit einer entsprechend positiven Bewertung einhergeht und dass diese nur möglich ist, wenn man einem Ziel näher kommt,
K:	»Wohl nicht.«	
T:	»Und wenn jemand so hohe oder unrealistische Ziele hat, dass er sie nicht erreichen kann, hat der einen Grund, das, was passiert, toll, klasse oder super zu finden und sich zu freuen?«	… und dass auch unrealistische Ziele Lebensfreude vereiteln.
K:	»Nee, auch nicht. Ich seh' schon, worauf das hinausläuft.«	
T:	»Ja? Worauf?«	K soll seine Schlussfolgerung selbst benennen.
K:	»Ohne Ziele oder mit zu hohen Zielen hat man keine Möglichkeit, welche zu erreichen. Wenn man keine erreicht, sieht das mit der Lebensfreude mies aus.«	
T:	»Ja, das klingt mir logisch. Dann schauen wir uns doch noch den zweiten Punkt an: Wenn wir jetzt an Ihren Lebenszielen arbeiten, wenn Sie entscheiden, wie Sie künftig Ihre Zeit nutzen, was Sie mit Ihrem Leben anfangen wollen, und wenn Sie dabei darauf achten, dass Sie Ihre selbst aufgestellten Ziele auch aus eigener Kraft erreichen können, kann Ihnen das dabei helfen, Ihre Lebensfreude zurückzugewinnen, wenn Sie diese Ziele erfolgreich verfolgen? Oder bedroht das den Rest Ihrer vorhandenen Lebensfreude?«	T verstärkt K's Ergebnis und erfragt mit einem hedonistischen Disput eine weitere logische Ableitung.
K:	»Hm, … so wie Sie das jetzt darstellen, … wahrscheinlich ist das besser möglich mit erreichbaren Zielen.«	
T:	»Ja, das glaube ich auch. Und wollen wir jetzt daran weiterarbeiten, dass Sie sich eigene Ziele so aufstellen, dass Sie sie auch aus eigener Kraft erreichen können?«	T verstärkt erneut K's Ableitung und fragt nach den Konsequenzen, die K daraus ziehen möchte.
K:	»Ja, wär' wohl besser.«	

7 Lebensziele mit einem Klienten analysieren und planen, der zu viele Ziele verfolgt

Kurzbeschreibung des Klienten

Beschwerdebild. Der 35-jährige Rechtsanwalt kommt auf Drängen seiner Ehefrau und klagt über momentanen privaten, ökonomischen und beruflichen Stress. Er schlafe nur noch vier bis fünf Stunden, habe im letzten Monat ungewollt acht Kilo abgenommen, könne sich kaum noch konzentrieren und reagiere zunehmend gereizt. Er sei sicher, das alles wieder geregelt zu bekommen, müsse jedoch endlich einmal wieder richtig schlafen.

Anamnestische, verhaltensanalytische und -diagnostische Informationen. Der Klient wächst als Einzelkind zusammen mit den Eltern in einer Großstadt heran. Die Beziehung zu Mutter (Hausfrau) und Vater (Notar) sei liebe- und vertrauensvoll gewesen. Aus der Vorschulzeit, Schulzeit und Pubertät werden keine Auffälligkeiten berichtet. Das Lernen sei dem Klienten ebenso leichtgefallen wie die Beziehungsaufnahme zu Gleichaltrigen und ab der Pubertät zu Partnerinnen. Für gute Leistungen sei er stets gelobt und belohnt, für schlechte »heruntergemacht« worden. Schulische, berufliche und sexuelle Leistung habe er stets als lustvoll und werterhöhend erlebt. Ein Fehler oder gar ein Scheitern bedeute für den Klienten hingegen den Supergau für seine Selbstachtung. Auch Ablehnung könne er nicht ohne Wertverlust verkraften, denn wertvoll seien nur beliebte Menschen.

Nach diversen Beziehungsversuchen lebe er nun in zweiter Ehe, er habe eine achtjährige Tochter aus erster und zwei Töchter (zwei und vier Jahre) aus dieser Ehe.

Der Klient berichtet von mehreren manischen und depressiven Phasen ab dem 19. Lebensjahr ohne erkennbare Auslöser. Die jetzige manische Phase habe vor ca. vier Monaten begonnen.

Die heutige Situation wird wie folgt geschildert: Privat sei momentan die Ehe gefährdet, weil seine Frau gedroht habe, ihn zu verlassen. Er solle sich endlich auf die Familie konzentrieren, seine »Liebschaften« aufgeben und damit aufhören, das Geld »aus dem Fenster zu werfen«. Letzteres beziehe sich einerseits auf seine »Einkaufstrips«, bei denen er häufig mehrere tausend Euro an einem Tag für Kleidung, Elektronik oder Accessoires ausgebe. Andererseits hänge dies aber auch mit hohen Hotel- und Spesenrechnungen zusammen, wenn er beruflich unterwegs sei. Meist verbringe der diese Aufenthalte mit anderen Frauen, die er auch fürstlich bewirte (Freundinnen) oder bezahle (Prostituierte). Diese Ausgaben führten zu zunehmendem Stress mit seinen Banken, bei denen er trotz eines monatlichen Einkommens von ca. 25.000 Euro, inzwischen mit Privatkrediten über 500.000 Euro in der Kreide stehe. Seine Frau sei vor einem Monat dahintergekommen, als sie eine Pfändungsandrohung für das Haus auf seinem Schreibtisch gesehen habe. Beruflich könne er seinen Ver-

pflichtungen kaum noch nachkommen, da er zurzeit zu viele hochkarätige Mandate angenommen habe und dafür in ganz Europa herumfliege. Trotz eines 14-Stunden-Arbeitstages klagten einige Mandanten über das schleppende Bearbeiten ihrer Fälle. Sie drohten bereits mit Regressansprüchen und Beschwerden bei der Anwaltskammer, weil er bei wichtigen Terminen und Verhandlungen nicht erschienen sei.
Diagnose. Ausgeprägtes Selbstwertproblem mit F31.0G (ICD10): bipolare affektive Störung, gegenwärtig manische Episode.

7.1 Relevante Glaubensgrundsätze und Werte erheben und reflektieren

Relevante Glaubensgrundsätze erheben

Die Anamnese und das Auswerten von Arbeitsblatt AB 1 (»Relevante Glaubensgrundsätze«) ergibt folgendes Bild:

AB 1

Der Klient glaubt an eine höhere Macht, ist aber nicht konfessionell eingebunden (Vorgeschichte: evangelisch-lutherisch aufgewachsen, konfirmiert, mit 18 Jahren aus der Kirche ausgetreten, diverse »Schnupperkurse« im Konfuzianismus, Buddhismus und Bahai, ohne sich jedoch für eine Religion zu entscheiden). Ein Leben nach dem Tod erfolge in Form einer Wiedergeburt, wobei sich die Art und Qualität der Wiedergeburt nach der Effizienz des vorangegangenen Lebens richte.

Relevante Glaubensgrundsätze reflektieren

Zunächst versucht der Therapeut, durch gemeinsame Reflexion ein besseres Verständnis von den relevanten Glaubensgrundsätzen zu erarbeiten.

Beispieldialog

Relevante Glaubensgrundsätze reflektieren

T:	»Wie kommen Sie darauf, dass es eine höhere Macht und ein Leben nach dem Tod gibt?«	T fragt nach einer Begründung für K's Sichtweise.
K:	(Lächelt) »Tja, … ich glaube das einfach. Ich halte das für das Wahrscheinlichste, denn von irgendwo muss das ja alles herkommen. Ich kann mir nicht vorstellen, wie sonst die Urmaterie entstanden sein sollte. Ich glaube eher, die Materie selbst ist das ›höhere Wesen‹, und wir sind ein Teil davon. Da ist ja wohl alles denkbar. Und an ein Leben nach dem Tod glaube ich zwar, aber nicht im Himmel oder der Hölle, sondern in Form einer Wiedergeburt, weil ich ein Nullsummenspiel unterstelle. Es geht dabei nichts verloren. Jedes Wesen wird auf eine bestimmte Art wiedergeboren. Die Art selbst, also als was jemand wiedergeboren wird, entscheidet sich nach seiner bisherigen Lebensweise. Wer etwas aus seinem Leben gemacht hat, wer erfolgreich und beliebt war, kommt in die nächsthöhere Stufe, wer nicht, wird abgestuft – bis hin	

	zum Einzeller. So geht das vermutlich ewig weiter. – Jetzt sind Sie aber geschockt, was?«	
T:	»Nein, das nicht, denn ich kenne bereits ähnliche Glaubensmodelle. Ich finde Ihre Gedanken dazu interessant ... Und wer entscheidet wonach, als was jemand wiedergeboren wird?«	T akzeptiert K's Sichtweise als eine von vielen Möglichen und fragt nach weiteren → Randbedingungen.
K:	»Keine Ahnung (lacht). Da mache ich mir auch keinen Hals. Es kommt, wie es kommt. Ich kann nur versuchen, möglichst effektiv und erfolgreich zu leben, mich dabei sozial und menschenfreundlich zu verhalten und mit meinen Mitmenschen möglichst gut auszukommen. Mehr geht nicht. Mit dem Ergebnis muss ich dann eben leben.«	
T:	»Okay, dann habe ich Ihre Sichtweise jetzt verstanden.«	Da K die Konsequenzen seiner Glaubensgrundsätze zu erkennen und zu akzeptieren scheint, belässt T es dabei.

Relevante Werte erheben

AB 2

Der Klient hat mit Hilfe des Arbeitsblatts AB 2 (»Relevante Wertvorstellungen«) folgende Werte für sich als verbindlich erklärt:

Gewaltfreiheit, Leistungsbereitschaft, Nächstenliebe, Hilfsbereitschaft, Großzügigkeit, Akzeptanz.

Sämtliche Werte werden mit der Relevanz 4 (wichtig) angegeben.

Relevante Werte reflektieren

Therapeutische Strategie. Zunächst wird der Therapeut die genannten Wertbegriffe definieren lassen. Sind realitätsgerechte, praktikable Definitionen gefunden, wird im nächsten Schritt geklärt, wie sie zu operationalisieren sind. Also, wie der Klient die jeweiligen Werte wem gegenüber konkret umsetzen will, um daraus leichter Handlungsanweisungen ableiten zu können (z. B.: »Leistungsbereitschaft« in welchen Bereichen? Wie soll das umgesetzt werden? Wie zeigt sich »Großzügigkeit« im Verhalten? Wem gegenüber großzügig?). Im dritten Schritt wird betrachtet, welche Konsequenzen jeder dieser umgesetzten Werte für den Alltag des Klienten hat.

Ziel der Reflexion ist, dass der Klient eine klare Vorstellung davon entwickelt, wie er seine Wertvorstellungen konkret in seinem Lebensalltag in Handlungsanweisungen umsetzen kann. Ist dies deutlich erarbeitet, kann er leichter die Konsequenzen seiner Wertvorstellungen erkennen und beschreiben.

Ergebnis der Reflexion. Auch hier wird aus Platzgründen lediglich das Ergebnis dieser Reflexion angeführt:

Physische oder psychische Gewalt gegenüber Menschen ist nur zur Gefahrenabwehr erlaubt.

Die eigenen Fähigkeiten sollten weitestgehend ausgebaut und genutzt werden, da Leistung die Menschheit voranbringe. [Bei diesem Leistungsaspekt ist noch zu klären, inwieweit dieser ein Resultat / Symptom des vorhandenen Selbstwertproblems ist, das auch einen leistungsbezogenen Wertmaßstab enthält.]

Unter Nächstenliebe versteht der Klient, jeden zu achten und wichtig zu nehmen, auch wenn er deren Werte oder Ziele nicht teilt.

Hilfsbereitschaft zeigt er, wenn er anderen in Not hilft, ohne dass dies seinen Alltag merklich einschränkt oder seine anderen Werte verletzt.

Großzügigkeit möchte er gegenüber seinen Bezugspersonen, Angestellten und Servicepersonal (Kellner etc.) durch Geschenke oder Geldzuwendungen in abgestufter Form zeigen. [Auch bei diesem Aspekt ist noch zu klären, inwieweit dieser ein Resultat / Symptom des vorhandenen Selbstwertproblems ist, das auch einen beliebtheitsbezogenen Wertmaßstab enthält.]

Mit Akzeptanz beschreibt der Klient eher typisch stoische Werte. Er möchte Dinge, andere Personen oder Geschehnisse, die er nicht beeinflussen kann, so akzeptieren wie sie sind, ohne sich darüber aufzuregen oder sich daran aufzureiben. Das gilt auch für Schicksalsschläge, die ihn selbst betreffen.

7.2 Handlungsziele: Den Ist-Zustand erheben

Bestehende Ziele erheben

Das Auswerten von Aufgabenblatt AB 3 (»Momentan verfolgte Handlungsziele«) ergibt folgenden Ist-Zustand bei den zurzeit verfolgten Zielen: AB 3

Partner / Familie / Sozialkontakte

- Frau (8 Std.)
- Kinder (4 Std.)
- Freundinnen (8 Std.)
- Edwin (2 Std.)
- Luis (1 Std.)
- Telefon- und E-Mail-Kontakte zu ca. 20 weiteren Bekannten (2 Std.)

Beruf / Karriere / verfügbare Geldmittel

- Kanzlei (35 Std.)
- Justiziar bei M. (6 Std.)
- Justiziar bei V. (6 Std.)
- vor Gericht (5 Std.)
- Reisen / Konferenzen / Verhandlungen / Mediatortätigkeit (10 Std.)
- Vorstand bei L. (3 Std.)
- Vorstand bei S. (3 Std.)

Hobbys / Freizeit

- Golf, inkl. Turniere (8 Std.)
- Segeln (4 Std.)
- Tennis (2 Std.)
- Go (2 Std.)

- Segelfliegen (1 Std.)
- Hochseeangeln (1 Std.)
- Auto- und Pferderennen, als Zuschauer (1 Std.)
- Oldtimerpflege (1 Std.)

Sonstiges

- Tauchreisen, kulturelle Reisen (jährlich 6 Wochen, mit Familie)
- Hochsee- und Regattasegeln (jährlich 2 Wochen, allein)
- Oldtimertreffen und -fahrten (jährlich 4 Tage)
- Vorstand im Golfklub (2 Std.)
- Vorstand im Segelklub (2 Std.)
- Shopping (2 Std.)

AB 4

Zeit- und Energieverteilung für bestehende Ziele. Den durchschnittlichen Zeitaufwand in Stunden pro Woche für die oben genannten Aktivitäten hat der Klient mit Hilfe von Arbeitsblatt AB 4 (»Aktivitäten-Wochenplan«) über zwei Wochen ermittelt. Zusätzlich hat er unter »sonstiges« auch Aktivitäten angegeben, die er nur einmal jährlich durchführt und die nicht sinnvoll in den Wochenplan zu integrieren sind. [Jährlich stattfindende Ereignisse werden im Aktivitäten-Wochenplan nicht berücksichtigt und nicht beim Berechnen des Stundenkontingents berücksichtigt.]

Auf die Angabe des Energieaufwands hat der Klient verzichtet, weil sie angeblich dem jeweiligen Zeitaufwand entspricht.

7.3 Bestehende Ziele analysieren und auf Angemessenheit prüfen

Ziele auf Widersprüchlichkeit prüfen

Glaubens- und Wertvorstellungen. Die Glaubens- und Wertvorstellungen des Klienten sind zueinander widerspruchsfrei.

Handlungsziele. Die meisten der vom Klienten aufgestellten Handlungsziele sind – bis auf die Sozialkontakte – konkret beschrieben und brauchen nicht weiter präzisiert zu werden.

Die Menge der Vorhaben und der Zeitplan des Klienten werden allerdings nicht dazu führen, die beklagten Stresssymptome loszuwerden. Dies wird weiter unten bei »Konsequenzen von zu vielen Handlungszielen« thematisiert.

Partner / Familie / Sozialkontakte. Um die sozialen Ziele auf Widersprüchlichkeit prüfen zu können, wird der Klient gebeten, die Handlungsziele hinsichtlich seiner Sozialkontakte zu konkretisieren.

Beruf / Karriere / verfügbare Geldmittel. Vor dem Hintergrund seiner grundlegenden Glaubensgrundsätze scheint die Leistungsorientierung des Klienten auf den ersten Blick plausibel. Hier ist jedoch zu klären, ob der Klient dieselben Leistungsziele auch noch verfolgen würde, wenn er sein Selbstwertproblem gelöst hat und ohne leistungsorientierten Selbstwertmaßstab lebt.

Hobbys / Freizeit. Dieser Bereich ist präzise, realistisch und inhaltlich widerspruchsfrei beschrieben.

Sonstiges. Auch dieser Bereich ist präzise, realistisch und inhaltlich widerspruchsfrei beschrieben.

Handlungsziele auf Normenverträglichkeit prüfen

Hier zeigt sich ein möglicher Widerspruch zwischen den zahlreichen Handlungszielen des Klienten und seiner Wertvorstellung, möglichst erfolgreich zu sein. Der Therapeut wird erarbeiten lassen, dass wegen der Menge der übernommenen Verpflichtungen und Ziele die Qualität der einzelnen Leistungen auf der Strecke bleibt und dies dann nicht mehr mit den benannten Leistungszielvorstellungen übereinstimmt. Der Klient soll entscheiden, ob für ihn die Masse der übertragenen Tätigkeiten relevanter ist als die Ausführungsqualität der übernommenen Aufgaben.

Ansonsten ist zu diesem Zeitpunkt kein Verstoß anderer Handlungsziele gegen metaphysische Werte des Klienten zu erkennen. Dies sollte ggf. neu geprüft werden, wenn er seine Handlungsziele hinsichtlich der Sozialkontakte inhaltlich beschrieben hat (z. B. was er mit wem tut möchte).

Handlungsziele auf Rationalität und Funktionalität prüfen

Die angeführten, momentan verfolgten Handlungsziele sind alle aus eigener Kraft erreichbar und rational. Verstöße gegen die Funktionalität sind zum gegenwärtigen Zeitpunkt für jedes einzelne Handlungsziel nicht erkennbar. Allerdings ist die Masse der Handlungsziele dysfunktional, wenn es dem Klienten auf einen qualitativ bestmöglichen Abschluss seiner Handlungsziele ankommt. Diese Konsequenz sollte deutlich erkennbar herausgearbeitet werden.

Art, Ursache und Konsequenzen des Problems diagnostizieren

Art des Zielproblems. Der Klient leidet unter einem ausgeprägten Selbstwertproblem, wobei sowohl leistungs- als auch beliebtheitsorientierte Maßstäbe angelegt werden. Dies führt zu symptomatischen Handlungszielen, die dazu dienen, die eigene Wertigkeit zu erhöhen bzw. zu sichern. Dabei leidet der Klient offensichtlich nicht unter einzelnen irrationalen oder widersprüchlichen Handlungszielen. Es ist deren Masse, die er in der verfügbaren Zeit nicht so verfolgen kann, wie er möchte und wie es gemäß seines Wertekonzepts erforderlich wäre. Diese Selbstüberforderung wird zusätzlich in seinen manischen Phasen durch seine euphorische Stimmung und zeitweise Selbstüberschätzung verstärkt. Der depressive Absturz erfolgt regelmäßig, wenn der Klient den selbstgesetzten Wertkriterien nicht mehr genügt oder im Gefolge physischer Erschöpfung die gesetzten Ziele nicht mehr erreicht.

Gründe für zu viele Ziele. Unabhängig von einer möglichen genetischen Disposition des Klienten für das zyklothyme Krankheitsbild wird er von klein auf für Leistung und soziale Akzeptanz durch die Eltern verstärkt. Seine rasche Auffassungs- und Lernfähigkeit begünstigen diese »Werte« und führen zum schnellen Herausbilden eines »Heimspielplatzes«, d. h. eines Gebietes, das umso lieber und häufiger aufgesucht wird, je besser die dort gefragten Fertigkeiten beherrscht werden. So entsteht ein sich selbst verstärkender Prozess zwischen Leistung bzw. Anerkennung und Selbstwertzuschreibung.

Symptomgewinne von zu vielen Zielen. Das symptomatische Verhalten dient dem Klienten aufgrund der gewählten Selbstwertmaßstäbe (Leistung bzw. soziale Anerkennung) zur Selbstwerterhöhung. Er erlebt sich als wertvoll und als jemand Besonderes. Das überwiegend bewundernde oder »neidische« Umfeld dient dafür als weiterer Beleg.

Konsequenzen von zu vielen Zielen. Die langfristigen negativen Konsequenzen zeigen sich auf unterschiedlichen Ebenen:

- **physiologisch:** Der Klient ist energetisch ausgelaugt, steht unter ständiger Anspannung. Er leidet unter Schlafstörungen, ist erschöpft und gleichzeitig ruhelos. Ein erheblicher und ungewollter Gewichtsverlust kommt hinzu.
- **Verhalten:** Viele Tätigkeiten werden zwar begonnen, selten aber so zu Ende geführt, wie geplant. → Puffer- und Vorbereitungszeiten werden nicht eingeplant. Vieles wird versucht, aus dem Stegreif umzusetzen.
- **emotional:** Wegen der, auch nach eigenem Maßstab, unzureichenden Leistungen und der erhaltenen Kritik, kippt die anfänglich euphorische Stimmung immer öfter und schneller in Unzufriedenheit oder Ärger auf sich und andere. Der Klient wertet sich für seine unzureichenden Leistungen ab. Dies führt schließlich zu resignativem Rückzug mit depressivem Beschwerdebild.
- **kognitiv:** Die anfängliche Selbstüberschätzung und Selbstwerterhöhung wegen empfundener Leistungseffizienz und Beliebtheit wechseln hin zu Selbstzweifel und Wertlosigkeitszuschreibungen.
- **sozial:** Wiederholte Beziehungsprobleme und Ehekrisen.
- **beruflich:** Verlust von Kunden und Auftraggebern wegen schleppendem bzw. ausbleibendem Arbeitserfolg.

7.4 Handlungszielpläne: Den Soll-Zustand erarbeiten

Therapeutische Strategie

(1) Problemeinsicht und Veränderungsmotivation prüfen und ggf. stärken oder aufbauen
Das weitere therapeutische Vorgehen verläuft gemäß der in Kapitel 4 beschriebenen allgemeinen Strategie, die für diesen Klienten wie folgt adaptiert wird:
(2) Veränderungsziele des Klienten erfragen und ggf. einige abwählen lassen
(3) Handlungszielpläne für unterschiedliche Zeithorizonte erstellen lassen
(4) Handlungszielpläne prüfen und ggf. korrigieren lassen
(5) hierarchische Struktur der Handlungsziele erstellen lassen
(6) Handlungsziele reduzieren und korrigierte Handlungszielpläne erstellen lassen
(7) korrigierte Handlungszielpläne prüfen und ggf. nachbessern lassen

7.4.1 Problemeinsicht und Veränderungsmotivation prüfen und ggf. stärken oder aufbauen

Beides gestaltet sich stets besonders aufwendig, wenn sich Klienten gerade in einer manischen Phase befinden und den Therapeuten lediglich als weiteren Miesmacher und Spaßbremser ansehen. Auch hier besteht die erfolgreichste Strategie darin, dass der Therapeut bemüht ist, aus der Perspektive des Klienten eine Lösung zu erarbeiten, die in dessen Weltbild passt. In diesem Fall wird er beispielsweise anbieten, gemeinsam nach einer Lösung zu suchen, die *langfristig* die Leistung des Klienten maximiert. Bei der Reflexion wird herausgearbeitet, dass ein weniger an Zielen ein mehr an Erfolgsaussichten bedeutet.

Parallel dazu wird die Selbstwertproblematik des Klienten bearbeitet.

Besonders bei hypomanischen oder manischen Klienten ist nicht unbedingt davon auszugehen, dass sie Einsicht in den psychogenen Charakter ihrer Symptomatik besitzen. In der Regel führen sie diese auf organische Gründe oder auf zufallsbedingtes »unglückliches Zusammentreffen mehrerer Ereignisse« zurück. Auch im vorliegenden Fall wird der Therapeut zuerst prüfen, ob der Klient die psychische Ursache seiner Symptome erkennt und als selbst beeinflussbar erlebt. Tut er dies nicht, wird zunächst am Aufbau der Problemeinsicht gearbeitet (zum Vorgehen siehe z. B. Stavemann, 2014c, Kap. 4 »Wissensvermittlung und Aufbau der Krankheitseinsicht bei Klienten mit psychosomatischen Erkrankungen oder Verhaltensauffälligkeiten«). Sollte dies nicht gelingen, ist die Therapieaufnahme wegen unzureichenden Klientenanforderungen kontraindiziert (siehe hierzu z. B. Stavemann, 2014b).

Das therapeutische Umgehen mit dem hier höchstwahrscheinlich zu erwartenden Widerstand im Sinne von »Wenn ich körperlich wieder fit bin, kann ich das!« wird im Abschnitt 7.5 aufgegriffen und in einem Beispieldialog behandelt.

7.4.2 Veränderungsziele des Klienten erfragen und ggf. einige abwählen lassen

Wie bei dieser Diagnose zu erwarten, hat der Klient keine eigenen Veränderungsziele angegeben, die er zum Lindern seiner Symptome für angemessen hält. Er möchte lediglich wieder konzentrations- und leistungsfähig werden und erholsamen Schlaf finden. Der Therapeut geht dazu über, die Einsicht zu erarbeiten, dass die Menge der Lebensziele die Ursache für die Symptome sind. Eine Symptomlinderung ist nur durch ein Reduzieren der verfolgten Ziele zu erreichen.

Ist diese Einsicht erarbeitet und die dafür nötige Änderungsbereitschaft vorhanden, erhält der Klient die Hausaufgabe, diese Erkenntnis in seinen Handlungszielplänen umzusetzen. Ist der Klient dazu nicht bereit, ist die Therapieaufnahme wegen unzureichender Klientenanforderungen kontraindiziert.

(Zum Vorgehen beim Erarbeiten der Veränderungsmotivation siehe kommentierte Beispieldialoge in den Abschnitten 7.4.4 und 7.5).

7.4.3 Handlungszielpläne für unterschiedliche Zeithorizonte erstellen lassen

Der Klient hat seine Hausaufgaben erfüllt und seine reduzierten Ziele in Arbeitsblatt AB 5 (»Mein Lebenszielplan«) eingearbeitet. Neben den einzelnen Zielen hat er auch den dafür geplanten Zeit- und Energieaufwand angegeben. Es kann nun geprüft werden, inwieweit er seine Tages-, Wochen- oder Lebenspläne sinnvoll aufgestellt hat.

Der Energieaufwand soll wieder dem Zeitaufwand entsprechen.

Meine Handlungszielpläne

Partner / Familie / Sozialkontakte

in 30 Jahren:

- Frau (12 Std.)
- Kinder (6 Std.)
- Freundinnen (12 Std.)
- Edwin (3 Std.)
- Luis (1,5 Std.)
- Telefon- und E-Mail-Kontakte zu ca. 20 weiteren Bekannten (3 Std.)

in 5 Jahren:

- Frau (8 Std.)
- Kinder (4 Std.)
- Freundinnen (8 Std.)
- Edwin (2 Std.)
- Luis (1 Std.)
- Telefon- und E-Mail-Kontakte zu ca. 20 weiteren Bekannten (2 Std.)

in 1 Jahr: wie in 5 Jahren

ab sofort: wie heute

Beruf / Karriere / verfügbare Geldmittel

in 30 Jahren:

- Kanzlei (17,5 Std.)
- Justiziar bei M. (3 Std.)
- Justiziar bei V. (3 Std.)
- vor Gericht (2,5 Std.)
- Reisen / Konferenzen / Verhandlungen / Mediatortätigkeit (5 Std.)
- Vorstand bei L. (1,5 Std.)
- Vorstand bei S. (1,5 Std.)

in 5 Jahren:

- Kanzlei (35 Std.)
- Justiziar bei M. (6 Std.)
- Justiziar bei V. (6 Std.)
- vor Gericht (5 Std.)

- Reisen / Konferenzen / Verhandlungen / Mediatortätigkeit (10 Std.)
- Vorstand bei L. (3 Std.)
- Vorstand bei S. (3 Std.)
- Aufsichtsrat bei N. (4 Std.)

in 1 Jahr:
- Kanzlei (35 Std.)
- Justiziar bei M. (6 Std.)
- Justiziar bei V. (6 Std.)
- vor Gericht (5 Std.)
- Reisen / Konferenzen / Verhandlungen / Mediatortätigkeit (10 Std.)
- Vorstand bei L. (3 Std.)
- Vorstand bei S. (3 Std.)
- Aufsichtsrat bei N. (6 Std.)

ab sofort: wie heute

Hobbys / Freizeit
in 30 Jahren:
- Golf (12 Std., inkl. Turniere)
- Segeln (6 Std.)
- Tennis (3 Std.)
- Go (3 Std.)
- Segelfliegen (1,5 Std.)
- Hochseeangeln (1,5 Std.)
- Auto- und Pferderennen, als Zuschauer (1,5 Std.)
- Oldtimerpflege (1,5 Std.)
- Jagd (3 Std.)

in 5 Jahren:
- Golf (8 Std., inkl. Turniere)
- Segeln (4 Std.)
- Tennis (2 Std.)
- Go (2 Std.)
- Segelfliegen (1 Std.)
- Hochseeangeln (1 Std.)
- Auto- und Pferderennen, als Zuschauer (1 Std.)
- Oldtimerpflege (1 Std.)
- Großwildjagd, Polo (6 Std.)

in 1 Jahr:
- Golf (8 Std., inkl. Turniere)
- Segeln (4 Std.)
- Tennis (2 Std.)
- Go (2 Std.)

- Segelfliegen (1 Std.)
- Hochseeangeln (1 Std.)
- Auto- und Pferderennen, als Zuschauer (1 Std.)
- Oldtimerpflege (1 Std.)
- Jagdschein machen, Reiten lernen (4 Std.)

ab sofort: wie heute

Sonstiges
in 30 Jahren:
- Tauchreisen, kulturelle Reisen (jährlich 6 Wochen, mit Familie)
- Hochsee- und Regattasegeln (jährlich 3 Wochen, allein)
- Oldtimertreffen und -fahrten (jährlich 6 Tage)
- Vorstand im Golfklub (3 Std.)
- Vorstand im Segelklub (3 Std.)
- Shopping (3 Std.)

in 5 Jahren:
- Tauchreisen, kulturelle Reisen (jährlich 6 Wochen, mit Familie)
- Hochsee- und Regattasegeln (jährlich 2 Wochen, allein)
- Oldtimertreffen und -fahrten (jährlich 4 Tage)
- Vorstand im Golfklub (2 Std.)
- Vorstand im Segelklub (2 Std.)
- Shopping (2 Std.)

in 1 Jahr: wie in 5 Jahren

ab sofort: wie heute

7.4.4 Handlungszielpläne prüfen und ggf. korrigieren lassen

Beim Prüfen der neuen Handlungszielpläne wird bereits durch ein überschlägiges Betrachten der verplanten Zeit und Energie deutlich, dass der Klient nicht nur keine Ziele reduziert, sondern vielmehr neue integriert hat. Mit der Menge und Intensität seiner Vorhaben wird er die beklagten Symptome nicht abbauen können.

Bereich	30 J.	5 J.	1. J.	sofort
soziales	37,5	25	25	25
Einkommen	34	72	74	68
Hobby	33	26	26	20
sonstiges	9	6	6	6
Summe Std.	113,5	129	131	119

Prüfen von Handlungszielen

Offenbar ist der Klient bisher noch nicht bereit, die Menge seiner verfolgten Vorhaben als Ursache für seine stressbedingten Symptome anzunehmen. Der Therapeut wird erneut an dieser Einsicht arbeiten. Um unnötige Widerstände zu vermeiden, wird er in seinem Vorgehen darauf achten, sämtliche Vorhaben des Klienten wichtig zu nehmen. Anderenfalls besteht die Gefahr, in die meist schon beträchtliche Anzahl der »Spielverderber« eingereiht zu werden, die ihm seinen Erfolg missgönnen oder ihn in seiner Lebensfreude beschneiden wollen.

Beispieldialog

Problemeinsicht und Veränderungsmotivation erarbeiten

T:	»Wenn ich Sie richtig verstanden habe, reicht Ihnen die zurzeit verbliebene Energie und Zeit nicht aus, um all Ihre Vorhaben so zu verfolgen, dass Sie selbst damit zufrieden sind. Organische Gründe für Ihre Symptome können wir Ihren Ärzten zufolge wohl ausschließen. Was schlagen Sie denn vor, wie Sie Ihre »inneren Batterien« wieder so aufladen können, damit Sie wieder symptomfrei leben können?«	T fasst zusammen, wie er K's Situation verstanden hat, und fragt, ob er einen Lösungsvorschlag hat.
K:	»Tja, wenn ich *das* wüsste, wäre ich nicht hier.«	
T:	»Was würden Sie denn jemandem raten, der in einer Nacht sechs Geliebte nacheinander aufsucht und bei der siebten über Erektionsschwierigkeiten klagt?«	T benutzt eine Analogie und fragt K nach dessen Lösungsvorschlag.
K:	(grinsend) »Vielleicht sollte er es bei sechs belassen.«	
T:	»Und wenn jemand sich über mangelnde Möglichkeiten beklagt, seinem Studium nachzugehen, weil er tagsüber als Kurierfahrer und abends sechs Stunden als DJ arbeitet und nachts noch sechs Stunden Taxi fährt?«	Wie zuvor
K:	»Wieso, die Möglichkeit hätte er doch. Dann muss er eben für einige Zeit den Gürtel etwas enger schnallen und auf etwas Geld verzichten. Als Student konnte ich mir auch nicht alles leisten!«	
T:	»Und wenn sich jemand darüber beschwert, dass sein Maserati viel zu viel verbraucht, wenn er ihn mit Höchstgeschwindigkeit über die Autobahn jagt?«	Wie zuvor
K:	»Wenn er sich das nicht leisten kann, sollte er sich einen Kleinwagen kaufen.«	
T:	»Hm, ... wenn ich Sie recht verstehe, würden Sie den Betreffenden in allen Fällen raten, ein wenig zurückzustecken, wenn sie den Preis für ihren Lebensstil nicht mehr zahlen wollen oder können. Ist das so?«	T fasst K's Lösungsvorschläge zusammen und fragt nach Bestätigung.
K:	»Also, in diesen Fällen schon.«	
T:	»Weshalb fänden Sie das sinnvoll?«	K soll seine Sichtweise begründen.

K:	»Na ja, das war wohl etwas übertrieben.«	
T:	»Das fanden *die* nicht. Aber wir kommen *Sie* darauf?«	T übernimmt die Rolle des → Advocatus Diaboli.
K:	»Na, wer so über die Stränge schlägt, muss entweder ohne zu jammern den Preis dafür zahlen, oder er muss so weit zurückstecken, bis er sich es leisten kann.«	
T:	»Hm, das klingt logisch. Wollen Sie einmal prüfen, ob Sie von Ihrer Erkenntnis etwas auf Ihre jetzige Situation übertragen können?«	T verstärkt K's Erklärung und fragt, ob diese auch auf K's Problem zu übertragen ist.
K:	»Ich habe mir schon gedacht, dass Sie darauf hinauswollen. Soll ich also aufhören zu jammern?«	
T:	»Schauen wir doch lieber, was Sie selbst für das Vernünftigste halten: Den Preis für den jetzigen Lebensstil weiter zu bezahlen oder die Vorhaben so weit zurückzustutzen, bis Sie damit ohne lästige Symptome zurechtkommen. Was meinen Sie?«	K soll selbst entscheiden, welchen Lösungsversuch er für zielführend hält.
K:	»Aber ich bin doch noch gar nicht überzeugt davon, dass das nichts Organisches ist!«	
T:	»Ja, das habe ich nicht vergessen. Aber wollten wir hier nicht prüfen, ob es vielleicht etwas sein kann, was durch körperliche Überforderung und psychischen Stress verursacht ist?«	T fragt, ob K's vorher gegebene Zustimmung noch gilt.
K:	»Doch, schon.«	
T:	»Ließe sich das denn auf diese Weise prüfen: Dass Sie eine Zeitlang Ihre Vorhaben reduzieren und schauen, ob Sie dann besser damit zurechtkommen, ob Sie dann ohne Ihre lästigen Symptome leben können?«	K soll entscheiden, ob die Lösung, die er für die Analogien angemessen fand, auch für seine Situation hilfreich sein könnte.
K:	(Pause) »Möglich wär's.«	
T:	»Und? Wollen Sie das einmal ausprobieren?«	K soll entscheiden, ob er diese Lösung versuchen möchte.
K:	»Äußerst ungern.«	
T:	»Was hätten Sie denn am wenigsten gern: die Symptome zu behalten oder die Vorhaben zu reduzieren?«	T führt die beiden Alternativen von K's Dilemma an.
K:	(Pause) »Okay, ich probier's einmal eine Woche aus.«	
T:	»Hätten Sie das auch den Leuten in den vorherigen Beispielen geraten: mal eine Woche aussetzen und dann weitermachen wie gehabt?«	T bezweifelt, dass K so sein Problem lösen kann. Um K's Widerstand zu reduzieren, lässt T ihn diese Einsicht anhand der vorherigen Analogien selbst erarbeiten.
K:	»Hm.«	

T:	»Bitte?«	Konkretisierungsfrage
K:	»Das müsste doch wohl etwas dauerhafter sein, wenn die nicht gleich wieder in die alte Situation zurückrutschen wollen.«	
T:	»Also?«	Logischer Disput
K:	»Ich probier's einmal aus. Aber zunächst nur für drei Monate. Dann sehe ich, was es mir gebracht hat und entscheide neu.«	
T:	»Einverstanden. Dann schlage ich vor, dass Sie zum nächsten Mal aufschreiben, auf welche Ihrer Vorhaben Sie künftig ganz verzichten und welche Sie reduzieren wollen. Denken Sie bitte dabei an das 100-Prozent-Kriterium und verplanen Sie für jeden einzelnen Zeithorizont nicht mehr als 100 Stunden pro Woche. Nehmen Sie dazu auch gern nochmals das Informationsblatt ›Handlungsziele reduzieren‹ zu Hilfe. Wir schauen uns dann zusammen Ihre neuen Handlungszielpläne an. Einverstanden?«	T verstärkt K's Lösung und formuliert dazu eine konkrete Hausaufgabe. K wird dazu nochmals auf INFO 20 K verwiesen.
K:	»Ja, mache ich.«	

INFO 20 K

7.4.5 Hierarchische Struktur der Handlungsziele erstellen lassen

Im vorliegenden Fall wird die Relevanz einer hierarchischen Struktur der verfolgten Ziele besonders deutlich: Der Klient verfolgt Ziele, die mit großer Wahrscheinlichkeit auf Dauer nicht parallel zu verfolgen sind. So wird er sich beispielsweise entscheiden müssen, ob er seiner Ehefrau oder seinen Geliebten den Vorzug gibt, falls die Partnerin ein Nebeneinander nicht akzeptieren sollte. Ähnliches gilt für die beruflichen Vorhaben, die nicht sämtlich in der dafür verfügbaren Zeit so erledigt werden können, dass der Klient selbst oder die Kunden damit zufrieden wären. Vermutlich gilt dies auch für die aufgeführten Freizeitvorhaben.

Beispieldialog

Die Relevanz einer Handlungsziel-Hierarchie verdeutlichen

T:	»Wenn ich das richtig verstehe, verfolgen Sie ja weiterhin, sowohl Ihre Ehe weiterzuführen als auch die Beziehungen zu Ihren Freundinnen aufrechtzuerhalten. Meinen Sie denn, dass Ihre Frau dies – entgegen ihrer Ankündigung – weiterhin tolerieren wird?«	T weist K auf möglicherweise unvereinbare Handlungsziele hin und fragt nach möglichen Konsequenzen.
K:	»Ich weiß nicht. Aber sie hat schon so oft mit Trennung gedroht, dass ich es nicht so ernst nehme.«	
T:	»Und wie wollen Sie sich in dem Fall verhalten, falls Sie es doch ernst meinte?«	T fragt nach K's Präferenz für den Konfliktfall.

K:	»Puh, … darüber habe ich auch schon öfter nachgedacht.«	
T:	»Mit welchem Ergebnis?«	Konkretisierungsfrage
K:	»Ich weiß auch nicht …, ich mag beides nicht aufgeben.«	
T:	»Ja, das habe ich schon verstanden, aber wie wollen Sie sich verhalten, wenn das nicht geht?«	T fragt erneut nach K's Präferenz für den Konfliktfall.
K:	(Pause) »Ich würde wohl erst einmal bei meiner Familie bleiben.«	
T:	»Und auf die Freundinnen verzichten?«	T benennt die Konsequenzen dieses Entscheids.
K:	»Wenn es denn gar nicht anders geht: Ja. (Grinsend:) Zumindest, bis Gras über die Angelegenheit gewachsen ist.«	
T:	»Und dann wollen Sie sich erneut Stress einhandeln?«	Wie zuvor
K:	»Wollen Sie mir eigentlich alles vermiesen?«	
T:	»Nein, ich frage nur danach, ob Sie auch bereit sind, die Konsequenzen Ihres Verhaltens zu akzeptieren. Wollen Sie?«	T fragt erneut nach K's Präferenz für den Konfliktfall.
K:	(Pause) »Nein, das wär' es mir nicht mehr wert. Notfalls würde ich auf die Freundinnen verzichten, wenn meine Frau es wieder herausbekäme und es gar nicht anders ginge. Zumindest sehe ich das heute noch so. Später kann ich das ja noch immer neu entscheiden.«	
T:	»Ja, das stimmt. Mir war an diesem Beispiel wichtig aufzuzeigen, wobei es hilft, die einzelnen Vorhaben daraufhin zu prüfen, welche Ihnen wichtiger sind, wenn einmal zwei oder mehrere miteinander nicht gleichzeitig zu vereinbaren sind. Ich glaube, dass ist in diesem Fall deutlich geworden. Ich schlage vor, diesen Entscheid nach Ihrer persönlichen Wichtigkeit nun auch für Ihre restlichen Vorhaben vorzunehmen, damit Sie es dann künftig leichter haben, sich im Konfliktfall für die Ihnen wichtigere Alternative zu entscheiden. Was halten Sie davon?«	T begründet die Wichtigkeit, die einzelnen Vorhaben hierarchisch zu ordnen und formuliert hierzu eine konkrete Hausaufgabe …
K:	»Hm, das klingt schon wieder nach Verzicht. Aber die Wichtigkeitsrangreihe kann ich ja einmal machen.«	
T:	»Gut, dann gebe ich Ihnen ein Informationsblatt hierzu mit, auf dem das Vorgehen hierfür beschrieben steht. Wir können uns das dann ja in der nächsten Stunde gemeinsam ansehen.« [T händigt das Informationsblatt INFO 15 K (»Eine eigene Zielhierarchie erstellen«) aus.]	… und händigt zu deren Unterstützung ein Informationsblatt aus.

INFO 15 K

Als zusätzliche Hilfe beim Reduzieren seiner Handlungsziele erhält der Klient den Rat, zunächst auf alle Vorhaben zu verzichten, die obsolet würden, sobald er sein Selbstwertproblem erfolgreich gelöst hat (»Worauf kann ich verzichten, wenn ich aufhöre, davon meinen Selbstwert abhängig zu machen?«).

7.4.6 Korrigierte Handlungszielpläne prüfen und ggf. nachbessern lassen

In der nächsten Therapiestunde legt der Klient folgende korrigierten Handlungszielpläne vor:

Meine Handlungszielpläne

Partner / Familie / Sozialkontakte

in 30 Jahren:

- Frau (16 Std.)
- Kinder (6 Std.)
- Edwin (3 Std.)
- Luis (2 Std.)
- Telefon- und E-Mail-Kontakte zu ca. 20 weiteren Bekannten (3 Std.)

in 5 Jahren:

- Frau (13 Std.)
- Kinder (4 Std.)
- Edwin (2 Std.)
- Luis (1 Std.)
- Telefon- und E-Mail-Kontakte zu ca. 20 weiteren Bekannten (2 Std.)

in 1 Jahr: wie in 5 Jahren

ab sofort: wie in 5 Jahren

Beruf / Karriere / verfügbare Geldmittel

in 30 Jahren:

- Kanzlei (15 Std.)
- Justiziar bei M. (3 Std.)
- Reisen / Konferenzen / Verhandlungen (5 Std.)
- Vorstand bei L. (2 Std.)
- Vorstand bei S. (2 Std.)

in 5 Jahren:

- Kanzlei (30 Std.)
- Justiziar bei M. (6 Std.)
- vor Gericht (5 Std.)
- Reisen / Konferenzen / Verhandlungen (6 Std.)
- Vorstand bei L. (3 Std.)
- Vorstand bei S. (3 Std.)

in 1 Jahr: wie in 5 Jahren

ab sofort: wie heute

Hobbys / Freizeit
in 30 Jahren:
- ▶ Golf (12 Std., inkl. Turniere)
- ▶ Segeln (6 Std.)
- ▶ Tennis (3 Std.)
- ▶ Go (3 Std.)
- ▶ Segelfliegen (1,5 Std.)
- ▶ Hochseeangeln (1,5 Std.)
- ▶ Auto- und Pferderennen, als Zuschauer (1,5 Std.)
- ▶ Oldtimerpflege (1,5 Std.)
- ▶ Jagd (3 Std.)

in 5 Jahren:
- ▶ Golf (8 Std., inkl. Turniere)
- ▶ Segeln (4 Std.)
- ▶ Tennis (2 Std.)
- ▶ Go (2 Std.)
- ▶ Segelfliegen (1 Std.)
- ▶ Hochseeangeln (1 Std.)
- ▶ Auto- und Pferderennen, als Zuschauer (1 Std.)
- ▶ Oldtimerpflege (1 Std.)
- ▶ Polo (2 Std.)

in 1 Jahr:
- ▶ Golf (4 Std., inkl. Turniere)
- ▶ Segeln (2 Std.)
- ▶ Tennis (2 Std.)
- ▶ Go (2 Std.)
- ▶ Segelfliegen (1 Std.)
- ▶ Hochseeangeln (1 Std.)
- ▶ Auto- und Pferderennen, als Zuschauer (1 Std.)
- ▶ Oldtimerpflege (1 Std.)
- ▶ Jagdschein machen, Reiten lernen (4 Std.)

ab sofort: wie in 1 Jahr

Sonstiges
in 30 Jahren:
- ▶ [Tauchreisen, kulturelle Reisen (jährlich 6 Wochen, mit Frau)]
- ▶ [Hochsee- und Regattasegeln (jährlich 2 Wochen, allein)]
- ▶ [Oldtimertreffen und -fahrten (jährlich 6 Tage)]

- Vorstand im Golfklub (3,5 Std.)
- Vorstand im Segelklub (3,5 Std.)
- Shopping (3 Std.)

in 5 Jahren:
- [Tauchreisen, kulturelle Reisen (jährlich 6 Wochen, mit Familie)]
- [Hochsee- und Regattasegeln (jährlich 2 Wochen, allein)]
- [Oldtimertreffen und -fahrten (jährlich 4 Tage)]
- Vorstand im Golfklub (2 Std.)
- Vorstand im Segelklub (2 Std.)
- Shopping (2 Std.)

in 1 Jahr: wie in 5 Jahren

ab sofort: wie in 5 Jahren

Der Klient gibt an, er habe sich schweren Herzens entschlossen, auf seine Nebenbeziehungen und sexuellen Abenteuer zu verzichten. Er habe sich verdeutlicht, welche Konsequenzen sonst auf ihn zukämen. Auf diese Weise hofft er nicht nur, die Beziehung zu seiner Frau zu retten, er verschafft sich auch erheblichen zeitlichen und finanziellen Spielraum. Ebenso erhoffe er sich durch seinen Entschluss einen deutlichen Stressabbau. Außerdem sei ihm deutlich geworden, dass all diese Nebenbeziehungen auch dazu gedient haben, sein altes Selbstwertkonzept zu bedienen. Und das wolle er nun beenden.

Korrigierte Handlungszielpläne prüfen. Die künftige prozentuale Zeit- und Energieverteilung scheint auf den ersten Blick realisierbar:

Bereich	30 J	10 J.	1. J.	sofort
soziales	30	22	22	22
Einkommen	27	53	53	68
Hobby	33	22	18	18
sonstiges	10	6	6	6
Summe Std.	100	103	99	104

Zeitverteilung der korrigierten Handlungszielpläne

Der Therapeut wird prüfen, ob die reduzierten Arbeitszeiten realistisch geplant sind, da der Klient auf keine seiner bisherigen Aktivitäten verzichten, sondern diese – im Gegenteil – noch ausbauen will. Es ist unrealistisch, dass die dafür erforderliche Leistung künftig in noch weniger Zeit zu schaffen ist, ohne dass dadurch neue Stressreaktionen entstehen.

Notwendige Korrekturen durchführen lassen. Ebenfalls ist zu klären, ob die Partnerin des Klienten mit dem weiteren Reduzieren seiner Zeit für familiäre Belange einverstanden ist.

Insgesamt sind die vorgelegten Pläne vermutlich illusorisch und von »Wunschdenken« geprägt. Hier wird der Therapeut noch auf der Einsichtsebene nacharbeiten, um dem Klienten die physiologischen und psychischen Konsequenzen seiner derart unrealistischen Zielpläne zu verdeutlichen.

7.5 Umgang mit typischen Widerständen beim Umsetzen der therapeutischen Strategie

»Wenn ich körperlich wieder fit bin, kann ich das!«

Wir lernten diesen Einwand bereits als den eines Klienten kennen, der keine hinreichende Problemeinsicht und Veränderungsmotivation besitzt. In nachfolgendem Dialog ist der Therapeut bemüht, beides aufzubauen.

Beispieldialog

Problemeinsicht und Veränderungsmotivation aufbauen

T:	»Ja, das ist möglich, dass Sie das dann eine Zeitlang schaffen. Woran liegt es denn Ihrer Meinung nach, dass Sie nicht mehr fit sind? Gibt es dafür organische Gründe?«	T prüft die Krankheitseinsicht des K.
K:	»Angeblich nicht …«	
T:	»Und glauben Sie das?«	Wie zuvor
K:	»Tja, wenn Sie mich *so* fragen: Nein. Obwohl alle Ärzte behaupten, da sei nichts.«	
T:	»Und Sie, was möchten *Sie* glauben?«	Wie zuvor
K:	»Mir fällt es schwer, das zu glauben. Das hat doch jahrzehntelang alles problemlos geklappt!«	
T:	»Hat es das wirklich? Sagten Sie nicht, Sie hätten bereits häufiger solche Stress- und Erschöpfungsphasen gehabt?«	Empirischer Disput
K:	»Doch, … das schon. Aber das waren Ausnahmezustände.«	
T:	»Und Sie meinen, es sind garantiert organische Gründe, weshalb Sie nun erschöpft sind; etwas anderes kann das gar nicht sein?«	Wie zuvor
K:	»Na ja, möglich wäre das theoretisch schon …«	
T:	»Welche Möglichkeiten gäbe es denn noch?«	Wie zuvor
K:	»Na ja, angeblich psychische.«	
T:	»Das nehmen Sie aber nicht an?«	T prüft die Krankheitseinsicht des K.
K:	»Nein, eher nicht. Ich sehe mich auch nicht als psychisch krank oder unnormal.«	

T:	»Haben Sie das auch schon prüfen lassen, so wie die organischen Möglichkeiten?«	Explorationsfrage
K:	»Nein.«	
T:	»Sie haben das selbst diagnostiziert?«	Wie zuvor
K:	»Ja.«	
T:	»Und wollen wir das jetzt gemeinsam prüfen?«	T holt K's Zustimmung ein, jetzt psychische Ursachen zu prüfen.
K:	»Ja, das wäre wohl gut.«	

Der Therapeut erklärt die Krankheits- und Beschwerdebilder sowie mögliche organische Konsequenzen, die durch Selbstwertprobleme und manische oder hypomanische Erkrankungen sowie durch ständiges Überfordern hervorgerufen werden können: organischer, psychischer, emotionaler Stress und dessen Auswirkungen (zum Vorgehen siehe z. B. Stavemann, 2014c, Kap. 4).

Beispieldialog

T:	»Nachdem wir nun die verschiedenen Möglichkeiten betrachtet haben, wodurch Ihre organischen Symptome entstanden sein könnten, was meinen Sie: Könnte es auch bei Ihnen psychische Ursachen geben?«	Empirischer Disput
K:	»Na ja, wenn man das so betrachtet, stehe ich schon häufiger unter Druck. Und auch meine Frau setzt mir gerade wieder heftiger zu, … und einige Mandanten sind gerade mal wieder ziemlich stressig.«	
T:	»Könnte das theoretisch eine Ursache für Ihre Schlaflosigkeit und Ihre körperlichen Missempfindungen sein?«	Wie zuvor
K:	»Möglich wäre das schon.«	
T:	»Wollen wir versuchen, das herauszufinden?«	T holt K's Zustimmung ein, psychische Ursachen zu prüfen.
K:	»Ja, aber wie?«	
T:	»Tja, was meinen Sie, wie könnten wir versuchen herauszufinden, ob es stimmt, dass Ihre Symptome dadurch hervorgerufen werden, weil Sie zurzeit zu viel Stress haben?«	K soll selbst eigene Möglichkeiten erarbeiten, um seinen Widerstand gering zu halten.
K:	»Vielleicht indem meine Frau weniger Forderungen stellt und die Mandanten weniger nerven … (grinst).«	
T:	»Tja, das wär' was, wenn andere so wären, wie man es sich wünscht. Aber daraus wird wohl nichts. Schauen	T differenziert zwischen Wunschdenken und Lernzielen

	wir also stattdessen lieber, was in Ihrer eigenen Macht steht – nach dem, was Sie selbst beeinflussen können, um sich weniger unter Stress zu setzen. Was könnten Sie dafür tun?«	und fragt erneut nach Möglichkeiten, die K sieht.
K:	»Nun kommen *Sie* nicht auch noch mit dieser Verzichtarie!«	
T:	»Womit?«	Konkretisierungsfrage
K:	»Meine Frau sagt auch immer, ich sollte weniger tun. Irgendwie scheint sie das nicht zu verstehen, ich mache das doch gerne!«	
T:	»Das bezweifle ich nicht. Aber was ist mit den Konsequenzen aus diesem ganzen Tun?«	T konfrontiert K mit den Konsequenzen seines »Wunschverhaltens«.
K:	»Ja, *die* sollen weg.«	
T:	»Das klingt fast so, als würden Sie von mir eine Lösung erwarten, wie man sich waschen kann, ohne dabei nass zu werden. Betrachten wir doch einmal die Realität: Uns stehen unabänderlich täglich 24 Stunden zur Verfügung. Die jeweiligen Tätigkeiten, die wir uns aussuchen, benötigen davon eine bestimmte Zeit, wenn wir sie so zu Ende bringen wollen, wie geplant. Abzüglich der biologisch notwendigen Zeit für Erholung, Schlaf, Körperpflege und Nahrungsaufnahme, durchschnittlich 9 bis 10 Stunden täglich, können wir nun eine bestimmte Anzahl von Vorhaben täglich verplanen, so dass der Tag voll ausgeschöpft ist. Dabei haben wir Unvorhergesehenes noch gar nicht berücksichtigt. Was meinen Sie, ob wir wohl alles, was wir angenehm und positiv finden, sinnvoll einplanen können?«	T pointiert K's irrationale Vorstellung und seine geringe Frustrationstoleranz. T gibt einen groben Überblick über die Höhe der prinzipiell frei verfügbaren Zeit. Empirischer Disput
K:	(grinst) »Das wird dann wohl doch etwas eng.«	
T:	»Ja. Aber was meinen Sie: Wenn sich jemand mehr vornimmt, als er normalerweise in 24 Stunden erledigen kann, setzt der sich nicht dadurch unter Druck?«	Logischer Disput
K:	»Doch, schon. Aber ich denke immer, wenn ich fit wäre, schaffe ich das.«	
T:	»Wenn Sie fit sind, schaffen Sie in 24 Stunden, wofür Sie tatsächlich 28 brauchen?«	Empirischer Disput
K:	»Nein, so nicht. Wenn ich fit bin, schaffe ich das, was ich mir jetzt vorgenommen habe.«	
T:	»Hm, wir waren ja gerade dabei, zu prüfen, ob es zu Lasten der physischen Fitness gehen kann, wenn sich jemand beständig auch nur etwas überfordert, obwohl er es eine Zeitlang schafft. Könnte das sein?«	T will den Zusammenhang von physischer und psychischer Überforderung und K's Stresssymptomen herstellen.

K:	»Theoretisch schon.«	
T:	»Und wie könnten wir nun herausfinden, ob das bei Ihnen auch so ist?«	K soll selbst über eine mögliche Lösung nachdenken, um seinen Widerstand gering zu halten.
K:	(Pause) »Ich verstehe schon, worauf Sie hinauswollen. Ich müsste das ausprobieren. Ich müsste – zumindest vorübergehend – etwas kürzer treten und schauen, ob ich damit besser fahre. Das meinen Sie doch, oder?«	
T:	»Nun, das klingt nach einem vernünftigen Ansatz. So könnten Sie prüfen, ob die Masse Ihrer Vorhaben mehr ist, als Sie auf gesundem Wege verkraften können. Wollen Sie das testen?«	T verstärkt K's Lösung und erfragt seine Bereitschaft, diese auszuprobieren.
K:	»Vielleicht sollte ich das tatsächlich einmal probieren. Ich kann das ja einmal für zwei Wochen anders planen.«	
T:	»Einverstanden. Allerdings glaube ich nicht, dass dieser Zeitraum ausreicht, um damit Ihre Symptome loszuwerden. Das wird sicherlich länger brauchen, sie sind ja auch nicht über Nacht entstanden. Stellen Sie sich einmal folgende Situationen vor: Ein langjähriger Kettenraucher leidet inzwischen unter Asthma, Raucherhusten und Kurzatmigkeit. Jetzt hört er zwei Wochen mit dem Rauchen auf und erwartet, dass dann alle Symptome verschwunden sind. Oder: Ein Mensch, der die letzten Jahr grenzenlos geschlemmt hat und nun schwer adipös ist und Diabetes hat, lässt für zwei Wochen alle Schokoküsse fort und erwartet, dann wieder normalgewichtig und gesund zu sein. Was meinen Sie: Ist das realistisch?«	T hält die Zeitvorgabe K's für nicht realitätsgerecht und versucht dies anhand von zwei Analogien zu vermitteln.
K:	»Wohl kaum ..., also gut, ich mache es zunächst für zwei Monate und schaue dann, ob sich etwas verändert hat.«	
T:	»Ja, das wäre sinnvoll. Ich schlage vor, dass Sie bis zur nächsten Stunde Ihre Handlungszielpläne nochmals überarbeiten und entscheiden, auf welche Vorhaben Sie in der nächsten Zeit verzichten wollen. Einverstanden?«	T verstärkt K's Lösungsvorschlag und formuliert dazu eine konkrete Hausaufgabe.
K:	»*Völlig* aufgeben?«	
T:	»Manche Handlungsziele lassen sich zeitlich reduzieren, bei anderen ist das nicht sinnvoll möglich. Oder können Sie sich vorstellen, nur die Hälfte der notwendigen Zeit vor Gericht zu erscheinen oder die Vorstandtätigkeit in der halben Zeit auszufüllen? Häufig wird auf das sinnvolle Weise nicht gehen, sodass man dann besser auf das Handlungsziel insgesamt verzichtet.	T begründet nochmals die bereits erarbeitete Erkenntnis, dass K sich erneut unter Druck setzen würde, wenn er Vorhaben nicht zielgemäß ausführt.

	Wir haben ja gerade betrachtet, dass es möglicherweise zusätzlichen Stress bedeutet, wenn man sich zu viel in einer begrenzten Zeitspanne vornimmt oder mit »halben Sachen« unzufrieden ist. Wenn wir also untersuchen wollen, was Sie vorgeschlagen haben, sollten Sie sicherstellen, dass tatsächliche alle unnötigen Stressoren ausgeschaltet werden. Ich schlage also vor, in Ihrer Untersuchungsphase nur die Vorhaben aufzunehmen, die Sie auch an einem Tag so ausführen können, wie Sie es für erstrebenswert halten. Dabei sollten Sie die dafür erforderlichen Zeiten so einplanen, dass Sie sich nicht erneut unter Druck setzen, wenn einmal alles nicht optimal läuft. Einverstanden?«	Nicht nur er selbst wäre damit unzufrieden, auch andere wären es und könnten erneut versuchen, Druck auf ihn auszuüben.
K:	(Pause) »Das wird schwer. Aber gut, es ist ja erstmal nur für kurze Zeit.«	

Sollte der Klient sich nicht mit dem Reduzieren seiner Vorhaben einverstanden erklären und auf seinen alten Handlungszielplänen insistieren, wird der Therapeut den Therapieauftrag wegen fehlender Problemeinsicht und Veränderungsmotivation ablehnen. Eine Therapie kann unter dieser Prämisse nicht erfolgreich verlaufen.

8 Lebensziele in Beratungsstellen und im Coaching analysieren und planen

In den vorangegangenen Beispielen betrachteten wir das Vorgehen beim Analysieren und Planen von Lebenszielen im psychotherapeutischen Bereich. Es galt, die jeweiligen psychischen Besonderheiten der Klientel zu berücksichtigen, zusätzlich Strategien für das Bearbeiten von Selbstwert-, Frustrationsintoleranz- und existenziellen Problemen zur Hand zu haben und mit den entsprechend typischen Widerständen vertraut zu sein. Insofern gestaltete sich das Vorgehen relativ aufwendig.

Besonderheiten im Beratungssetting

Wenn wir uns in Beratungssettings befinden, stehen in der Regel weitaus weniger Kontakte zur Verfügung, weil besonders die öffentlichen Träger oftmals die möglichen Kontakte auf eine bis fünf Sitzungen begrenzen. Dennoch werden auch Berater und Coaches bei den aufgeworfenen Fragen häufig auf Themen stoßen, die das Analysieren und Planen von Lebenszielen notwendig machen.

Solange die Lebenszielproblematik nicht durch psychische Probleme verursacht oder aufrechterhalten wird, gestaltet sich das Vorgehen weitaus einfacher und weniger zeitintensiv als in den vorherigen Beispielen. Der zeitliche Rahmen zum Lösen des Zielproblems kann daher durchaus hinreichend sein. Meist beschränkt sich die Arbeit des Beraters dabei lediglich auf einzelne Aspekte oder Lebenszielbereiche (z. B. Berufsberatung, Schwangerschaftsberatung, Ehe- oder Paarberatung). Der Klient lebt in allen anderen Bereichen problem- und widerspruchsfrei mit seinen metaphysischen und Handlungszielen. Aber auch beim beraterischen Vorgehen bleibt die zuvor verwendete Struktur zum Bearbeiten von Zielproblemen in ihren vier Schritten bestehen.

Psychische Probleme in der Beratung. Allerdings ist eine psychogene Zielproblematik nicht deswegen per se auszuschließen, *weil* man sich in einer »Beratungsstelle« befindet. Psychisch beeinträchtigte Klienten (insbesondere die mit fehlender Problemeinsicht) tauchen häufig zuerst in Beratungsstellen auf. Hier ist es von den diagnostischen Fähigkeiten des Beraters abhängig, ob er psychisch verursachte Zielprobleme erkennt und richtig einordnet. Besitzt er eine Zulassung zur Psychotherapie, kann er das Problem auf die zuvor beschriebene Weise angehen – falls das der Zeitrahmen in der betreffenden Beratungsstelle zulässt. Andernfalls wird er den Rat erteilen, zum Lösen dieses Problems einen Psychotherapeuten aufzusuchen.

Betrachten wir nachstehend einige Beratungsbereiche und den Umgang mit dort häufig aufgeworfenen Fragen. Dabei beschäftigen wir uns ausschließlich mit den Aspekten, die in irgendeiner Form eine Zielproblematik beinhalten. Andere Beratungsinhalte und -ziele (wie z. B. Sozial-, Schuldner- oder Rechtsberatung, Beheben von Störungen im Kommunikations- oder Sozialverhalten) werden nicht berücksichtigt.

8.1 Lebensziele in der Erziehungsberatung analysieren und planen

Erziehungsberatung zur Schadensbegrenzung

Im wohl häufigsten Fall erscheinen Erziehungsberechtigte zur Beratung, wenn ein Kind bereits auffällig geworden ist und vom Berater ein mehr oder weniger umgehendes Abstellen der störenden Symptomatik gewünscht wird.

Kinder oder Bezugspersonen mit psychischen Problemen. Einerseits sind beim Beratenden zunächst psychodiagnostische Fertigkeiten notwendig, um psychische Probleme beim Kind und/oder bei dessen Modellen zu erkennen, zu vermitteln und zu bearbeiten. Falls dies nicht selbst möglich ist, sollte das Kind an anderer Stelle psychotherapeutisch betreut werden. Dabei gilt: Je jünger das Kind, umso wahrscheinlicher, dass am Verändern der Bezugspersonen/Modelle angesetzt und der Veränderungsprozess in Form einer »Billard-Therapie« geplant werden muss (zum Vorgehen siehe Schlarb & Stavemann, 2011), um so beim Kind dauerhaftes Problemlösen zu ermöglichen. Das Vorgehen entspricht dem, wie es in den Kapiteln 5 bis 7 beschrieben ist.

Irrationale Beratungsziele. Andererseits kommen Erziehungsberechtigte allzu häufig mit irrationalen Zielen in die Beratung. Der Berater hat zunächst damit zu tun, sie zwischen machbaren und illusorischen Zielen differenzieren zu lassen. Solche irrationalen Ziele liegen z. B. vor, wenn die Erziehungsberechtigten erwarten, dass

(1) der Berater das Problem/die Symptome des Kindes beseitigt.
(2) der Berater Tricks und Kniffe vermittelt, wie die erwünschten Erziehungsziele ohne eigenes Commitment zu erreichen sind.
(3) das Kind sich dauerhaft verändert und das Problemverhalten und dessen Symptome ablegt, ohne dass die Bezugspersonen sich verändern.

Im ersten Fall wird der Berater den Unterschied zwischen innerer und äußerer Freiheit einführen (zum Vorgehen siehe Einleitung und Glossar) und begründen, weshalb ihm so etwas nicht möglich ist. Allein das Kind entscheidet, ob es sich ändern will. Die Erziehenden können auf diesen Entscheid nur indirekt Einfluss nehmen, indem sie lernen, bestimmte Verhaltensweisen zu verstärken und andere direkt oder indirekt zu bestrafen. Dazu sind in jedem Fall die Erziehenden gefragt. Sie müssen entsprechende Regeln aufstellen, sie dem Kind gegenüber vermitteln sowie konsequent einhalten und einfordern.

Zweiter Fall: Ein Erziehungsziel kann auch ein noch so begnadeter Berater nicht ohne eigenes Commitment erreichen. Die beschriebenen Gründe wird er die Erziehungsberechtigten durch Reflexion erarbeiten lassen oder – falls die dazu nötige Zeit nicht vorhanden ist – durch Psychoedukation vermitteln. Vermutlich wird an der Frustrationsintoleranz der Erziehenden zu arbeiten sein, um die Einsichten zu erarbeiten: »Sowas kommt von sowas« und »Von nix kommt nix«. (Zum Vorgehen siehe das zuvor beschriebene Bearbeiten von Frustrationsintoleranzproblemen. Ausführlicher siehe Stavemann & Hülsner, 2016).

Dritter Fall: Hier gilt das zu Punkt (2) Beschriebene. Zusätzlich wird der Berater die Relevanz von Modellverhalten und Modelllernen bei der Erziehung vermitteln.

Erziehungsberatung zur Prophylaxe

Leider nicht ganz so häufig wie zum Symptome beseitigen, kommen Erziehungsberechtigte in die Erziehungsberatung, um das Entstehen unerwünschter Symptome zu verhindern. Ihr Anliegen ist, Tipps und Ratschläge zu erhalten, wie sie ein psychisch gesundes Kind heranziehen können.

Der Berater wird sich in diesen Fällen die Erziehungsziele genau darlegen lassen, sie auf Rationalität und Widerspruchsfreiheit mit den metaphysischen Prämissen der Erziehenden prüfen. Im Anschluss wird er das Commitment erarbeiten lassen, dass zum Erreichen dieser Ziele nötig ist. Er kann hierfür notwendige Handlungsziele auch durch Psychoedukation vermitteln und sie lerntheoretisch begründen.

Das nötige Commitment schließt auch die Bereitschaft der Erziehenden ein, ggf. eigene Haltungen und Handlungen so zu verändern, dass sie einem stringenten, zielorientierten Modellverhalten förderlich sind.

8.2 Lebensziele in der Berufsberatung analysieren und planen

Berufsberatung bei vorliegenden psychischen Problemen

Berufsberater haben regelmäßig mit Klienten zu tun, die wegen vorhandener psychischer Probleme schlecht oder gar nicht vermittelbar sind. Sie haben problembedingte irrationale Vorstellungen hinsichtlich der erwünschten Beschäftigung, die sie einfordern. Oder sie sind nicht bereit, das erforderliche Commitment aufzubringen. In solchen Fällen wird analog vorgegangen, wie bereits in Abschnitt 7.1 beschrieben. Auch hier sind psychodiagnostische Basiskenntnisse sehr hilfreich. Da Berufsberater i. d. R. nicht psychotherapeutisch arbeiten, wird dem Klienten empfohlen, sich zunächst an einen Psychotherapeuten zu wenden und sich nach erfolgreichem Problemlösen erneut zur Berufsberatung anzumelden.

Berufsberatung zur Informationsvermittlung und Orientierungshilfe

Liegen keine psychogenen Ursachen für die Arbeitslosigkeit vor und dient der Beratungswunsch dem Füllen von Informationslücken oder als Orientierungs- und Entscheidungshilfe, können folgende Zielprobleme oder Beratungsziele auftauchen:

(1) Der Berufswunsch und metaphysische Prämissen geraten in Konflikt.
(2) Das eingesetzte Commitment ist unrealistisch und reicht nicht für einen Zielerfolg aus.
(3) Das momentane Commitment ist nicht funktional.
(4) Es wird der funktionalste Beruf gesucht.
(5) Der Berufswunsch ist irrational oder behaftet mit Wunschdenken.
(6) Die Vor- und Nachteile verschiedener Berufe sollen gegeneinander abgewogen werden.

Falls der Berufswunsch des Klienten mit einem seiner metaphysischen Prämissen in Konflikt gerät (Punkt 1), wird der Therapeut zunächst prüfen, ob der Klient bereits Zielhierarchien für metaphysische und Handlungsziele aufgestellt hat. Falls nicht, gilt es, dies nachzuholen. Dabei wird er auch die Kosten der einzelnen metaphysischen Ziele erarbeiten lassen und prüfen, ob der Klient dieses Commitment zu leisten bereit ist.

Um den Konflikt aufzulösen, muss der Klient entscheiden, ob er lieber seine konfliktbehaftete metaphysische Prämisse anpassen oder aufgeben will, oder ob er auf das konfliktbesetzte Berufsziel verzichtet. Hierzu kann ein normativer Sokratischer Dialog hilfreich eingesetzt werden. Er dient bei in Konflikt geratenen metaphysischen Prämissen zum Entscheid, ob ein Berufswunsch moralisch oder nach Glaubensgesichtspunkten »erlaubt« ist oder nicht (»Darf ich das: diesen ...-Beruf ausüben?«). Zum Vorgehen siehe INFO 6 T (»Struktur des normativen Sokratischen Dialogs«), vertiefend siehe Stavemann, 2015a.

Verfolgt der Klient ein Berufsziel, bei dem das eingesetzte Commitment für einen andauernden Zielerfolg unrealistisch ist oder nicht ausreicht (Punkt 2), wird der Therapeut den nötigen Einsatz vom Klienten erarbeiten lassen (z. B. indem dieser an entsprechenden Stellen diesbezügliche Informationen einholt) oder selbst vermitteln. Beruht die unzureichende Einsatzbereitschaft auf Wunschdenken, wird der Weg beschritten, der für Klienten mit psychischen Ursachen für Zielprobleme beschrieben ist.

Ist das momentane Commitment des Klienten nicht funktional auf dessen Oberziele ausgerichtet (Punkt 3), wird der Therapeut zunächst die Ursache hierfür klären. Diese könnten darin liegen, dass

- der Klient das notwendige Commitment nicht aufbringen möchte und lieber einen kurzfristig hedonistischen Weg beschreitet (z. B. beim Oberziel, Zahnarzt zu werden, mehrere Urlaubssemester einzulegen, um zeitaufwendige Gelegenheitsjobs anzunehmen, die kurzfristig einen erwünschten Luxus ermöglichen). Hier wird der Weg beschritten, der bereits für Klienten mit Frustrationsintoleranz und Wunschdenken aufgezeigt ist.
- der Klient den funktionalen Weg nicht kennt. Hier wird der Therapeut gemeinsam mit dem Klienten funktionale Etappenziele für das Oberziel erarbeiten und ggf. fehlende Informationen beisteuern.

Häufig besitzen Klienten bereits klar definierte, widerspruchsfreie metaphysische Ziele und auch präzise Vorstellungen von Handlungszielen in den übrigen Lebensbereichen. Es fehlt allein die Vorstellung davon, mit welchem Beruf/Einkommen diese Ziele umzusetzen bzw. zu ermöglichen sind (Punkt 4). Zu diesem Zweck wird der funktionalste Beruf gesucht.

Der Klient wird zunächst verschiedene Möglichkeiten suchen und deren Vor- und Nachteile sammeln. Anschließend kann ein funktionaler Sokratischer Dialog eingesetzt werden, um zu prüfen, welche Alternative zielführender im Hinblick auf die Oberziele des Klienten ist (»Soll ich das: den ...-Beruf ausüben?«). Anschließend werden die kurz-, mittel- und langfristigen Vor- und Nachteile der einzelnen Alternativen gewichtet und gegeneinander abgewogen. Zum Vorgehen siehe INFO 7 T (»Struktur des funktionalen Sokratischen Dialogs«), vertiefend siehe Stavemann, 2015a.

INFO 7 T

Bei Punkt (5) ist der Berufswunsch eines Klienten irrational (z. B. jemand mit einer irreversiblen Gehbehinderung möchte Profi-Fußballer werden) oder mit Wunschdenken behaftet (z. B. jemand möchte ohne Aufwand ein Popstar sein). Der Therapeut wird zunächst versuchen, die Einsicht zu erarbeiten, dass dieses Ziel nicht realistisch und aus eigener Kraft erreichbar ist. Beharrt der Klient dennoch auf seinem Ziel, wird der Weg beschritten, wie er für Klienten mit Frustrationsintoleranz und Wunschdenken beschrieben ist.

Möchte der Klient die Vor- und Nachteile verschiedener Berufe gegeneinander abwägen, um den für sich am besten passenden herauszufinden (Punkt 6), wird unter Zuhilfenahme eines funktionalen Sokratischen Dialogs vorgegangen [wie unter Punkt (4) angeführt].

8.3 Lebensziele in der Schwangerschaftsberatung analysieren und planen

In der Schwangerschaftsberatung finden wir hauptsächlich zwei Arten von Zielproblemen:

(1) Beratung bei metaphysischen Konflikten
(2) Beratung bei Handlungszielkonflikten

Bei metaphysischen Konflikten geht es um den Entscheid einer der beiden folgenden Fragen: »Darf ich das: dieses Kind bekommen?« oder »Darf ich das: dieses Kind abtreiben lassen?«

Normative Sokratische Dialoge sind besonders geeignet, eigenverantwortliche Entscheide der Klientin zu erarbeiten. Es ist zu prüfen, ob das jeweilige Handlungsziel nach den persönlichen metaphysischen Prämissen überhaupt »erlaubt« ist. Dabei werden die tangierten Werte und Normen gesammelt, die für oder gegen die jeweils untersuchte Frage sprechen. Um den Entscheid herbeizuführen, werden sie anschließend gegenübergestellt, gewichtet und abgewogen. [Zum Vorgehen siehe INFO 6 T (»Struktur des normativen Sokratischen Dialogs«), für einen kommentierten Beispieldialog zu diesem Thema siehe Stavemann, 2015a, Abschn. 8.1.]

INFO 6 T

Selbst, wenn die Klientin ihre aufgeworfene Frage für sich eindeutig mit »Ja, ich darf« entschieden hat, lässt dies noch keinen Rückschluss zu, ob ihr Entscheid im Hinblick auf ihre Oberziele auch funktional ist (Punkt 2). In anderen Worten, ob dieses Kind überhaupt in ihren Lebensplan passt. Hier gilt: Nicht alles, was man sich zugesteht zu dürfen, ist deswegen auch schon zwingend zielführend.

Die Funktionalität im Sinne der Fragen »Soll ich das, dieses Kind bekommen?« oder »Soll ich das, dieses Kind abtreiben lassen?« ist noch unabhängig von der generellen »Erlaubnis« zu klären. Hierzu dienen funktionale Sokratische Dialoge. Dabei werden die jeweiligen Vor- und Nachteile gesammelt, die die Klientin mit der jeweiligen Alternative verbindet. Um die für sie am meisten zielführende Alternative herauszufinden, stellt sie die positiven und negativen Konsequenzen gegenüber, gewichtet sie und wägt sie ab. [Zum Vorgehen siehe INFO 7 T (»Struktur des funktionalen Sokratischen Dialogs«), für einen kommentierten Beispieldialog zu diesem Thema siehe Stavemann, 2015a, Abschn. 9.1]

INFO 7 T

8.4 Lebensziele in der Seelsorge analysieren und planen

Wenn Seelsorger mit ihren Klienten über Zielprobleme sprechen, geht es meist um eines der folgenden Themen:
(1) Klienten auf der Suche nach Sicherheit oder Wahrheit
(2) Zweifel an metaphysischen Prämissen
(3) Kosten der metaphysischen Prämissen
(4) Widersprüchliche metaphysische Prämissen
(5) Widersprüche zwischen metaphysischen Prämissen und Handlungszielen

INFO 4 T

Klienten auf der Suche nach Sicherheit oder Wahrheit. Befinden sich Klienten auf der Suche nach Sicherheit und Wahrheit, bevor sie ihre Lebensziele festzulegen bereit sind, wird der Berater mit dem Klienten ihr absolutes Wahrheitskonzept reflektieren und auf ein bedingtes Wahrheitskonzept hinarbeiten [siehe INFO 4 T, zum Vorgehen siehe Einleitung: Widerstand (1)]. Und er wird durch Reflexion die Erkenntnis erarbeiten lassen, dass ein eigenverantwortlicher Entscheid unvermeidbar ist. Zur Argumentationshilfe kann hier auch der in Abschnitt 1.5 beschriebene Umgang mit diesbezüglichen typischen Widerständen dienen.

Zweifel an metaphysischen Prämissen. Zielturbulenzen können auch auftreten, wenn der Klient Zweifel an einer oder mehreren seiner metaphysischen Prämissen hegt. Sollten diese durch die Widersprüchlichkeit einzelner Prämissen geschuldet sein, prüft der Berater, ob der Klient bereits eine hierarchische Struktur für seine Prämissen besitzt. Falls nicht, lässt er eine Rangfolge erstellen, um die weniger gewichtigen Prämissen abzuwählen. Konflikte zwischen metaphysischen Prämissen lassen sich auch durch normative Sokratische Dialoge bearbeiten [zum Vorgehen siehe Abschn. 7.3(1)].

Sind die Zweifel dadurch begründet, dass der Klient die Inhalte seiner Prämissen nicht (mehr) mit seinen Alltagsbeobachtungen logisch vereinbaren kann, kann er seine Prämissen diesen anpassen. Gleichzeitig lernt er dabei, dass auch seine Prämissen nicht wahr sind. Sie gelten nur so lange, bis sie durch Erfahrungen widerlegt werden. Als Argumentationshilfe kann hier auch das unter Punkt (1) Beschriebene dienen.

Kosten der metaphysischen Prämissen. Liegt das Zielproblem des Klienten darin, dass er die Kosten seiner metaphysischen Prämissen für unerträglich hoch hält, wird zunächst geprüft, ob diese unvermeidbar sind. Falls ja, wird der Klient entscheiden, für wie relevant er die entsprechende Prämisse hält. In der Reflexion wird deutlich herausgearbeitet, dass es sich um eigenverantwortlich gewählte metaphysische Ziele handelt, die für den Klienten nur für diesen hohen Preis zu verfolgen sind. Es ist seine Wahl, ob er die metaphysischen Prämissen so modifiziert, dass deren Konsequenzen für ihn erträglich sind. Oder der Klient lernt, deren Preis künftig zu akzeptieren.

Widersprüchliche metaphysische Prämissen. Ist die Zielproblematik durch widersprüchliche, metaphysische Prämissen hervorgerufen, kann der Berater wie unter Punkt (2) beschrieben vorgehen.

Widersprüche zwischen metaphysischen Prämissen und Handlungszielen. Falls Widersprüche zwischen metaphysischen Prämissen und Handlungszielen zu Zielproblemen führen, wird mit Hilfe der vorhandenen oder ggf. noch zu erstellenden Präferenzstruktur entschieden, ob dem Handlungsziel oder der metphysischen Prämisse der Vorzug gegeben werden soll. In erstem Fall sollten die metaphysischen Prämissen entsprechend angepasst werden, damit der Klient nicht in emotionale Probleme gerät, wenn er künftig gegen seine metaphysischen Überzeugungen handelt.

In zweitem Fall gilt es, die Akzeptanz für die Kosten der selbst gewählten metaphysischen Prämissen zu erarbeiten. Hierbei kann vorgegangen werden, wie es bereits für Klienten mit einem Frustrationsintoleranzproblem dargelegt ist.

8.5 Lebensziele in der Ehe- und Paarberatung analysieren und planen

Im Setting einer Ehe- oder Paarberatung können Zielprobleme in unterschiedlicher Konstellation auftreten, je nachdem, ob eine Person oder beide Partner in die Beratung kommen. Die häufigsten Varianten sind:

(1) Zielprobleme, die durch psychische Probleme eines Partners verursacht sind
(2) Handlungszielkonflikte zwischen beiden Partnern
(3) metaphysische Zielkonflikte zwischen beiden Partnern

Zielprobleme aufgrund psychischer Probleme. Häufig kommen Klienten in die Ehe- oder Paarberatung, weil einer der Partner unter einem Zielproblem leidet, das durch ein psychisches Problem verursacht wird. So würde sich jemand gerne trennen, traut sich jedoch wegen seines Selbstwert- oder existenziellen Problems nicht dazu. Oder jemand möchte ein vorhandenes Problem bearbeiten, würde aber damit die Beziehung gefährden. Beispielsweise, weil der Partner nicht akzeptiert, wenn der Klient sein Selbstwertproblem ablegt und selbstbewusst und selbstsicher auftritt. Oftmals erwartet auch ein Partner vom anderen, bestimmte neue Handlungsziele aufzubauen (z. B. im Partnerschaftsverhalten, Durchsetzungsfähigkeit nach außen, gesteigerter Arbeitseinsatz) oder Verhaltensauffälligkeiten abzulegen (z. B. Dominanzgebaren, Suchtverhalten, Aggressivität, Prokrastination).

Im ersten Fall ist das Vorgehen, wie in den Kapiteln 5–7 für Zielprobleme wegen unterschiedlicher psychischer Probleme beschrieben. Nach dem erfolgreichen Bearbeiten des verursachenden Problems kann der Klient seine neuen Handlungsziele verfolgen.

Im zweiten Fall besteht der Handlungszielkonflikt des Klienten darin, sich zwischen Partnerschaft und Problembeseitigung entscheiden zu müssen. Hierfür kann ein funktionaler Sokratischer Dialog hilfreich eingesetzt werden [zum Vorgehen siehe Punkt 7.3(2)].

Handlungszielkonflikte. Besteht ein Handlungszielkonflikt zwischen beiden Partnern, kann versucht werden, diesen auf eine der nachfolgenden Arten zu lösen:

a) Die Partner versuchen herauszufinden, ob sie einen sinnvoller Kompromiss finden, den sie beide dauerhaft zu tragen bereit sind.

b) Gelingt dies nicht oder lässt der Handlungszielkonflikt keinen Kompromiss zu, weil nur dichotome Lösungen möglich sind (z. B. beim Ziel Kinderwunsch oder nicht, sexuelle Treue oder nicht), kann eine Lösung erreicht werden, indem der eine Partner dem anderen bei einem für ihn ebenso wichtigen Ziel entgegenkommt.
c) Kann der Zielkonflikt auch so nicht gelöst werden, können beide Partner gewichten und abwägen, ob ihnen die Beziehung oder das Handlungsziel bedeutsamer ist. Ein Entscheid kann auch mit Hilfe eines funktionalen Sokratischen Dialogs gefördert werden.

Metaphysische Zielkonflikte. Liegt ein metaphysischer Zielkonflikt zwischen beiden Partnern vor, z. B. wegen unterschiedlicher Konfessionen, politischer Ausrichtungen oder Moralvorstellungen, die zu differierenden, jeweils daraus abgeleiteten Handlungszielen führen (wie beispielsweise die Konfession, nach der Kinder erzogen werden sollen), kann analog zu Punkt (2) vorgegangen werden. Dem funktionalen Sokratischen Dialog wird jedoch ein normativer vorgeschaltet. Beide Partner klären jeweils für sich, ob das erforderliche Abweichen von den alten metaphysischen Prämissen für sie »erlaubt« ist.

8.6 Lebensziele im Coaching analysieren und planen

Besonderheiten im Coaching

Auch Coaches stoßen bei ihrer Klientel häufig auf Themen, die das Analysieren und Planen von Lebenszielen notwendig machen. Auch hier gilt: Solange die Lebenszielproblematik nicht durch psychische Probleme verursacht oder aufrechterhalten wird, gestaltet sich das Vorgehen weitaus einfacher und weniger zeitintensiv als in den Beispielen aus Kapitel 5–7. Meist beschränkt sich die Arbeit im Coaching lediglich auf einzelne Aspekte oder Lebenszielbereiche (i. d. R. darauf, Berufs- und Karriereziele umzusetzen oder Leistungsziele zu optimieren). Der Klient lebt oftmals in allen anderen Zielbereichen problem- und widerspruchsfrei mit seinen metaphysischen und Handlungszielen. Auch beim Coaching bleibt die beschriebene Struktur zum Analysieren und Planen von Lebenszielen in ihren vier Schritten bestehen.

Psychisch verursachte Zielprobleme im Coaching. Allerdings sind auch im Coaching häufig psychogene Zielprobleme anzutreffen. Zum einen, weil ein »Coaching« für viele Klienten als weniger stigmatisierend empfunden wird als eine Psychotherapie. Zum anderen, weil psychisch beeinträchtigte Klienten (insbesondere die mit fehlender Problemeinsicht) häufig deswegen zuerst ein Coaching aufsuchen, weil sie die psychogene Ursache ihrer beklagten Symptome nicht erkennen oder ihnen das (z. B. vom Arbeitgeber) empfohlen und z. T. auch finanziert wird.

Typische psychogene Zielprobleme sind:

- Klienten mit einem Selbstwertproblem, die aufgrund eines leistungsbezogenen Selbstwertmaßstabs krank machende Zeit- und Energiepläne verfolgen (Symptome: z. B. Burn-out, psychosomatische Erkrankungen, Erschöpfungssyndrome, Schlafstörungen)

- Klienten mit einem Selbstwertproblem, die aufgrund eines beliebtheitsbezogenen Selbstwertmaßstabs nicht durchsetzungsfähig und leitungsgeeignet sind (Symptome: z. B. soziale Phobien, psychosomatische Erkrankungen, Erschöpfungssyndrome, Schlafstörungen)
- Klienten mit einem Frustrationsintoleranzproblem, die als Forderer mit Ärgerstörungen reagieren (Symptome: z. B. Bluthochdruck und andere psychosomatische Erkrankungen, Mobbing-Klagen, Schlafstörungen) oder als Prokrastinierer mit den daraus entstehenden beruflichen und sozialen Folgen kämpfen (Symptome: z. B. Mobbing-Klagen, häufige Fehlzeiten, häufige Kündigungen, soziale Ausgrenzung)
- Klienten mit Verhaltensauffälligkeiten wie z. B. Stottern, Zwangs- und Abhängigkeitserkrankungen, aggressivem oder distanzlosem Verhalten
- Depressiv oder manisch erkrankte Klienten, die wegen mangelnder Leistungsfähigkeit oder wegen ausbleibender Erfolge erscheinen

Hier ist es von den diagnostischen Fähigkeiten des Coaches abhängig, ob er psychisch verursachte Zielprobleme erkennt und richtig einordnet. Klienten mit psychischen Störungen sind im Coaching-Setting häufig anzutreffen. Wegen der Relevanz, die diese Diagnose für das weitere Vorgehen hat, sind Coaches gut beraten, sich psychodiagnostische Basisfertigkeiten auch dann anzueignen, wenn sie selbst keine Psychotherapie betreiben wollen oder dürfen [hierzu eigenen sich z. B. Stavemann & Stavemann, 2014 und Stavemann & Hülsner, 2014]. Besitzt der Coach eine Zulassung zur Psychotherapie, kann er das Problem auf die zuvor beschriebene Weise angehen, andernfalls wird er den Klienten zum Lösen seines Problems an einen Psychotherapeuten verweisen.

Typische Zielprobleme im Coaching

Bei den nicht psychogenen Zielproblemen handelt es sich meist um folgende Themen:

(1) unrealistische Karriereziele
(2) unrealistische Zeit- und Energiepläne
(3) dysfunktionale Handlungsziele
(4) mangelnde Fertigkeiten für Handlungsziele

Unrealistische Karriereziele. Manche Klienten setzen sich allein wegen fehlender Informationen über Anforderungen, Usancen oder Restriktionen unrealistische Karriereziele, die der Coach füllt, um realistisches Planen zu ermöglichen.

Unrealistische Zeit- und Energiepläne. Auch unrealistische Zeit- und Energiepläne lassen sich häufig auf mangelnde Erfahrung und Wissenslücken zurückführen. Der Coach kann diese durch geeignete Inputs ausfüllen, um den Klienten anschließend realistische Zeit- und Energiepläne erstellen zu lassen, die sich in dessen Gesamtlebenszielpläne widerspruchsfrei einfügen.

Dysfunktionale Handlungsziele. Stößt der Coach auf (nicht psychogene) dysfunktionale Handlungsziele seines Klienten (z. B. 60-Stunden-Woche statt geplanter 40; illoyales oder sozial schädliches Verhalten; Mobbing), versucht er zunächst dessen

Art und Ursache zu klären. Die unterschiedlichen Zielproblem-Arten, die durch dysfunktionale Handlungsziele ausgelöst werden, bestehen hauptsächlich darin:

1. Der Klient verstößt mit einen Handlungsziel gegen eigene höher gewichtete metaphysische Prämissen.
2. Der Klient verstößt gegen übergeordnete Handlungsziele.
3. Der Klient verstößt mit einem Handlungsziel gegen die geplante Gewichtung im Lebenszielplan.

Im ersten Fall wird der Coach die Dysfunktionalität des betroffenen Handlungsziels durch gemeinsame Reflexion erarbeiten. Ebenso die Erkenntnis, dass der Verzicht auf dieses Handlungsziel unabdingbar ist, wenn die dadurch verletzte metaphysische Prämisse weiterhin als gewichtiger angesehen werden soll.

Im zweiten Fall reicht meist ein Betrachten der langfristigen Zeitraum- und Oberziele, um die Dysfunktionalität des Kurzfrist- oder Etappenziels zu erkennen. Zusätzlich kann ein Blick auf die bereits vorliegende oder ggf. jetzt zu erstellende Zielhierarchie dabei helfen, das betroffene Handlungsziel durch ein funktionales zu ersetzen.

Im dritten Fall ist das Handlungsziel womöglich sehr funktional auf ein Oberziel ausgerichtet. Es verstößt jedoch entweder gegen Handlungsziele aus anderen Zielbereichen (z. B. mehr berufliche Aktivität zu Lasten der partnerschaftlichen) oder es führt dazu, dass die Gewichte der einzelnen Lebenszielbereiche ungewollt verschoben werden. Auch hier hilft das Vorgehen, das für den zweiten Fall eingesetzt wird.

Mangelnde Fertigkeiten für Handlungsziele. Häufig stellen Klienten Handlungsziele auf, die sie jedoch aufgrund mangelnder Fähig- oder Fertigkeiten (noch) nicht erreichen können. Der Coach wird zunächst erarbeiten, ob bzw. wie die fehlenden Lücken zu schließen sind und ggf. welches Commitment der Klient dafür aufzubringen hat.

Sind die mangelnden Fähigkeiten nicht zu erarbeiten, wird der Handlungszielplan neu an den tatsächlichen Ressourcen des Klienten ausgerichtet. Sind sie trainierbar, werden der dazu notwendige Prozess und das nötige Commitment beschrieben. Ist der Klient bereit, den nötigen Einsatz aufzubringen, werden die entsprechenden Etappenziele neu in dessen Handlungszielplan aufgenommen. Es wird darauf geachtet, dass sich dadurch die Gewichte der einzelnen Lebenszielbereiche nicht verschieben und dass die neuen Etappenziele nicht mit metaphysischen Prämissen oder anderen Handlungszielen kollidieren.

Anhang

Überblick über die Arbeitsblätter

Glossar

Literatur

Sachwortverzeichnis

Arbeitsmaterialien

Um entscheiden zu können, ob einige Ihrer Lebensziele ganz oder teilweise für emotionale Probleme verantwortlich sind, muss Ihr Therapeut oder Berater zunächst mit den Grundsätzen Ihres Glaubens vertraut sein. Nur so kann er erkennen, ob diese womöglich mit einzelnen Zielen kollidieren, sie behindern oder gar völlig verbieten. Die hervorgerufenen Glaubens- und Zielkonflikte könnten ansonsten zu starkem emotionalem Stress, zu psychischen und psychosomatischen Erkrankungen und zur völligen Blockade Ihrer Entscheidungsbereitschaft mit all ihren Alltagskonsequenzen führen. Bitte beantworten Sie deshalb folgende Fragen zu Ihren Glaubensüberzeugungen:

(1) Wie wichtig sind Ihnen Ihre religiösen Glaubensgrundsätze?
☐ extrem ☐ sehr ☐ mittel ☐ weniger ☐ kaum

(2) Wie stark sollen sie Ihren Lebensalltag und Ihre Lebensziele bestimmen?
☐ völlig ☐ sehr ☐ mittel ☐ weniger ☐ kaum

(3) Wie stark dürfen die Einschränkungen auf Ihre Ziele und Lebensqualität im Alltag sein, die Sie für Ihre religiösen Glaubensgrundsätze aufbringen würden?
☐ extrem ☐ ziemlich ☐ mittel ☐ weniger ☐ kaum

(4) Wodurch existieren Sie: Glauben Sie zum Beispiel an einen Schöpfergott oder an eine naturwissenschaftliche Erklärung Ihres Daseins?
☐ Schöpfergott ☐ Evolution ☐ ______________________________

(5) Falls Sie an die Existenz eines Schöpfergottes glauben: Hat dieser bestimmte Erwartungen an Sie und, falls ja, welche sind das? ☐ nein ☐ ja, nämlich:
1. ______________________________
2. ______________________________
3. ______________________________
4. ______________________________
5. ______________________________
6. ______________________________
7. ______________________________
8. ______________________________

(6) Glauben Sie, dass Sie diese Erwartungen bisher erfüllt haben?
☐ ja ☐ nein ☐ Welche nicht? ______________________________
____
____

(7) Was glauben Sie geschieht, wenn Sie die Erwartungen nicht erfüllen? ______________________________
____
____
____

(8) Wenn Sie sterben, glauben Sie, dann kommt noch etwas? Oder war's das dann?
☐ dann ist endgültig Schluss ☐ dann kommt: ______________________________
____
____

(9) Falls Sie an ein Leben oder irgendeine Form der Existenz nach dem Tod glauben: Wer entscheidet nach welchen Regeln, was dann kommt? ______________________________

____

Wonach wird entschieden? ______________________________

____

____

(10) Können Sie das Ergebnis beeinflussen? Falls ja: Wodurch genau?
☐ unbeeinflussbar ☐ beeinflussbar durch: ______________________________

____

____

____

(11) Bitte benennen Sie die religiösen Glaubensgrundsätze, nach denen Sie sich in Ihrem Alltag richten wollen, die Sie NICHT bereits in Punkt (5) genannt haben:
9. ______________________________
10. ______________________________

(12) Bitte notieren Sie, welche Konsequenzen Sie in Ihrem Alltag dafür ertragen müssten, wenn Sie künftig nach den unter Punkt (5) und Punkt (11) beschriebenen Glaubensgrundsätzen leben. Beschreiben Sie auch, wie hoch die Alltagskonsequenzen für jeden einzelnen Glaubensgrundsatz sein dürfen. Dabei bedeutet: (5) = extrem, (4) = stark, (3) mittler, (2) = weniger starke, (1) = kaum Einschränkungen.

Nr.: Konsequenzen: Wichtigkeit: (5)–(1)

(1) ______________________________ ( )
(2) ______________________________ ( )
(3) ______________________________ ( )
(4) ______________________________ ( )
(5) ______________________________ ( )
(6) ______________________________ ( )
(7) ______________________________ ( )
(8) ______________________________ ( )
(9) ______________________________ ( )
(10) ______________________________ ( )

(13) Haben Sie noch Anmerkungen, die Ihnen in Bezug auf Ihre Glaubensgrundsätze wichtig sind? ____

____

____

Um zu verhindern, dass einige Ihrer Therapieziele und Vorhaben mit Ihren moralischen Wertvorstellungen kollidieren und für neue emotionale Probleme sorgen, muss Ihr Therapeut oder Berater auch mit diesen vertraut sein. Nur so kann er erkennen, ob sie womöglich mit einzelnen Zielen im Widerspruch stehen, sie behindern oder gar völlig blockieren.

Bitte beantworten Sie deshalb die folgenden Fragen zu Ihren Wertvorstellungen für unterschiedliche Lebensinhalte, z. B. soziale Kontakte, Familie, Partner, Sexualität, Liebesleben, Karriere, Arbeitsleben, Einkommen, Kultur, Ausbildung, Wissen, Hobby, Freizeit, Politik, Gesundheit, Soziales.

Hier einige Beispiele für Wertvorstellungen:

- treu sein, gerecht sein
- Chancengleichheit
- »Jeder ist sich selbst der Nächste«
- Lustmaximierung
- politische oder soziale Macht ausüben
- Freundschaften pflegen
- ein liebevoller Partner oder Elternteil sein
- Außerordentliches leisten
- »Was du nicht willst, dass man dir tu', das füg' auch keinem anderen zu!«
- »genieße so viel und so lange du kannst«
- ehrlich sein
- anderen helfen
- egoistisch sein

Bitte beschreiben Sie auch, wie wichtig Ihnen die einzelnen Werte sind. Geben Sie dazu in der Spalte »Wichtigkeit« an, wie hoch die Alltagskonsequenzen sein dürfen, die Sie für den jeweiligen Wert zu tragen bereit sind. Dabei bedeutet: (5) = extreme, (4) = starke, (3) mittlere, (2) = weniger starke, (1) = kaum Einschränkungen.

(1) Folgende Wertvorstellungen sind mir so wichtig, dass ich danach leben will:

Werte: Wichtigkeit: (5)–(1)

(1) ____ ( )
(2) ____ ( )
(3) ____ ( )
(4) ____ ( )
(5) ____ ( )
(6) ____ ( )
(7) ____ ( )
(8) ____ ( )
(9) ____ ( )
(10) ____ ( )
(11) ____ ( )

(12) ______________________________ ( )
(13) ______________________________ ( )
(14) ______________________________ ( )
(15) ______________________________ ( )
(16) ______________________________ ( )
(17) ______________________________ ( )
(18) ______________________________ ( )

(2) Bitte suchen Sie aus den bisher angeführten Werten maximal 12 heraus, die ihnen am wichtigsten sind. Beginnen Sie mit dem wichtigsten und schreiben Sie die Nummer des jeweiligen Ziels in die Klammer ( ). Überlegen und notieren Sie danach, welche Konsequenzen Sie in Ihrem Alltag dafür ertragen müssten, wenn Sie künftig nach dem angeführten Wert leben. Wären Sie dauerhaft dazu bereit? (J = Ja, N = Nein)

Wert Nr.:	Konsequenzen	bereit: J/N
( )	______________________________	( )
( )	______________________________	( )
( )	______________________________	( )
( )	______________________________	( )
( )	______________________________	( )
( )	______________________________	( )
( )	______________________________	( )
( )	______________________________	( )
( )	______________________________	( )
( )	______________________________	( )
( )	______________________________	( )
( )	______________________________	( )

(3) Anmerkungen, die mir in Bezug auf meine persönlichen Werte wichtig sind:

____
____
____
____
____
____
____
____

AB 3 Momentan verfolgte Handlungsziele

Bitte beschreiben Sie, welche Ziele Sie momentan mit welchem Zeitaufwand und Energieeinsatz verfolgen. Geben Sie für jedes Ziel in der Spalte h an, wie viele Stunden pro Woche Sie dafür durchschnittlich aufwenden. Notieren Sie in Spalte e, wie viel Prozent Ihrer Energie Sie für dieses Ziel zurzeit benötigen. (Falls der Platz nicht ausreicht, bitte Rückseite verwenden.)

Zielbereich:	Zurzeit verfolgte Ziele:	h	e
Partner Familie Sozialkontakte			
Beruf Karriere verfügbare Geldmittel			
Hobbys Freizeit			
sonstiges			

AB 4 Aktivitäten-Wochenplan

vom .... bis ....

Uhrzeit	Montag	Dienstag	Mittwoch	Donnerstag	Freitag	Samstag	Sonntag
1							
2							
3							
4							
5							
6							
7							
8							
9							
10							
11							
12							
13							
14							
15							
16							
17							
18							
19							
20							
21							
22							
23							
24							

AB 5 Mein Handlungszielplan für: ( ) 30 J., ( ) 5 J., ( ) 1 J., ( ) ab heute

Bitte beschreiben Sie, welche Ziele Sie künftig in 30 Jahren, 5 Jahren, 1 Jahr und ab heute mit welchem Zeitaufwand und Energieeinsatz verfolgen wollen. Geben Sie für jedes Ziel in Spalte h an, wie viele Stunden pro Woche Sie dafür künftig durchschnittlich aufwenden wollen. Notieren Sie in Spalte e, wie viel Prozent Ihrer Energie Sie dafür aufwenden möchten. (Falls der Platz nicht ausreicht, bitte Rückseite verwenden.)

Zielbereich:	meine Handlungsziele:	h	e
Partner Familie Sozialkontakte			
Beruf Karriere verfügbare Geldmittel			
Hobbys Freizeit			
► sonstiges			

(1) Erstkontakt:

- Problem(e) und emotionale Belastung herausarbeiten und provisorisch diagnostisch einordnen
- Überblick über einen möglichen Therapieablauf geben
- Therapiemotivation und Krankheitseinsicht prüfen
- organisatorische Fragen klären

(2) Exploration, Anamnese, Diagnose und Therapieplanung:

- Problem(e) und zugehörige emotionale, kognitive, physiologische / organische und Verhaltenssymptome explorieren
- diagnostische Verfahren
- Problemgenese
- Problem- und Verhaltensanalyse mit aufrechterhaltenden Bedingungen
- Diagnose
- Behandlungsziel festlegen
- Behandlungsplan erstellen
- Prognose abgeben

(3) Lebenszielanalyse und Lebenszielplanung (falls problemrelevant):

- vorhandene Lebensziele herausarbeiten
- Lebensziele auf Realitätsbezug, Funktionalität, logische Konsistenz und Widerspruchsfreiheit prüfen
- Lebensziele ggf. neu formulieren bzw. neu aufbauen oder reduzieren lassen

(4) Wissensvermittlung und Aufbau der Krankheitseinsicht bei Patienten mit psychosomatischen Erkrankungen oder Verhaltensauffälligkeiten (falls problemrelevant):

- krankheitsbezogene Informationen vermitteln (z. B. bei psychosomatischen Erkrankungen: Wie funktioniert der Kreislauf?)
- Zusammenhang zwischen seelischen Stress- / hohen Erregungsniveaus und organischen Reaktionen aufzeigen
- Zusammenhänge zwischen selbst initiiertem Erregungsanstieg (z. B. durch internen Alarm) und physiologischen Reaktionen (z. B. Herzrasen, Erröten) erklären, dysfunktionale Erklärungen reattribuieren

(5) Das Kognitive Modell zur Emotionsentstehung vermitteln:

- Was sind / wie entstehen Emotionen?
- Wie lassen sich unangemessene oder unangemessen starke Emotionen verändern?
- das modifizierte ABC-Modell einführen

(6) Erfassen bewusster und Rekonstruktion unbewusster Konzepte und Denkstile:

- Welche dysfunktionalen Konzepte und Denkstile gibt es?
- das modifizierte ABC-Modell zur Identifikation dysfunktionaler Konzepte und Denkstile anwenden

(7) Identifizierte Konzepte auf Angemessenheit prüfen und ggf. neue, funktionale Konzepte erstellen:

- Sind alle Voraussetzungen für die Konzeptprüfung gegeben?
- Situationsziele erstellen lassen und auf Funktionalität prüfen
- Prüftechniken vermitteln
- Bewertungssysteme anhand der Ziele mithilfe von Disputtechniken und Sokratischen Dialogen auf Funktionalität prüfen

- funktionale B-Alternativen (B^{neu}) erstellen
- das Modell zur Selbstanalyse von Emotionen (SAE-Modell) einführen und trainieren

(8) Neue Konzepte bahnen:

- funktionale Übungen sammeln
- Übungsleitern erstellen
- Drehbücher zu den einzelnen Übungen erstellen lassen
- B^{neu} auf der inhaltlich-logischen Ebene mithilfe von SAE-Modellen, auf der Vorstellungsebene mit Imaginationsübungen und auf der Verhaltensebene mit In-vivo-Übungen trainieren

INFO 2 K Körperliche Erkrankung und psychische Probleme

Das Zusammenwirken von Körper und Seele

Für viele Menschen ist es leicht nachzuvollziehen, dass körperliche Erkrankungen zu psychischen Problemen führen können. Sei es, dass sich jemand wegen einer auffälligen Hauterkrankung schämt und unter einem Selbstwertproblem leidet, oder wegen ungünstiger Prognose einer Krebserkrankung depressiv reagiert. Manchem ist jedoch nicht bekannt, dass dieses gegenseitige Aufeinandereinwirken von Körper und Seele auch andersherum gilt. Psychische Ursachen können auch für körperliche Erkrankungen verantwortlich sein oder diese fördern. Solche körperlichen Schädigungen aufgrund starker oder ausschließlich seelischer Verursachung bezeichnet man als psychosomatische Erkrankungen.

Häufig ist dieser Seele-Körper-Zusammenhang weder dem Betroffenen noch dem behandelnden Arzt auf Anhieb offensichtlich, sodass solche Erkrankungen oftmals jahrelang unerkannt bleiben. Erst nach diversen erfolglosen Versuchen, diesen körperlichen Symptomen mit Hilfe ärztlicher Heilkunst zu Leibe zu rücken, werden sie schließlich als »psychosomatisch« diagnostiziert, weil die allein körperliche Behandlung nicht zum Abklingen der Symptome führt. Viele Patienten sind bereits völlig verzweifelt, weil sie sich selbst oder andere sie als »unheilbar«, als »eingebildete Kranke«, »Spinner« oder gar als »Simulanten« ansehen.

Nachfolgend werden wir einige der häufigsten Zusammenhänge betrachten, wie psychische Ursachen zu körperlichen Erkrankungen führen oder vorhandene Störungen verstärken, und was dagegen auszurichten ist.

Stress und seine Auswirkungen

Unter Stress versteht man die starke Belastung eines Organismus durch innere oder äußere Einwirkungen. Häufige oder extreme Stressbelastung kann zum Schwächen der Widerstandskraft und langfristig zu organischen Schädigungen führen.

Bei äußeren Stressoren wie Anstrengung, Lärm, Hunger oder Strahlenbelastung ist dies meist leicht nachvollziehbar. Jemand, der täglich Marathondistanzen läuft oder stundenlang in der prallen Sonne liegt, exzessiv Alkohol trinkt oder raucht, wird irgendwann mit Organschädigungen zu rechnen haben. Aber auch innerer psychischer Stress kann das bewirken. Wer – zu Recht oder Unrecht – überall Gefahren wittert und sich deswegen innerlich andauernd im Alarmzustand befindet oder sich über alles oder jeden ärgert, der setzt seinen Organismus durch fortwährendes Ausschütten von Stresshormonen andauernd oder zu häufig in einen Stresszustand. Auch dies kann langfristig Organschädigungen bewirken.

Solche psychosomatischen Erkrankungen können das Herz-Kreislauf-System (z. B. Bluthochdruck, Herzstechen und -schmerzen, Migräne), das Atmungssystem (z. B. Asthma, Hyperventilation), das Muskulatur- und Skelettsystem (z. B. schmerzhafte Verspannungen und Entzündungen, Rheuma), den Magen-Darm-Trakt (z. B. Magen- oder Darmgeschwüre, Magen- und Darmkrebs, Magenschleimhautentzündungen, Gallenerkrankungen, Verdauungsprobleme) oder die Haut (z. B. Allergien, Hautkrebs, chronische Hauterkrankungen, Herpes) oder das Nervensystem (z. B. Gürtelrose, Neuralgien) betreffen.

Innerer psychischer Stress kann bestehende Empfindlichkeiten verstärken, die Erkrankungen selbst auslösen oder ein durch Dauerbelastung geschwächtes Immunsystem bewirken.

Psychischer Stress

Während sich äußere Stressfaktoren noch relativ leicht erkennen und meist auch abstellen lassen – selbst, wenn das nicht immer ohne Konsequenzen geht –, fällt dies bei psychisch verursachtem Stress oft nicht so leicht. Hierzu muss zunächst herausgefunden werden, wie und wodurch sich der erkrankte Mensch unter Druck setzt, unter welchem emotionalen Stress er leidet und welche Normen, Denkmuster, Ziele und Einstellungen dafür verantwortlich sind.

So etwas wird natürlich nur unter Mithilfe der Betroffenen herauszufinden sein. Ein Psychotherapeut wird zunächst dazu anleiten, die »hausgemachten« Stressoren zu identifizieren, die Ursachen und Begründungen für den psychischen Stress herauszuarbeiten, bevor ein Behandlungsprogramm zur Problembewältigung erstellt werden kann.

Behandlungsmöglichkeiten

Wie dargestellt, wirken körperliche und seelische Zustände häufig wechselseitig aufeinander ein. Bei psychosomatischen Erkrankungen gilt dies in besonderem Maße, sodass in der Regel eine Behandlung beider Bereiche parallel erfolgen muss, um sie dauerhaft in den Griff zu bekommen. Dabei wird der Psychotherapeut die psychischen Ursachen, die inneren Stressoren erforschen und zusammen mit dem Betroffenen durch psychotherapeutische Maßnahmen abbauen. Der Arzt wird ggf. die psychisch verursachten körperlichen Erkrankungen medizinisch behandeln.

INFO 3 K Verhaltensauffälligkeiten und psychische Probleme

Seelische Zustände und Verhaltensweisen

Die meisten Menschen können sich erklären, weshalb bestimmte Verhaltensweisen zu psychischen Problemen führen. Zum Beispiel, wenn jemand gegen die eigenen Überzeugungen und Moralvorstellungen handelt und sich deswegen schämt. Oder wenn ein Mensch immer wieder im Hinblick auf seine Ziele versagt und einen »Minderwertigkeitskomplex« entwickelt. Aber auch, wenn jemand feststellt, dass er ganz anders lebt, als er es sich vorgenommen hat, und nun in eine »Midlife-Crisis« rutscht.

Nicht jedem ist jedoch klar, dass umgekehrt auch psychische Probleme für Verhaltensauffälligkeiten verantwortlich sein können. Zum Beispiel dafür, dass

- mancher die Schule oder Arbeit schwänzt, weil er Versagensängste hat.
- sich jemand besonders aggressiv verhält, weil er Ablehnung befürchtet.
- jemand täglich unbezahlte Überstunden schiebt, um nicht zuhause in ein depressives Loch zu fallen.
- manch einer lieber unangenehm auffällt, als überhaupt nicht wahrgenommen zu werden und zu vereinsamen befürchtet.
- hinter Tics und unkontrollierten, überschießenden Bewegungen meist Anspannung und Verkrampfung stehen, die durch bestimmte Befürchtungen und Ängste aufrechterhalten werden.
- sowohl unauffällige als auch merkwürdige Verhaltensrituale in der Regel dazu dienen, Befürchtungen und Ängste »in den Griff« zu bekommen.
- auch Verhaltensexzesse meist nur dazu dienen, von emotionalen Problemen, von Sinn- und Hoffnungslosigkeit, Lebensängsten oder Deprimiertheit abzulenken.

Behandlungsmöglichkeiten

Wenn jemand an Verhaltensauffälligkeiten leidet, wird zunächst zu prüfen sein, ob es derartige psychische Auslöser oder Begründungen dafür gibt. Ist dies der Fall, wird der Therapeut zunächst zusammen mit dem Betroffenen versuchen herauszufinden, wozu diese Verhaltensweise dient, welche kurzfristigen Vorteile sie – bewusst oder unbewusst – mit sich bringt.

Die psychischen, meist emotionalen Probleme, die für die Verhaltensauffälligkeiten verantwortlich sind, müssen dann behandelt und gelöst werden, um das problematische Verhalten künftig überflüssig oder sinnlos werden zu lassen.

Da es sich dabei in der Regel um persönliche Ziele, Normen, Befürchtungen oder andere Denkprozesse des Betroffenen handelt, wird dieser bei dem Veränderungsprozess aktiv mitarbeiten müssen. Unter anderem, indem der Klient herausfindet, welche Wünsche, Gedanken, Befürchtungen oder Ziele davon betroffen sind und seine psychischen Probleme verursachen.

INFO 4 T Das relative Wahrheitskonzept

An mehreren Stellen des Therapieprozesses hat der Therapeut zu entscheiden, ob ein Ziel, eine Sichtweise oder eine Verhaltensreaktion des Klienten »richtig« ist oder nicht. Um diese Frage beantworten zu können, benötigt er – wie dies u. a. Chessick (1971), Mahoney und Gabriel (1987) und Mahoney (1991) für alle Therapeuten fordern – ein reflektiertes bedingtes Wahrheitskonzept, um zu verstehen, dass Wahrheit für Menschen nicht objektiv erfassbar ist.

Zum einen sind wir bereits bei der Informationsaufnahme durch biologisch-physikalische Restriktionen und durch unbewusste Wahrnehmungsselektion stark in der Realitätserfassung eingeschränkt (vgl. z. B. Singer, 2002), zum anderen wird das Aufnehmen und Verarbeiten von Informationen zusätzlich durch soziale Interaktionsprozesse bestimmt (vgl. Mead, 1987; Horster, 1994).

So stellt auch Korzybski (1951) fest, dass Wahrnehmung nicht ohne Interpolation und Interpretation möglich ist. Und Singer (2002, 2003) geht davon aus, dass unsere phylogenetisch eingeschränkten Wahrnehmungssysteme in hohem Maße interpretativ sind und in einem aktiven konstruktivistischen Prozess Abbilder der Realität erzeugen, die nicht mit deren physikalischen Gegebenheiten übereinstimmen. Wahrnehmen ist demnach kein passiver Abbildungsprozess, sondern ein aktiver Vorgang, der nach Interpretationsregeln erfolgt, die im jeweils interpretierenden Gehirn verankert sind. Zudem hängt das, was sich im Erwachsenenalter wahrnehmen lässt, ganz entscheidend von vorherigen Lernerfahrungen ab, – davon, welche neuronalen Verknüpfungen bis zu einer »kritischen Phase« aktiviert wurden und welche nicht.

Darüber hinaus gibt es beim Verarbeiten des Wahrgenommenen, beim Erinnern und Zuordnen diverse Fehlerquellen und -möglichkeiten: falsches Erinnern, unlogisches oder willkürliches Verknüpfen und Schlussfolgern, Generalisieren, Verzerren, Katastrophisieren etc. Demzufolge kann Erkenntnisgewinn nur subjektiv sein, da Erkenntnis immer nur aus dem vorliegenden, gespeicherten subjektiv Wahrgenommenen abgeleitet werden kann (vgl. Mead, 1969; Singer, 2003).

Wenn aber objektiver Erkenntnisgewinn unmöglich ist, kann es auch keine daraus abgeleiteten objektiven Wahrheitsaussagen geben.

Da Wahrheit demnach von subjektiven soziokulturellen, religiösen und moralischen Gesichtspunkten abhängt, werden Wahrheit, Funktionalität, Widerspruchsfreiheit und Realitätsbezogenheit von Zielen, Einstellungen oder Handlungen grundsätzlich *innerhalb* des Klientensystems geprüft. Denn die für den Klienten »ideale, wahre« Lösung muss nicht zwingend identisch sein mit der, die der Therapeut für sich selbst, vor seinem eigenen Glaubens-, Werte- und Normensystem als »vernünftig« abgeleitet hätte.

! Ein Ziel oder eine Handlung ist immer dann subjektiv richtig und ein Konzept immer dann subjektiv wahr, wenn sie unter Beachten der vorgegebenen Klientenprämissen zielführend sind und logisch und widerspruchsfrei abgeleitet werden.

Die Klientenprämissen bestehen in dessen soziokulturellen Normen, Sichtweisen und Erkenntnissen, in seinen Wertmaßstäben, Glaubensgrundsätzen und Konzepten sowie in seinen biologischen und neurophysiologischen Einschränkungen und Eigenheiten beim Wahrnehmen, Speichern, Verarbeiten und Erinnern.

INFO 5 T Struktur des explikativen Sokratischen Dialogs (»Was-ist-das?«)

(1) Auswahl des Themas. Klient oder Therapeut wählen ein Thema oder eine Frage (z. B. aus der Exploration, der Problemanalyse oder aus dem aktuellen Therapieprozess).

(2) »Was ist das?« Erster Definitionsversuch des Klienten. Der Klient soll nun eine erste Definition versuchen. Dabei wird er seine Werte und Maßstäbe offenlegen, eigene Normen, Ziele und die persönliche Lebensphilosophie erklären.

(3) Konkretisieren des Themas und Herstellen des Alltagsbezugs. Der Therapeut bittet den Klienten um Alltagsbeispiele zu der unter Punkt (2) aufgestellten Definition und lässt sich daran den Zusammenhang zum Thema erklären.

(4) Ggf. weiteres Konkretisieren oder Umformulieren des Themas. Falls sich das Thema / die Frage als zu unkonkret, pauschal oder klärungsbedürftig erweist, erfolgt ein weiteres Konkretisieren: Entweder durch Aufspalten in Subthemen oder Neudefinition des alten Themas. In jedem Fall: zurück zu Punkt (2).

(5) Prüfen der aufgestellten Behauptung. Der Therapeut ist bemüht, aus der Position eines naiv Fragenden das Modell des Klienten zu verstehen. Durch die Art seiner Fragen zielt er auf ein Prüfen der Klientenbehauptungen ab. Erkennt der Klient Widersprüche oder Unplausibles in seinem Modell oder mit der Alltagsrealität, wird es unglaubwürdig und er gerät in den »Zustand innerer Verwirrung«. Dadurch wird seine Bereitschaft zur Neuorientierung gestärkt.

(6) Gemeinsame Suche nach einer alternativen, zielführenden Definition und einem adäquaten, widerspruchsfreien Modell. Ist der Zustand der »sokratischen Verwirrung« erreicht, erfolgt anhand konkreter Beispiele die gemeinsame Suche nach einer Neudefinition und nach der individuellen »Wahrheit« über den Untersuchungsgegenstand. Dies geschieht mit Hilfe von induktiven und deduktiven Fragetechniken und ggf. der Methode der explikativen regressiven Abstraktion.

Die gefundene Alternative wird anschließend mit Hilfe der Disputtechniken auf Angemessenheit geprüft. (Angemessen ist die Lösung, wenn sie gegen keine der in INFO 11 T aufgeführten fünf Prüfkriterien verstößt.)

(7) Ergebnis des Dialogs. Der Klient formuliert die selbst gefundene persönliche Wahrheit oder Einsicht im Einklang mit seinen individuellen moralischen (Lebens-)Zielen, Normen und Vorstellungen. Diese neue Sichtweise vermeidet unangemessene emotionale Turbulenzen.

INFO 6 T Struktur des normativen Sokratischen Dialogs (»Darf ich das?«)

(1) Das Thema bestimmen. Es wird die Frage oder Handlung benannt, auf die der Klient seine emotionalen Turbulenzen zurückführt.

(2) Das Thema konkretisieren und den Alltagsbezug herstellen. Der Therapeut bittet den Klienten um ein konkretes Beispiel für das untersuchte Thema und lässt sich dessen Alltagsrelevanz erklären.

(3) Die ethisch-moralischen Argumente sammeln, die durch dieses Thema tangiert werden. Es werden die individuellen moralischen Werte und Normen des Klienten gesammelt, die durch die anstehende oder gefällte Entscheidung oder Handlung tangiert sind.

(4) Die Argumente zusammenfassen und auf Trennschärfe und Entscheidungsrelevanz prüfen. Werden sehr viele tangierte moralischen Werte und Normen gefunden, lassen sich diese möglicherweise zu Oberbegriffen zusammenfassen. Dies würde das anschließende Gewichten und Abwägen erleichtern. Das Zusammenfassen kann nach der Methode der regressiven Abstraktion erfolgen.

Einzelne oder zusammengefasste Normen werden mit Hilfe der Disputtechniken daraufhin geprüft, ob sie für das Beantworten der Ausgangsfrage relevant sind. Nicht trennscharfe und irrelevante werden gestrichen.

(5) Weitere Argumente suchen. Werden weitere Werte oder Normen gefunden: zurück zu Punkt (4).

(6) Argumente gewichten und abwägen. Die tangierten moralischen Werte und Normen des Klienten werden vor dem Hintergrund seiner individuellen moralischen Grundeinstellung gewichtet und gegeneinander abgewogen. Das Gewichten einzelner oder zusammengefasster Werte oder Normen kann nach der Methode des Paarvergleichs erfolgen. Die einzelnen Gewichte der Argumente auf der Pro- und Kontraseite werden zum Abwägen addiert und gegenübergestellt.

(7) Entscheid. Das Ergebnis des Abwägens ergibt den Entscheid, ob eine Einstellung oder Handlung nach den individuellen Kriterien des Klienten moralisch ist oder war. Im Konfliktfall wird die höher gewichtete Alternative gewählt.

INFO 7 T Struktur des funktionalen Sokratischen Dialogs (»Soll ich das?«)

(1) Das Thema bestimmen. Es wird die Frage oder Handlung benannt, auf die der Klient seine emotionalen Turbulenzen zurückführt.
(2) Das Thema konkretisieren und den Alltagsbezug herstellen. Der Therapeut bittet den Klienten um ein konkretes Beispiel für dieses Thema und lässt sich daran dessen Alltagsrelevanz erklären.
(3) Die positiven und negativen Aspekte sammeln, die mit dem Entscheid verbunden werden. Es werden die positiven und negativen Aspekte gesammelt und gegenübergestellt, die mit diesem Entscheid oder dieser Handlung verbunden sind.
(4) Die Aspekte ggf. zusammenfassen und auf Trennschärfe und Entscheidungsrelevanz prüfen. Werden sehr viele Aspekte gefunden, lassen sich diese möglicherweise zu Oberbegriffen zusammenfassen. Dies würde das anschließende Gewichten und Abwägen erleichtern. Das Zusammenfassen kann nach der Methode der regressiven Abstraktion erfolgen. Einzelne oder zusammengefasste Aspekte werden mit Hilfe der Disputtechniken daraufhin geprüft, ob der Klient sie für das Beantworten seiner Ausgangsfrage relevant findet. Irrelevante werden gestrichen.
(5) Weitere Aspekte suchen. Werden weitere Gründe oder Aspekte gefunden, wird erneut Schritt 4 durchlaufen.
(6) Aspekte gewichten und abwägen. Die gefundenen Aspekte werden vor dem Hintergrund der individuellen moralischen Grundeinstellung des Klienten gewichtet und gegeneinander abgewogen. Das Gewichten einzelner oder zusammengefasster Aspekte kann nach der Methode des Paarvergleichs erfolgen. Die einzelnen Gewichte der Aspekte auf der Pro- und Kontraseite werden zum Abwägen addiert und gegenübergestellt.
(7) Entscheid. Das Ergebnis des Abwägens ergibt den Entscheid, welche Alternative nach den individuellen (Lebens-)Zielen zielführender ist.

INFO 8 T Vorgehen bei der Regressiven Abstraktion

Regressive Abstraktion im explikativen Sokratischen Dialog
Beim begriffsbestimmenden explikativen Sokratischen Dialog kann die Regressive Abstraktion in der Dialogphase 6, der *Neuorientierung*, in fünf Schritten durchgeführt werden:

(1) Sammeln von Eigenschaften des untersuchten Begriffs
(2) Zusammenfassen gesammelter Eigenschaften
(3) Suche nach weiteren Eigenschaften (werden welche gefunden, zurück zu Punkt (2))
(4) Trennen von notwendigen und zufälligen oder hinreichenden Eigenschaften, um Letztere zu entfernen (notwendige Eigenschaften sind die, die beim Weglassen dazu führen, dass sich das Wesen des betrachteten Begriffs verändert)
(5) Erarbeiten von wesentlichen Kriterien: Die gefundenen wesentlichen Kriterien ergeben die gesuchte Definition (wesentlich sind die Kriterien, die den gesuchten Begriff von jedem anderen unterscheiden)

Regressive Abstraktion im normativen und funktionalen Sokratischen Dialog
In den entscheidungsuchenden normativen und funktionalen Dialogtypen kann die Regressive Abstraktion zur Elimination unwesentlicher Kriterien in der Dialogphase 4 stattfinden. Das Vorgehen erfolgt ebenfalls in fünf Schritten:

(1) sammeln der moralischen Argumente und Gegenargumente (bei normativen Dialogen) bzw. der positiven und negativen Aspekte (bei funktionalen Dialogen)
(2) zusammenfassen der gesammelten Argumente bzw. Aspekte
(3) Suche nach evtl. weiteren Argumenten bzw. Aspekten
(4) ggf. erneutes Zusammenfassen der gefundenen Argumente bzw. Aspekte

... vor Beginn des Dialogs:

(1) Prüfe, ob ein geeignetes Thema vorliegt. Egal ob in Beratung oder Therapie: Für einen Sokratischen Dialog muss ein konkretes Thema aus dem Klientenalltag vorliegen. Dies kann in einer unlogischen, irrationalen oder dysfunktionalen Grundüberzeugung, Ideologie, Anspruchshaltung, (Lebens-)Philosophie oder Moralvorstellung bestehen, dem Ziel einer Begriffsklärung oder im Wunsch, einen moralischen Konflikt oder einen Zielkonflikt zu lösen. Das Thema besitzt einen hohen Alltags- oder Realitätsbezug für den Klienten und ist für dessen Problematik so zentral, dass die zeitlich aufwendigere Sokratische Methode dem einfachen Disputieren vorgezogen wird.

(2) Prüfe, ob der Klient zum Sokratischen Dialog fähig und bereit ist. Der Klient soll intellektuell und psychisch zu einem Sokratischen Dialog fähig sein. Er wird nur begonnen, wenn die Klientenanforderungen erfüllt sind: Reflexionsfähigkeit, reflexive Persönlichkeit, Veränderungsmotivation, Problemeinsicht und Ziele.

(3) Prüfe, ob genügend Zeit für einen Sokratischen Dialog zur Verfügung steht. Sokratische Dialoge werden nur begonnen, wenn sie – was zeitliche Möglichkeiten betrifft – auch beendet werden können, um den Klienten nicht im »Zustand innerer Verwirrung« alleinzulassen. Ungeübte Therapeuten planen dafür mindestens drei Termine ein.

(4) Prüfe, ob die Therapeut-Klient-Beziehung stimmt. Ein Sokratischer Dialog wird nur begonnen, wenn der Klient dazu bereit ist, *dieses* Thema gemeinsam mit *diesem* Therapeuten oder Berater zu *diesem* Zeitpunkt anzusprechen und zu reflektieren.

(5) Entscheide, welche Dialogform zweckmäßig ist und sei mit ihrem Wesen und ihrem Ablauf vertraut. Zu Beginn des Dialogs soll klar sein, welcher Dialogtyp zum Beantworten der gewählten Frage führt, um von Beginn an die adäquate Dialogform zu wählen. Der Therapeut soll ihren Ablauf auswendig kennen und mit den Disputtechniken sowie der Methode der regressiven Abstraktion vertraut sein, um sich auf den Dialog selbst konzentrieren zu können und sich nicht nebenbei auch noch an das Modell oder dessen Techniken erinnern (oder sie gar nachlesen) zu müssen.

... während des Dialogs:

(1) Stelle den Realitätsbezug her und formuliere das Thema entsprechend für den Klientenalltag. Im Sokratischen Dialog wird keine allgemeingültige, absolute Wahrheit gesucht, sondern die individuelle, angemessene Lösung für den Klienten. Deshalb lässt der Therapeut den Klienten stets den Realitätsbezug durch konkrete Alltagsbeispiele herstellen und das Thema entsprechend formulieren (bei einem normativen Dialog z. B.: »Darf ich dieses Kind abtreiben?« statt »Darf man abtreiben?«). Viele Dialoge verlaufen end- oder ergebnislos, weil der Therapeut es versäumt, den Klienten auf konkrete Alltagsbezüge festzulegen.

(2) Halte dich an die Struktur des gewählten Dialogtyps und bleibe beim Thema. Ein Sokratischer Dialog verläuft strukturiert und prozessmäßig, das heißt z. B. für den explikativen Typ: kein Prüfen, bevor das Modell des Klienten erklärt und verstanden ist, keine Lösungssuche, bevor der Klient im »Zustand innerer Verwirrung« ist. Im normativen und funktionalen Dialog heißt dies: kein Gewichten und Abwägen, bevor die einzelnen Kriterien auf Trennschärfe und Entscheidungsrelevanz geprüft wurden. Der Therapeut bleibt beim gewählten Thema und beginnt kein neues, bevor das Begonnene beendet ist, selbst wenn der Klient neue, irrationale oder klärungsbedürftige Begriffe verwendet oder Behauptungen aufstellt. (Ausnahme: Aufspalten des Ausgangsthemas in Subthemen mit anschließendem Rückführen auf die Ausgangsfrage.)

(3) Stelle kurze, präzise Fragen und prüfe, ob sie beantwortet werden. Der Therapeut stellt Fragen einfach, verständlich und präzise (aber nie mehr, als eine zurzeit) und prüft, ob der Klient sie verstanden hat und darauf antwortet. Falls nicht: Zurück zur Frage.

(4) Bewahre eine naive, fragende Haltung und vermeide belehrende Aussagen. Der Therapeut ist um das Verständnis dessen bemüht, was der Klient ihm mitteilt. Er enthält sich ungeprüfter Hypothesen,

Spekulationen, Übertragungen oder Generalisierungen. Er füllt damit keine eigenen Verständnislücken aus, sondern klärt diese durch konkretes Nachfragen.

Der Klient sucht im Dialog eigene Erkenntnisse und Wahrheiten. Der Therapeut unterlässt belehrende Aussagen und das Darlegen eigener Sichtweisen oder Normen, um den Klienten nicht in seinem Suchprozess zu beeinflussen.

(5) Sei offen für und verstehe das Modell des Klienten. Um ein Klientenmodell prüfen zu können, muss es zunächst verstanden werden. Erst wenn der Therapeut die Schwachstelle(n) eines Modells erkennt, kann er es anschließend dort prüfen und unglaubwürdig werden lassen. (Ein häufiger Fehler besteht darin, dass der Therapeut sich nicht bemüht, das »irrationale« Klientenmodell zu verstehen, da er schon weiß, was er gleich vermitteln will und nur noch darauf wartet, damit zu beginnen.)

(6) Vermeide jegliches Sendungsbewusstsein und den Eindruck des allwissenden Fachmanns. Der Therapeut versteht und akzeptiert, dass es *die* gute, richtige oder sinnvolle Lösung nicht gibt, dass seine eigene Lösung keine Allgemeingültigkeit besitzt und meist nicht adäquat für den Klienten ist. Es geht ihm ausschließlich darum, dessen Aussage, Entscheid oder Handeln auf Rationalität, Funktionalität und Widerspruchsfreiheit innerhalb *dessen* System, vor dem Hintergrund *dessen* Sozialisation und *dessen* moralischen Normensystems zu prüfen. Die »Lebensweisheiten« des Therapeuten bleiben außen vor. Der Therapeut verwechselt Kompetenz als Psychotherapeut nicht mit Allwissenheit und vermeidet den Eindruck, die gesuchte Lösung schon zu kennen und den Klienten nun nur noch dabei zu beobachten, wie er sich abstrampelt, sie zu suchen. Auch er ist ein Suchender: Er sucht zusammen mit dem Klienten nach dessen angemessener Lösung. (So kann er auch reagieren, falls er gefragt wird, ob er die Lösung der aufgeworfenen Frage bereits kenne: »Ich kenne sie nur für mich, meine Moral und meine Lebensziele. Aber wir suchen ja die Lösung für Sie; eine, die zu Ihnen, Ihrer Moral und Ihren Zielen passt.«)

(7) Halte dich mit Kritik zurück und agiere nicht als Punktrichter. Der Therapeut benennt Fehler im Klientenmodell nicht als solche, sondern fragt so lange nach einer Erklärung, bis der Klient erkennt, dass er keine sinnvolle liefern kann. Der Therapeut versucht so, Widerstand möglichst gering zu halten und vermeidet, dass der Klient als ›Blödian‹ dasteht (und damit ein möglicherweise vorhandenes Selbstwertproblem verstärkt). Sind mehrere Personen beteiligt, bewahrt der Therapeut seine neutrale Haltung und unterstützt nicht bestimmte Sichtweisen oder Argumente.

(8) Sei geduldig und fahre die Ernte ein. Der Therapeut gewährt dem Klienten die Zeit, die der zu seinem Verständnis und mit seiner Lernfähigkeit benötigt. Er drängt oder hetzt nicht (z. B. durch schnelleres Sprechen), verweist nicht auf die Zeit (»Wie müssen uns etwas beeilen!«) oder macht Zielvorgaben (»Wir sollten damit nächste Stunde fertig sein.«), um den Klienten nicht in seiner Such- und Erkenntnisphase zu beeinträchtigen. Der Therapeut wiederholt und präzisiert herausgearbeitete Erkenntnisse des Klienten und lässt sie durch ihn bestätigen (z. B.: »Sie sagten gerade, ... Habe ich das richtig verstanden?«), um sie dann als *dessen* (Zwischen-)Ergebnisse festzuhalten.

... nach dem Dialog:

(1) Die Erfolge des Dialogs gehören dem Klienten. Der Therapeut vermeidet den Eindruck, er habe das Ergebnis schon vorher gekannt. Er ist selbstbewusst und selbstsicher genug, um dem Klienten Anerkennung für die gefundene Lösung zu zollen, ohne sich dabei als derjenige in den Vordergrund zu spielen, dem diese Lösung zu verdanken ist.

(2) Wenn etwas daneben geht ... Verheddert sich der Therapeut im Dialog und sollte er es – weshalb auch immer – in der Sitzung nicht schaffen, einen irrationalen Gedanken des Klienten zu entkräften, scheut er sich nicht, das Thema neu aufzugreifen. Wenn er sich in der um Verständnis bemühten Rolle befindet, ist es leicht, diese weiterhin einzunehmen, zum Beispiel durch: »Ich habe noch mal über das nachgedacht, was Sie letztes Mal herausgefunden haben. Eines ist mir dabei noch nicht klar: Wie ...« (hier folgt die Widersprüchlichkeit oder ein Beispiel für die irrationale Idee).

Betrachten wir zunächst verschiedene Fragetechniken und ihre Indikationen für den psychotherapeutischen Einsatz.

Informationserhebende Fragetechniken

Explorationsfragen. Explorationsfragen zielen auf Informationen aus dem Leben des Klienten. Sie besitzen eine informationserhebende Funktion und dienen dazu, mehr über die Persönlichkeit des Ratsuchenden, seine grundlegenden Einstellungen und Prämissen, seine Ideen, Ziele, Normen, seinen soziokulturellen Hintergrund und die Erlebnisse, die ihn geprägt haben, zu erfahren. Diese Informationen sind bei der anschließenden Lösungssuche zu berücksichtigen. Sie werden hauptsächlich zu Beginn, bei der Anamnese und in der Diagnosephase genutzt, um ein Verständnis vom vorliegenden emotionalen Problem, seiner Symptomgewinne und -kosten zu erarbeiten.

Typische Anamnesefragen lauten:

- »Wie oft haben Sie in der letzten Woche …?«
- »Wie lange haben Sie … bereits?«
- »Wann hat … begonnen?«
- »Was hatte das für Konsequenzen für Sie?«
- »Wie fühlen Sie sich daraufhin?«
- »Wann und durch wen haben Sie davon erfahren?«

Fragen zum Verständnis kognitiver Konzepte. Andere, auf Informationsgewinn ausgerichtete Fragetechniken dienen dazu, die vom Klienten verwendeten kognitiven Konzepte zu verstehen, indem Tilgungen ergänzt, vermutete Konsequenzen und Bewertungen erfragt und Vorannahmen erhoben werden. Derartige Fragetechniken werden vor allem zum Erheben des moralischen Normensystems und kognitiver, insbesondere auch metaphysischer Konzepte genutzt. Dazu dienen z. B. folgende Fragen:

- schlussfolgernde Fragen: »Sonst?«, »Was wäre dann?«
- Bewertungsfragen: »Wie finden / fänden Sie das?«
- analytische Fragen: »Wie kommen Sie darauf?«
- synthetische Fragen: »Was schließen Sie daraus?«

Informationsprüfende Fragetechniken

Informationsprüfende Fragetechniken dienen dazu, einzelne Behauptungen, Schlussfolgerungen, vermutete Konsequenzen, Lebensphilosophien, Prinzipien oder Leitsätze eines Klienten auf Rationalität, Logik, Normenkonformität, Funktionalität und Hedonismusorientierung zu untersuchen. Diese Frageformen sind auch als Disputtechniken bekannt (vgl. Stavemann, 2014b).

Werden die emotionalen Turbulenzen des Klienten durch vereinzelte übertriebene oder irrationale Sichtweisen, Erwartungen, Schlussfolgerungen oder Bewertungen hervorgerufen, ist deren Widerlegung oftmals durch einen oder verschiedene Dispute erfolgversprechend und hinreichend. Dies trifft meist bei noch »jungen« Problemen zu oder wenn ein grundsätzlich mögliches negatives Ereignis in seiner Eintrittswahrscheinlichkeit, Bedeutung oder Konsequenz maßlos übertrieben wird.

Der Therapeut kann einzelne Sätze eines B-Systems aufgreifen und versuchen, dem Klienten mithilfe seiner informationsprüfenden Fragen zu verdeutlichen, dass dessen Sichtweise

- übertrieben,
- unlogisch,
- nach eigenem Normensystem unmoralisch,
- für die eigenen Ziele schädlich oder
- nur kurzfristig hedonistisch ausgerichtet ist.

Wegen ihrer Relevanz werden die Disputtechniken in INFO 11 T gesondert aufgegriffen und beschrieben.

Erkenntniserarbeitende Fragetechniken

Erkenntniserarbeitende Fragetechniken dienen besonders zum Aufbau neuer, zielführender Sichtweisen.

Induktive Fragen. Induktive Fragen werden mit dem Ziel gestellt, dass der Klient eine logische Verallgemeinerung aus vielen Einzelbeobachtungen ableitet, z. B.:

- »Wenn man noch nie fehlerfreie Menschen gesehen hat, was bedeutet das für die Aussage: ›Ich muss perfekt sein‹?«
- »Wenn noch kein Mensch älter als 120 Jahre geworden ist, was bedeutet das für den Wunsch, nicht sterben zu wollen?«

Deduktive Fragen. Deduktive Fragen werden mit dem Ziel gestellt, dass der Klient eine logische Schlussfolgerung vom Allgemeinen zum Besonderen zieht, z. B.:

- »Wenn alle Entscheidungen Konsequenzen nach sich ziehen, was bedeutet das für Ihren Entscheid, sich lieber nicht festzulegen?«
- »Wenn alle Menschen sterben, was bedeutet das für Ihre Zukunft?«

Unter **Disputtechniken** werden therapeutische Prüftechniken verstanden, die mithilfe »naiver« Fragen einzelne dysfunktionale Sichtweisen, Prognosen, Behauptungen oder Bewertungen des Klienten auf Angemessenheit untersuchen. Unterschieden werden empirische, logische, normative, funktionale und hedonistische Dispute, mit deren Hilfe einzelne Behauptungen, Schlussfolgerungen und vermutete Konsequenzen, Lebensphilosophien, Prinzipien oder Leitsätze eines Klienten auf Rationalität, Logik, Normenkonformität, Funktionalität und Hedonismusorientierung geprüft werden können.

Empirischer Disput

Mit dem empirischen Disput werden verzerrte Eintrittswahrscheinlichkeiten wieder in realistische Erwartungen oder Beschreibungen gewandelt, indem die Klientenaussagen auf ihren empirischen Wahrheitsgehalt geprüft und realitätsgerecht korrigiert werden.

Hierbei werden Klientenaussagen aufgegriffen wie: »Das ist alles Mist!«, »Die wollen sowieso alle immer nur das eine«, »Das taugt alles nichts!«, »So etwas passiert immer nur mir«, »Der wird mich anfallen und beißen!«, »Beim nächsten Panikanfall bekomme ich garantiert einen Herzinfarkt!« oder »Ich mache ohnehin immer alles falsch.«

Mit empirischen Disputen kann der Therapeut die garantiert negative Prognose von depressiven Klienten und von Katastrophen-, Schwarz-Weiß- oder Versicherungsdenkern relativieren (zu den einzelnen Denkmustern vgl. Stavemann, 2010, 2014b), die verzerrten Eintrittswahrscheinlichkeiten bei Klienten mit Zwängen und Phobien korrigieren und inadäquate Kriterien zur Selbstwertbestimmung bei Klienten mit Selbstwertproblemen ad absurdum führen.

Typische Fragen bei empirischen Disputen sind:

- »Ist das zwangsläufig so?«
- »Wie wahrscheinlich ist es, dass …?«
- »Muss das so kommen, oder was könnte noch geschehen?«
- »Kennen Sie jemanden, der keine Fehler macht?«
- »Ganz sicher?«
- »Immer?«
- »Alle?«

Beispieldialog

Empirischer Disput bei übertriebener Sichtweise

K »Ich hatte schon immer Pech.«

T »Sie meinen, dass bisher alles in Ihrem Leben so denkbar schlecht ausgegangen ist, dass es schlechter gar nicht hätte kommen können?«

K »… Na, das ist vielleicht etwas übertrieben.«

Oder:

K »Dann wäre alles aus!«

T »Garantiert *alles*?«

K »Na ja, das vielleicht nicht. Aber einiges wohl doch.«

(Weitere Beispiele für empirische Dispute siehe auch Stavemann, 2010; 2014b.)

Logischer Disput

Logische Dispute prüfen Ableitungen und Schlussfolgerungen auf Zwangsläufigkeit und reflektieren Widersprüche.

Hierbei werden Klientenaussagen aufgegriffen wie: »Wenn die mich auslachen, kann ich mich hier nie wieder sehen lassen!«, »Das hat sowieso alles keinen Zweck!«, »Wenn ich das nicht perfekt schaffe, bin ich ein Versager.«, »Der nächste Hund beißt bestimmt, weil es die letzten zehn nicht taten.«, »Ich habe als Mutter versagt, weil mein Kind sitzengeblieben ist.«, »Wer abgelehnt wird, ist weniger wert.«

Mit logischen Disputen kann der Therapeut Fehlattributionen und unsinnige Schuldzuschreibungen korrigieren, Verrenkungsdeutern, Tatsachenverdrehern, absoluten Forderern, Muss-Denkern und Meinungsverkäufern zu realistischen Sichtweisen verhelfen und Klienten mit Selbstwertproblemen unsinnige Wertzuschreibungen oder -ableitungen verdeutlichen und ad absurdum führen. Durch das naive Infragestellen seiner Ableitungen soll der Klient deren Willkürlichkeit und Unlogik erkennen, um, wenn möglich, inkongruente oder widersprüchliche Aussagen widerspruchsfrei zu konzipieren.

Typische Fragen bei logischen Disputen sind:

- »Wie kommen Sie darauf?«
- »Woraus schließen Sie das?«
- »Weshalb muss das so sein?«
- »Steht das in Ihrer Macht?«
- »Was hat das mit Ihrem Wert zu tun?«
- »Wieso bedeutet es, dass Sie weniger wert sind, sobald jemand über Sie lacht?«
- »Sie sagten vorhin … und jetzt … Wie passt das zusammen?«
- »Ich verstehe noch nicht, wie Sie darauf kommen. Können Sie das bitte erklären?«
- »Weshalb sollte er nach *Ihren* Maßstäben leben, statt nach seinen eigenen?«

Beispieldialog

Logische Dispute bei unlogischen Schlussfolgerungen

K »Ich bin ein Mobbing-Opfer!«

T »Wie kommen Sie darauf?«

K »Ich habe mich bei der Wahl zum Betriebsrat aufstellen lassen und habe nicht eine fremde Stimme bekommen! Das geht doch nicht mit rechten Dingen zu!«

T »Gibt es noch andere mögliche Erklärungen dafür, dass die anderen Kollegen gewählt wurden und nicht Sie?«

K »… Na gut, ich bin nicht in der Gewerkschaft … Und ich sehe viele Dinge anders, als die meisten Kollegen … Ich bin auch erst seit zwei Monaten in der Firma.«

Oder:

K »Wenn er mir diesen Wunsch abschlägt, zeigt er mir, dass er mich nicht liebt!«

T »Könnte es theoretisch noch andere Gründe für seine Ablehnung geben? Gründe, die nichts mit seiner Zuneigung zu Ihnen zu tun haben müssen?«

K »… Wenn Sie *so* fragen, vielleicht schon. Vielleicht kann er sich das nicht leisten oder hat Angst davor … Oder er möchte mich nicht in Gefahr bringen …«

Oder:

T »Sie sagten vor einigen Stunden, dass Sie mit 19 Abitur gemacht und jetzt, dass Sie noch nie im Leben etwas zu Ende gebracht haben. Ich kriege das nicht unter einen Hut. Wie passt das zusammen?«

(Weitere Beispiele für logische Dispute siehe auch Stavemann, 2010; 2014b.)

Normativer Disput

Normative Dispute dienen dazu, bestimmte Einstellungen, Ziele oder Handlungen daraufhin zu prüfen, ob sie zum übergeordneten moralischen Normensystem des Klienten passen und demnach als moralisch anzusehen sind oder nicht.

Hierbei werden Klientenaussagen aufgegriffen wie: »Das gehört sich nicht!«, »Dann kann ich mir ja nicht mehr in die Augen sehen!«, »Ich tauge nichts«, »Dafür gehört man bestraft!«, »Wenn ich bloß das Kind nicht bekommen müsste!«, »Ich schäme mich deswegen«, »Ich würde das gern tun, aber meine Eltern möchten das nicht«, »Ich mache mich dann immer so richtig fertig, schlage mir auf den Kopf und beschimpfe mich«.

Mit normativen Disputen kann der Therapeut Klienten mit rigiden Denkmustern, wie Muss- oder Gerechtigkeitsdenkern, vermitteln, dass »Wahrheit«, »Recht« und »Angemessenheit« subjektiv sind und damit deren Angst- und Ärgerreaktion abbauen, Schuld- und Sühnekonzepte entlarven und ad absurdum führen, die Konsequenzen bestimmter Moralvorstellungen herausarbeiten. Die Klienten entscheiden, ob sie weiterhin bereit sind, die Konsequenzen der gewählten Moral zu tragen, oder ihre moralischen Ansichten zu ändern.

Typische Fragen bei normativen Disputen sind:

- »Woher kennen Sie diese Norm?«
- »Welche anderen Sichtweisen kennen Sie?«
- »Sind Sie bereit, die Kosten für Ihre Sichtweise in Form der geschilderten Konsequenzen weiter zu tragen, oder möchten Sie lieber Ihre Moralvorstellung ändern?«
- »Möchten Sie das weiterhin glauben?«
- »Welche Ihrer Normen sprechen für, welche gegen so ein Verhalten?«
- »Woher wissen Sie, wie viel Sie büßen müssen, um wieder *gut* zu sein?«
- »Hat Ihre Sühne Ihnen dazu verholfen, nun eine gute Mutter zu sein?«
- »Welche Fähigkeiten braucht man, um garantiert recht zu haben, und damit heutige Entscheidungen sich in Zukunft nicht als falsch herausstellen könnten?«
- »Weshalb sollte er das nicht dürfen?«
- »Wie fänden Sie es, wenn *Ihnen* jemand Ihre Art zu leben verbieten würde?«

Beispieldialog

Normative Dispute zum Prüfen auf Moralkonformität

K »Sollen sie doch machen, was sie wollen. Ich halte mich da künftig 'raus.«

T »Sie wollen es allein Ihren Kindern überlassen, ob sie zur Schule gehen oder nicht?«

K »Ich weiß nicht mehr, was ich tun soll. Ich kann sie nicht mehr steuern.«

T »Und dann ist es für Sie okay, sich nun ganz dabei herauszuhalten?«

K »Wohl ist mir dabei natürlich nicht. Aber was kann ich machen?«

T »Wollen wir *darüber* sprechen? Wollen Sie sich weiter um Einflussmöglichkeiten bemühen?«

K Ja, natürlich! Ich weiß nur nicht wie.«

Oder:

K »Ich schäme mich so, Ihnen das gesagt zu haben.«

T »Dass Sie mit Ihrem Chef ins Bett steigen wollen, um die neue Position zu bekommen?«

K »Ja. Aber ich will die unbedingt haben!«

T »Welche Ihrer Normen sprechen denn für, welche gegen so ein Verhalten?«

(Weitere Beispiele für normative Dispute siehe auch Stavemann, 2010; 2014b.)

Funktionaler Disput

Funktionale Dispute werden eingesetzt, wenn Haltungen, Einstellungen oder Handlungen eines Klienten auf ihre Zielgerichtetheit geprüft werden sollen.

Hierbei werden Klientenaussagen aufgegriffen wie:, »Zunächst muss ich unbedingt das Examen schaffen. Dann sehe ich weiter«, »Das machen doch alle so!«, »Wenn ich nur wüsste, wie ich mich entscheiden soll!«, »Das hat doch alles keinen Sinn.«, »Was meinen Sie denn, was ich tun soll?«, »Ich weiß gar nicht, wozu ich morgens aufstehen soll.«

Mit funktionalen Disputen kann der Therapeut bewirken, dass depressive Klienten erkennen, dass sie wieder Ziele benötigen, um sich Möglichkeiten für Erfolg und Zufriedenheit zu schaffen. Applausfetischisten und Untertanendenker können ihre alten Ziele reflektieren (d. h. Anerkennung zu suchen bzw. Ablehnung um jeden Preis zu vermeiden) und neue formulieren, um unnötige psychische Turbulenzen zu vermeiden. Klienten mit Vermeidungsverhalten und Null-Verzicht-Denker lernen, zwischen verschiedenen Alternativen diejenige auszuwählen, die ihren übergeordneten Zielen am dienlichsten ist.

Typische Fragen bei funktionalen Disputen sind:

- »Hilft das dabei, Ihr …-Ziel zu erreichen?«
- »Was sind die Konsequenzen dieser Einstellung / Handlung?«
- »Möchten Sie das?«
- »Erreichen Sie damit eigene Ziele oder die vermuteten Ziele von anderen?«
- »Kann man ohne Ziele Erfolg haben und ohne Erfolg zufrieden mit sich sein?«
- »Welche Alternative hilft Ihnen am ehesten dabei, Ihre Ziele zu erreichen?« (bzw. im Dilemma: »Welche behindert am wenigsten?«)
- »Nützt Ihnen das Saubermachen der Wohnung bei der Prüfungsvorbereitung?«

Beispieldialog

Funktionale Dispute bei langfristig dysfunktionalen Sichtweisen

K »Das pack' ich wohl nie!«

T »Wozu führt diese Prognose?«

K »Zum Aufgeben.«

T »Möchten Sie das?«

K »Eigentlich nicht, aber es ist so mühsam!«

T »Wollen Sie's dennoch versuchen zu erreichen?«

K »Doch. Versuchen will ich's.«

Oder:

K »Wenn sie mich verlässt, kann ich mir ja gleich die Kugel geben.«

T »Meinen Sie damit, wenn man etwas verliert, was einem wichtig ist, dann sollte man alles andere, was man noch besitzt, auch gleich wegwerfen?«

K »Hm, … so wie Sie das sagen, klingt das nicht besonders sinnvoll.«

(Weitere Beispiele für funktionale Dispute siehe Stavemann, 2010; 2014b)

Hedonistischer Disput

Hedonistische Dispute werden genutzt, um zu prüfen, welche langfristigen Effekte Haltungen, Einstellungen oder Handlungen eines Klienten auf dessen Zufriedenheit und Wohlbefinden haben. So kann festgestellt werden, ob ein Klient langfristig hedonistisch orientiert ist, oder eher einem kurzfristigen Hedonismus frönt (z. B. durch Vermeidungs- oder Suchtverhalten).

Hierbei werden Klientenaussagen aufgegriffen wie: »Ich hab's gelassen, weil ich mir den Abend damit nicht verderben wollte.«, »Arbeit an sich muss Spaß machen!«, »Ich hatte Angst, da ging das nicht.«, »Mir war irgendwie nicht danach.«, »Ich will mir da keinen Zwang antun, das muss sich so ergeben.«

Mit hedonistischen Disputen kann der Therapeut die Erkenntnisse erarbeiten, dass die langfristig negativen Konsequenzen des Vermeidens die kurzfristigen Erleichterungen in der Regel bei weitem übersteigen und dass jede Entscheidung *für* eine Alternative gleichzeitig den Verzicht auf alle anderen einschließt und damit auch deren Vorteile automatisch abgewählt werden. Null-Verzicht-Denker und Patienten mit geringer Frustrationstoleranz, die aus Angst- oder Bequemlichkeitsgründen Situationen vermeiden, können dadurch leichter die Irrationalität und die langfristigen Konsequenzen ihres Konzepts erkennen.

Typische Fragen bei hedonistischen Disputen sind:

- »Hilft Ihnen dieser Gedanke / dieses Verhalten kurzfristig oder langfristig?«
- »Und auf die Vorteile der anderen Alternativen wollen Sie künftig verzichten?«
- »Sie haben also gestern wieder erfolgreich Ihre Angst mit Alkohol bekämpft. Und wie beurteilen Sie heute diesen Erfolg?«
- »Sind Sie bereit, auch die Nachteile der gewählten Alternative langfristig zu ertragen?«
- »Und was ist für Sie jetzt bedeutsamer: Die Erleichterung, es gestern nicht gemacht zu haben, oder die Konsequenzen daraus, es heute noch vor sich zu haben?«
- »Worin besteht der Vorteil, wenn man keine Ziele hat? Ist dieser Vorteil kurz- oder langfristiger Natur?«

Beispieldialog

Hedonistische Dispute zum Prüfen auf langfristige Orientierung

K »Gestern hab' ich mich endlich mal wieder aufgerafft, meine Wohnung zu putzen!«

T »Ah ja? Und Ihre anderen Vorhaben haben Sie auch erledigt? Sie hatten sich ja vorgenommen, Ihre Bewerbungen zu schreiben und abzuschicken.«

K »Nee, das nicht.

T »Weshalb nicht?«

K »Mir war irgendwie nicht so danach. Ich konnte mich schlecht konzentrieren, und dazu muss ich geistig hellwach sein. Damit hätte ich mir nur den ganzen Tag verdorben.«

T »Da haben Sie dann lieber aufgeräumt und die Wohnung geputzt?«

K »Ja.«

T »Und wie geht es Ihnen heute damit, wenn Sie daran denken, dass Sie die Bewerbungen noch unerledigt vor sich haben?«

K »Nicht so gut …«

Oder:

T »Sie haben also gestern auf der Party wieder Alkohol getrunken?«

K »Ja, ich hätte mich sonst einfach nicht getraut, mit denen zu reden. Und so hab' ich mich klasse amüsiert.«

T »Ah ja, und wie beurteilen Sie heute diesen ›Erfolg‹?«

K »Tja, … war wohl nichts.«

T »Bitte?«

K »Schade, dass ich wieder damit angefangen hab'.«

INFO 12 T Differentialindikation: Disput oder Sokratistischer Dialog?

Indikationen für Disputtechniken

Im Rahmen einer Kognitiven (Verhaltens-)Therapie werden Disputtechniken bei ABC-Besprechungen oder Selbstanalysen von Emotionen angewendet, um einzelne irrationale oder dysfunktionale Behauptungen der Klienten anzugreifen (z. B. »Dann wäre alles aus!« durch: »Garantiert alles?«) und widerlegen zu lassen (»Na ja, vielleicht nicht alles, aber ...«). Die zu disputierenden Kognitionen können in allen drei Teilen des Bewertungssystems enthalten sein.

Dispute sind immer dann die Methode der Wahl, wenn

- emotionale Probleme in erster Linie durch einzelne übertriebene oder unrealistische Behauptungen, Erwartungen, unlogische Schlussfolgerungen oder überzogene Bewertungen entstanden sind.
- diese Behauptungen, Erwartungen oder Schlussfolgerungen von Klienten auf ihre (Eintritts-)Wahrscheinlichkeit, inhaltliche Logik, Zielgerichtetheit, langfristig hedonistische Orientierung oder Normenverträglichkeit untersucht oder widerlegt werden sollen.
- sie innerhalb der Sokratischen Gesprächsführung dazu dienen, einzelne Behauptungen, Schlussfolgerungen oder Sichtweisen zu prüfen, zu widerlegen, in den »Zustand innerer Verwirrung« zu führen.

Disputtechniken sind zudem relativ leicht erlernbar und können von den Klienten selbst zum Reflektieren und Prüfen eigener Normen, Erwartungen und Schlussfolgerungen eingesetzt werden.

Indikation für Sokratische Dialoge

Sokratische Dialoge sind das Mittel der Wahl, wenn nicht einzelne unlogische, verzerrte oder überzeichnete Aussagen des Klienten untersucht werden sollen, sondern ein übergeordnetes Thema. Solche Themen betreffen die übergeordnete Normen, Schemata, Metakognitionen oder Lebensziele und -einstellungen des Klienten und werden aufgrund der vorangegangenen Gesprächsinhalte oder von vornherein als klärungsbedürftig festgelegt. Sie sind meist nur durch philosophische Betrachtungen zu klären und erzielen ausschließlich subjektive Wahrheiten, nur persönlich »richtige« Ergebnisse.

Sokratische Dialoge sind die Methode der Wahl, wenn

- übergeordnete Themen, die die Normen oder Lebensphilosophien der Klienten betreffen, untersucht werden sollen.
- es um Begriffsbestimmungen geht.
- Moral- und Zielkonflikte aufgelöst werden sollen.
- die Klienten zu vertiefter Reflexion, klareren Zielorientierung und zu selbstverantwortlicher Lebensführung motiviert werden sollen.

Sokratische Dialoge sind relativ arbeitsaufwendig und zeitintensiv (ca. 1 bis 2 Stunden je Thema – verteilt auf bis zu 6 Sitzungen) und erfordern vom Therapeuten erhebliche Vorbereitung und Vorleistung (z. B. Erlernen der Gesprächsmodelle und ihre Anwendung sowie eigene Reflexion der behandelten Themen). Sie werden wegen ihrer Komplexität nicht den Klienten als »Handwerkszeug« vermittelt, auch weil diese schlecht mit sich selbst Dialoge über ihre eigenen »blinden Flecken« führen können.

Fazit

Der wesentliche Vorteil von Disputen gegenüber Sokratischen Dialogen liegt im deutlich geringeren Zeitaufwand, der für das Widerlegen einzelner dysfunktionaler Einstellungen oder Handlungen benötigt wird. Sie sind jedoch meist nur möglich, wenn diese noch nicht konzeptionell verankert sind und keine übergreifenden Themen oder Lebensphilosophien betreffen.

Der Vorteil von Sokratischen Dialogen besteht darin, dass sie übergeordnete Konzepte aufgreifen. Themen wie z. B. verwendete Kriterien zur Selbstwertschöpfung werden damit ebenso erfasst wie moralische oder lebensphilosophische Fragen. Derartige Themen lassen sich durch einzelne Dispute schlecht oder gar nicht hinreichend behandeln.

Was sind Handlungsziele?

Als Handlungsziele bezeichnet man das, was Menschen sich vornehmen, während ihres Lebens zu tun. Dabei lassen sich kurz-, mittel- und langfristige Handlungsziele unterscheiden.

Beispiele für konkrete Handlungsziele sind:

- »Ich will versuchen, einen Partner zu finden und eine Familie zu gründen.«
- »Ich möchte bis zu meinem 50. Geburtstag die Welt umsegeln.«
- »Ich möchte jede Woche mindestens 15 Std. Zeit für meine Partnerin reservieren.«
- »Ich treibe zweimal pro Woche für 60 Minuten Sport (Tennis).«

Beispiele für unkonkrete, untaugliche Handlungsziele sind:

- »Ich möchte glücklich sein.«
- »Ich heirate Manuela und bekomme mit ihr zwei Söhne und eine Tochter.«
- »Ich tue nur, was hundertprozentig und absolut sicher ist.«
- »Kinder will ich nicht, aber im Alter würde ich mich gern um meine Enkel kümmern.«

Bei solchen »Zielen« bleibt unberücksichtigt, dass

- sie ein Ergebnis beschreiben und nicht die Handlungsziele, die dahin führen.
- sie nicht aus eigener Kraft erreichbar sind.
- sie etwas fordern oder unterstellen, was es nicht gibt.
- sie sich gegenseitig widersprechen, verunmöglichen oder sabotieren.

Wie erkennt man seine Handlungsziele?

Die Frage nach den eigenen Handlungszielen ist für viele nicht so einfach zu beantworten, besonders dann nicht, wenn man noch nie konkret darüber nachgedacht hat. Häufig fällt die Antwort leichter, wenn man die Frage für einzelne Lebensbereiche und Lebensinhalte beantwortet, z. B.:

- Was will ich im Bereich Familie, Partnerschaft und soziale Kontakte erreichen?
- Wodurch will ich meinen Lebensunterhalt verdienen und die Ziele bezahlen, die ich in den andern Bereichen verfolge?
- Was will ich in meiner Freizeit genießen? Welchen Hobbys will ich nachgehen?
- Welche anderen Lebensinhalte sind mir wichtig?

Bevor Sie daran gehen, Ihre Handlungsziele aufzuschreiben, betrachten wir noch unterschiedliche Arten von solchen Zielen.

Kurz-, mittel- und langfristige Handlungsziele

Es gibt Dinge, die stehen heute zur Entscheidung an, andere erst in etlichen Jahren und wieder andere erst in Jahrzehnten. Vielen Menschen fällt es leichter, die Dinge zu benennen, die die unmittelbare Zukunft betreffen, die ihnen »auf den Nägeln brennen« und möglicherweise heute Probleme verursachen. Manche haben vielleicht keine Lust, so weit vorauszudenken und zu planen. Oder sie wollen erst sicher sein, dass es auch so kommt, wie sie es hoffen. Aber sie alle wären schlecht beraten, sich *deswegen* zuerst mit ihren kurzfristigen Vorhaben zu beschäftigen und darauf zu verzichten, zunächst ihre langfristigen Ziele zu erarbeiten. So lange die Oberziele fehlen, können kurzfristige Ziele nicht sinnvoll bestimmt werden, weil dann die endgültige Orientierung fehlt. Kurz- und mittelfristige Ziele sind idealerweise *Etappenziele* auf dem Weg zu den langfristigen Zielen!

Dennoch begehen viele beim Bestimmen der Handlungsziele den Fehler, mit den kurzfristigen Zielen zu beginnen. Das wäre so, als wenn jemand auswandern will, obwohl er sich noch nicht entschieden hat, ob er lieber nach Australien oder Kanada möchte – und trotzdem unbedingt schon los will. Aber in welche Richtung soll er fahren, ohne das Risiko einzugehen, in die falsche Richtung zu reisen und den gesamten Weg zurück zu müssen?

Oder in einem anderen Fall: Ein Student hat Probleme, sich auf die Prüfung vorzubereiten. Er hat große Angst vor dem Versagen und dessen Konsequenzen. Eigentlich weiß er gar nicht so genau, warum er dieses Fach studiert, denn er weiß nicht, ob er jemals in diesem Bereich arbeiten möchte. Was sollte er zunächst klären: Wie er den Prüfungsstoff erlernt, oder ob es überhaupt für seinen Lebensplan sinnvoll ist, dieses, ein anderes oder gar kein Studium abzuschließen?

Wer seine langfristigen Ziele sucht, kann dies z. B. tun, indem er sich folgende Fragen beantwortet: »Falls ich noch 30 Jahre lebe, was will ich dann in den vier Lebensbereichen mit der mir verbleibenden Zeit anfangen? Wie will ich sie nutzen? Was will ich erreichen, so dass ich nach heutigem Wissen später sagen kann: Das war gut so! Das würde ich wieder so machen. Schade, wenn es jetzt vorbei ist, aber ich habe das Beste daraus gemacht!«

Zeit- und Energieverbrauch für Ziele

Häufig unterscheiden sich die bereits gelebten Ziele gar nicht inhaltlich so sehr davon, wie jemand sich dies idealerweise vorstellt. Viel mehr kommt man lediglich mit seiner Zeit- und Energieverteilung ins Schleudern. Manche Ziele bleiben deswegen auf der Strecke, weil der Tag eben nun einmal nur 24 Stunden hat. Es ist die bestehende Aufteilung von Zeit und Energie für die einzelnen Bereiche oder Handlungsziele, womit manche unzufrieden sind (z. B., wenn jemand mehr Zeit und Energie für die Familie investieren möchte und weniger in seine Karriere).

Neben dem reinen Auflisten der Handlungsziele sollte man auch prüfen, wie viel Zeit und Energie man zurzeit für einzelne Ziele aufwendet, um danach untersuchen zu können, ob dies den eigenen Zielvorstellungen entspricht.

Was sind »gute« Handlungsziele?

Prinzipiell gibt es keine allgemeingültig »guten« oder »schlechten«, »sinnvollen« oder »unsinnigen« Handlungsziele, weil die Moralvorstellungen und die Glaubensgrundsätze von Mensch zu Mensch sehr unterschiedlich sind.

Welche Handlungsziele für einen »gut« sind, lässt sich nur anhand der zuvor aufgestellten *persönlichen* Glaubensgrundsätze und Wertvorstellungen entscheiden.

Damit sie uns keine Probleme bescheren, sollten sie zudem grundsätzlich aus eigener Kraft erreichbar sein und sich darüber hinaus nicht gegenseitig blockieren oder gar sabotieren.

Innere und äußere Freiheit und ihre Implikationen für Therapie und Beratung

Das Differenzieren zwischen innerer und äußerer Freiheit ist auf die kynischen Philosophen zurückzuführen. Sie propagieren, präzise zu trennen zwischen dem, was in der Macht eines Menschen steht und was nicht. Dies fordern abgeschwächt auch die Stoiker. So erscheint es z. B. Epiktet so bedeutsam, sich auf die innere Freiheit zu konzentrieren, dass er diesem Thema diverse Kapitel widmet (u. a. 2008 [1], [14], [19], [24]). Er behauptet (2015, 2009) in typisch stoischer Tradition, dass innere Freiheit nicht durch das Lösen äußerer Probleme zu erhalten ist, sondern nur, indem man die Unabhängigkeit von äußeren Bedingungen stärkt (z. B. von der Bewunderung, Zuneigung, Verachtung oder Ablehnung durch andere). Dieses therapeutische Konzept finden wir auch in der Integrativen KVT oder der Akzeptanz und Commitment Therapie (siehe z. B. Born, 2016, Ciarrochi und Bailey, 2010). Das Konzentrieren auf innere Prozesse bedeutet aber nicht, die äußeren unbeachtet zu lassen, denn das Hauptziel besteht im *Umsetzen* der gewonnenen Einsichten im Lebensalltag. Epiktet (2008 [II.19]) sieht sich demzufolge als Propagandist einer Lebenseinstellung *und* -haltung.

Die angestrebte innere Freiheit zielt auf das Überwinden emotionaler Störungen und innerem Aufruhr. Selbstexploration und -reflexion gelten als *das* therapeutische Agens, um zur Selbsterkenntnis zu kommen und die Konzepte und Schemata zu entdecken, die emotionale Turbulenzen bewirken. Diesem Konzept entsprechend soll vernunftgerechtes Denken gestärkt und die Möglichkeiten zum Erlernen der Impulskontrolle gefördert werden.

Wenn jemand nicht zwischen innerer und äußerer Freiheit differenzieren kann, gerät er oft unnötig in emotionale Turbulenzen. Sei es zum einen, weil er sich an unerreichbaren Zielen bis zur totalen Erschöpfung aufreibt und schließlich verzweifelt und resigniert aufgibt. Oder, zum anderen, weil er tatsächlich autark erreichbare Ziele nicht verfolgt, sie irrtümlich für unbeeinflussbar hält und deswegen unnötig in Fatalismus verfällt und bestehende Freiheitgrade ungenutzt lässt.

Innere und äußere Freiheit bei psychischen Problemen

Fehler beim Differenzieren von innerer und äußerer Freiheit können in allen drei Problembereichen vorkommen, die erlernte psychische Störungen verursachen.

Selbstwertprobleme. Menschen mit einem Selbstwertproblem verfolgen oftmals äußere Ziele (z. B. anerkannt oder beliebt zu sein) oder solche, die unerreichbar hoch gesteckt sind (z. B. perfekt zu sein). Oder sie erkennen vorhandene Freiheits- und Selbstbestimmungsmöglichkeiten nicht (z. B., weil sie sich wegen geringer Selbsteffizienzerwartung oder geringen Selbstvertrauens nichts zutrauen).

Frustrationsintoleranzprobleme. Klienten mit Frustrationsintoleranzproblemen fordern einerseits unsinnigerweise Einflussnahme und Selbstbestimmung ein bei Ereignissen oder Ergebnissen, die fremd- oder schicksalsbestimmt sind und übersehen oder verneinen andererseits vorhandene Freiheitsgrade und Selbstbestimmungsmöglichkeiten (z. B. aus Bequemlichkeit).

Existenzielle Probleme. Auch Klienten mit einem existenziellen Problem fordern unsinnigerweise Einflussnahme auf etwas, das nicht ihrer Entscheidungsmöglichkeit unterliegt: auf externe Freiheiten wie Sicherheit, Kontrolle und Dasein.

Innere Freiheit und Eigenverantwortung

Häufig treffen wir auf Klienten, die sich für etwas verantwortlich machen, das überhaupt nicht ihrer Entscheidungsfreiheit unterlag. Andere wiederum empören sich und weisen anderen Verantwortung für etwas zu, das gar nicht in deren Ermessensspielraum liegt. Wieder andere weisen Verantwortungsübernahme entrüstet ab, weil sie die innere Freiheit nicht erkennen.

Hier wird der Therapeut reflektieren lassen, wofür man überhaupt Verantwortung übernehmen sollte und wofür nicht. Nach dem bereits Ausgeführten gilt folgendes:

Verantwortlich im Sinne von verursachend kann man nur für das sein, was der eigenen Entscheidungsfreiheit unterliegt (z.B. das Denken, Handeln oder Unterlassen und für eigene Emotionen. *Nicht verantwortlich* ist man demnach für all das, was nicht im eigenen Ermessen liegt (z.B. wie andere agieren, reagieren, denken oder fühlen oder für eigene Defizite, Gebrechen oder Schwächen, die nicht dem eigenen Einfluss unterliegen).

Häufig machen sich Klienten für die Emotionen anderer verantwortlich, besonders, wenn/weil sie deren Geschmack oder Einstellung kennen. Hier wird der Therapeut differenzieren lassen: Der Handelnde verantwortet die eigenen Emotionen und eigenes Verhalten. Die andere Person das, wie sie darauf reagiert, die eigenen Ziele, Sichtweisen und Normen, mit denen sie dem Handelnden gegenübertritt – und damit auch die daraus resultierenden Emotionen.

Auch der Therapeut ist darauf bedacht, selbst sauber zwischen dem zu trennen, was er im Therapieprozess zu verantworten hat und dem, was in der Verantwortung des Klienten liegt. Er wird sich nur dafür verantwortlich sehen, was von ihm selbst zu beeinflussen ist. Er wird sich nicht durch unsinnige Ansprüche überfordern (z.B. ob es dem Klienten gut geht, ob ihm die Therapie zusagt, ob er mitarbeitet und davon profitiert) und damit einen erheblichen Beitrag zur eigenen Psychohygiene leisten. Wenn dieses Aufteilen der jeweiligen Verantwortungsbereiche den Klienten bereits im Vorgespräch verdeutlicht wird (zum Vorgehen siehe Stavemann, 2014b, Kap.1), wirkt dies einem »Behandelt-werden«-Anspruch von Klienten entgegen, falls diese erwartet haben, ihr Problem passiv verharrend »wegbehandelt« zu bekommen. Der Therapeut begründet, weshalb ein passives Erdulden psychotherapeutischer Interventionen keine Besserung verspricht, sondern dass es auf die aktive Veränderungsarbeit des Klienten ankommt. So werden die Klienten von Beginn an auf ihre Eigenverantwortung für das Verfolgen und Erreichen der selbst gesteckten Therapieziele eingestellt und erfahren, dass eine positive Selbstwirksamkeitserwartung und Selbstvertrauen nur durch eigene Aktivität zu erreichen ist.

Wenn der Therapeuten die innere von der äußeren Freiheit diskriminiert und das Augenmerk auf das Beeinflussbare richtet und das Unbeeinflussbare so akzeptiert, wie es kommt, wird er nicht nur selbst zu vertiefter innerer Gelassenheit gelangen, sondern auch seinen Klienten auf ihrem Weg dorthin ein funktionales Modell anbieten.

INFO 15 K Eine eigene Zielhierarchie erstellen

Um eine Zielhierarchie zu erstellen, schreiben Sie bitte zunächst Ihre Handlungsziele auf kleine Zettel. Achten Sie darauf, dass Sie zuvor alle Ziele in langfristige Ober- und Zeitraumziele und in mittel- oder kurzfristige Etappenziele sortiert haben, denn in die Zielhierarchie werden nur langfristige Ober- und Zeitraumziele aufgenommen.

Warum sind Etappenziele unwichtiger?
Viele Menschen möchten am liebsten mit ihren kurzfristigen Zielen beginnen. Es fällt ihnen erheblich leichter, solche zu benennen, die ihre unmittelbare Zukunft betreffen, die ihnen förmlich »auf den Nägeln brennen« und möglicherweise Probleme verursachen. Aber sie wären schlecht beraten, diese als erstes zu verfolgen. Denn so lange die Oberziele unklar sind, können Etappenziele nicht auf Angemessenheit geprüft werden, weil dafür der Maßstab fehlt (siehe hierzu auch die Beispiele aus INFO 13 K: »Handlungsziele«). Etappenziele sollen sich grundsätzlich an den Oberzielen ausrichten. Deswegen sind letztere immer wichtiger als Etappenziele. So würde es z. B. keinen Sinn machen, weiterhin kurz- oder mittelfristige Etappenziele zu verfolgen, wenn man sich bereits entschieden hat, das dazu gehörende Oberziel aufzugeben, um mehr Zeit und Energie für andere, wichtigere Ziele zur Verfügung zu haben.

Die Zielhierarchie erstellen
Bringen Sie die Zettel mit Ihren langfristigen Ober- und Zeitraumzielen in eine Wichtigkeitsrangreihe. Dabei gehen Sie wie folgt vor:

(1) Bestimmen Sie zunächst die beiden Ziele, die Ihnen am unwichtigsten und am wichtigsten sind. Diese erhalten die Rangplätze 1 und 10.

(2) Nun nehmen Sie den nächsten Zettel: Das Ziel, das darauf steht, ist entweder genauso wichtig wie das auf Rang 1 oder 10 und kommt ebenfalls dorthin, oder es liegt auf irgendeiner Wichtigkeitsstufe dazwischen.

(3) Alle weiteren Zettel fügen Sie nun ein, indem Sie sie mit jedem bereits eingeordneten Ziel daraufhin vergleichen, ob es wichtiger, unwichtiger oder gleich wichtig ist. Auf diese Weise ordnen Sie all Ihre Ziele auf die verschiedenen Wichtigkeitsstufen ein.

(1)------(2)------(3)------(4)------(5)------(6)------(7)------(8)------(9)------(10)
niedrigste *höchste*
Wichtigkeit

Einen Handlungszielplan erstellen

Bitte beschreiben Sie zunächst (auf separatem Papier) für die Felder (1) bis (4) Ihre langfristigen Handlungsziele, indem Sie sich dabei für jeden einzelnen Bereich die Frage beantworten: Was müsste ich ab sofort nach meinem heutigen Wissensstand und nach meinen heutigen Moral- und Glaubensgrundsätzen tun, anstreben und verfolgen, wenn ich in 30 Jahren von mir behaupten möchte: Das habe ich gut gemacht. Zumindest in den letzten 30 Jahren habe ich ein sinnvolles, gutes und erfülltes Leben geführt. Das würde ich genau so wieder machen!«

Nach dem Festlegen der langfristigen Handlungsziele beschreiben Sie bitte die Etappenziele auf dem Weg dorthin, indem Sie bestimmen, was Sie in fünf Jahren (Felder 5 bis 8) und in einem Jahr (Felder 9 bis 12) erreicht haben wollen, um Ihren langfristigen Zielen näher zu kommen.

In den Feldern 13–16 beschreiben Sie, wie Sie damit ab sofort beginnen wollen.

Bestimmen Sie auch, wieviel Zeit und Energie Sie für die einzelnen Vorhaben aufwenden wollen. Achten Sie dabei darauf, dass der geplante Zeit- und Energieeinsatz für jeden Zeithorizont über alle vier Zielbereiche insgesamt jeweils 100 Prozent nicht überschreiten soll. Gehen Sie davon aus, dass Sie pro Woche 100 Stunden Zeit verplanen können (1 Std. = 1 %), wenn Sie täglich 9–10 Std. für Schlaf, Körperpflege und Nahrungsaufnahme fest reserviert haben.

Zeit: / **Ziel-bereich:**	**in 30 Jahren:**	**in 5 Jahren:**	**in 1 Jahr:**	**Soll-Zustand heute:**
Partner / Familie / Sozialkontakte:	Unterziele: (1) Zeit: % Energie: %	Unterziele: (5) Zeit: % Energie: %	Unterziele: (9) Zeit: % Energie: %	Unterziele: (13) Zeit: % Energie: %
Beruf / Karriere / verfügbare Geldmittel:	Unterziele: (2) Zeit: % Energie: %	Unterziele: (6) Zeit: % Energie: %	Unterziele: (10) Zeit: % Energie: %	Unterziele: (14) Zeit: % Energie: %
Hobbys / Freizeit:	Unterziele: (3) Zeit: % Energie: %	Unterziele: (7) Zeit: % Energie: %	Unterziele: (11) Zeit: % Energie: %	Unterziele: (15) Zeit: % Energie: %
sonstiges:	Unterziele: (4) Zeit: % Energie: %	Unterziele: (8) Zeit: % Energie: %	Unterziele: (12) Zeit: % Energie: %	Unterziele: (16) Zeit: % Energie: %

Weshalb sollen Handlungsziele widerspruchsfrei sein?
Stellen Sie sich jemanden vor, der gleichzeitig stets ausgiebig schlemmen und abnehmen möchte. Oder denken Sie an einen Menschen, der seine Freiheiten unter keinen Umständen aufgeben will, sich aber eine innige, vertrauensvolle Beziehung wünscht.

Haben Sie einen Vorschlag, wie das gehen kann?

Vermutlich nicht, denn widersprüchliche Ziele lassen sich nicht gleichzeitig verfolgen, sondern allenfalls nacheinander. Egal, welches dieser Ziele man gerade verfolgt, man schädigt damit automatisch das andere.

Und was würden Sie jemandem raten, der sich darüber bei Ihnen beklagt? Vermutlich: »Da wirst du dich schon entscheiden müssen: entweder duschen oder trocken bleiben. Beides zusammen geht nicht!« Sie würden dieser Person nahelegen, sich unter ihren widersprüchlichen Zielen für eines zu entscheiden und auf die andere(n) Alternative(n) zu verzichten.

Weshalb hat jemand widersprüchliche Ziele?
Bei den meisten liegt das daran, dass sie keine funktionierende Zielhierarchie haben, nach der sie entscheiden können, welches der sich widersprechenden Ziele für ihre Oberziele oder ihre Wert- und Glaubensgrundsätze am bedeutsamsten ist.

Manche erkennen zwar, dass sie widersprüchliche Ziele verfolgen und wissen sogar, welches ihnen davon wichtiger ist, aber sie wollen die Vorteile der anderen Alternative nicht aufgeben.

Andere entscheiden sich nicht, weil sie Angst haben, sie könnten die falsche Wahl treffen und dafür irgendwie bestraft oder abgelehnt werden und an Wert verlieren.

Welche Auswirkungen hat das Verfolgen widersprüchlicher Ziele?
Wer widersprüchliche Ziele verfolgt, kommt mit seinen Vorhaben nie so recht voran, da Fortschritte bei dem einen Ziel die zuvor mühsam erarbeiteten Erfolge bei dem anderen wieder zunichtemachen. So kommt man nicht vom Fleck.

Es ist leicht nachvollziehbar, dass diese Menschen sich als wenig erfolgreich erleben und sich dies negativ auf ihr Selbstbild, ihr Selbstvertrauen und ihre Selbstsicherheit auswirkt. Bei etlichen führt dies zu tiefgreifenden Selbstwertproblemen mit den entsprechenden emotionalen Turbulenzen. Langfristig kann dies auch zu Niedergeschlagenheit bis hin zu schwerer Depression führen. Viele geben irgendwann erschöpft auf und resignieren.

Wie erreicht man widerspruchsfreie Lebensziele?
Wenn Sie bereits mit Hilfe des Arbeitsblatts 3 (»Momentan verfolgte Handlungsziele«) die zurzeit von Ihnen verfolgten Ziele in den vier Bereichen

(1) Partner / Familie / Sozialkontakte
(2) Beruf / Karriere / verfügbare Geldmittel
(3) Hobbys / Freizeit
(4) sonstiges

aufgestellt und die jeweils dafür eingesetzte Zeit und Energie angegeben haben, ist der Ist-Zustand erhoben. Als nächstes sollten Sie prüfen, in welchen Bereichen Sie auf der Stelle treten, obwohl Sie dort viel Zeit und Energie investieren. Prüfen Sie, ob dies daran liegt, dass sich einige Ober- oder Etappenziele gegenseitig widersprechen, sich sabotieren oder blockieren. Sortieren Sie solche Ziele aus und stellen Sie die Alternativen gegenüber.

Ziele hierarchisch ordnen!

Um entscheiden zu können, auf welche Ziele man zuerst verzichten sollte, falls sie sich gegenseitig widersprechen und man nicht alle zusammen sinnvoll verfolgen kann, braucht man eine *Zielhierarchie*. Diese gibt an, wie wichtig die einzelnen Ziele im Vergleich zu anderen sind. Wenn sich widersprüchliche Ziele gegenseitig blockieren, lässt sich so leicht entscheiden, welches davon im Hinblick auf die Oberziele oder im Hinblick auf die persönlichen Glaubens- und Wertvorstellungen wichtiger ist, welches man weiterverfolgt und auf welches man verzichten sollte. Falls sich Etappenziele widersprechen, wird auf das verzichtet, das zum weniger wichtigen Oberziel führt.

Verzichten lernen

Und nun kommt für einige der schwierigste Part: Sie werden auf die Vorteile der abgewählten Alternative(n) verzichten müssen, wenn Sie den Konsequenzen entgehen wollen, die aus dem Verfolgen widersprüchlicher Ziele entstehen.

Für manche scheint das extrem schwer. Vielleicht fällt es Ihnen leichter, wenn Sie sich dabei immer wieder vor Augen führen, welche konkreten Vorteile dieser Verzicht dauerhaft mit sich bringt: Sie müssen nicht mehr die oben beschriebenen negativen Konsequenzen ertragen.

Weshalb sollen Handlungsziele erreichbar sein?

Kennen Sie jemanden, der meint, keine Fehler machen zu dürfen, oder jemanden, der bei allen gut ankommen möchte? Bestimmt.

Aber kennen Sie auch jemanden, der das schon erreicht hat? Wohl kaum.

Und was würden Sie jemandem raten, der sich darüber beklagt, dass er deshalb unendlich unzufrieden und frustriert ist und zudem total erschöpft wegen seiner ewig erfolglosen Versuche? Vermutlich: »Niemand kann alles und niemand ist überall beliebt. Schön wär's, aber darauf wirst du wohl verzichten müssen.«

Wann sind Ziele unerreichbar?

Unerreichbar sind Ziele, wenn sie mit den zur Verfügung stehenden Möglichkeiten grundsätzlich nicht erreicht werden können, z. B. keine Fehler mehr zu machen, von allen Menschen geliebt zu werden oder nie sterben zu müssen.

Erreichbar sind Ziele, wenn sie prinzipiell aus eigener Kraft umzusetzen sind, ohne dabei auf andere, den Zufall oder Glück angewiesen zu sein (z. B. sich um Partner und Freunde zu kümmern, eine Partnerin zu suchen oder sich bemühen, seine Ausbildungsziele zu schaffen).

Weshalb setzt sich jemand unerreichbare Ziele?

Manche Menschen finden den Alltag so schwierig zu bewältigen, dass sie lieber in Wunschwelten flüchten. Sie führen zumindest dort ein erfolgreiches, glückliches Leben und besetzen von morgens bis abends die Heldenrolle. Ach, ist das schön! … Leider holt die Realität sie schnell wieder ein.

Einige verfolgen allein deswegen unerreichbare Ziele, weil sie glauben, dass andere Menschen oder ein göttliches Wesen dies von ihnen erwartet, z. B. keine Fehler oder »Sünden« zu begehen. Manche machen ihren Selbstwert davon abhängig, ob ihnen das gelingt oder nicht.

Anderen ist vielleicht noch gar nicht aufgefallen, dass sie unerreichbaren Zielen hinterherjagen, weil sie noch nie darüber nachgedacht haben.

Wieder andere legen bewusst ihre Ziellatte so hoch, um eine Entschuldigung dafür zu haben, wenn sie daran scheitern oder gar nicht erst versuchen, sie zu überspringen.

Welche Folgen hat es, unerreichbare Ziele zu verfolgen?

Wer sich prinzipiell unerreichbare Ziele setzt, hat den Misserfolg gleich mit eingeplant. Man kann sich vorstellen, wie negativ sich so etwas auf das seelische Wohlbefinden auswirkt:

Die Folgen sind ähnlich wie im eingangs beschriebenen Beispiel. Sie werden langfristig unter erheblichen psychischen Problemen leiden, z. B. unter Selbstzweifeln, schwindendem Selbstvertrauen, geringer Selbstachtung und erheblichen Selbstwertproblemen mit Versagensangst und Scham. Das kann schließlich zu Niedergeschlagenheit bis hin zu schwerer Depression führen. Viele Menschen geben irgendwann erschöpft auf und resignieren.

Wie ersetzt man unerreichbare Handlungsziele durch erreichbare?

Wenn Sie bereits mit Hilfe des Arbeitsblatts 3 (»Momentan verfolgte Handlungsziele«) die zurzeit von Ihnen verfolgten Handlungsziele in den Bereichen

(1) Partner / Familie / Sozialkontakte
(2) Beruf / Karriere / verfügbare Geldmittel
(3) Hobbys / Freizeit
(4) sonstiges

aufgestellt und die jeweils dafür aufgewendete Zeit und Energie angegeben haben, ist der Ist-Zustand bereits erhoben. Sie prüfen nun all Ihre Handlungsziele daraufhin, ob sie prinzipiell aus eigener Kraft zu erreichen sind und sortieren all die aus, die es nicht sind. Dazu gehören auch alle »Wunschziele«, bei denen Sie auf Glück, Zufall oder höhere Mächte angewiesen sind, um sie zu erreichen (z. B. den Jackpot zu knacken oder 100 Jahre alt zu werden).

Wunschziele und Wunschdenken vermeiden!
»Ja, aber warum sollte man sich nichts wünschen dürfen?« Dürfen schon, aber was hat das mit »Handeln« zu tun?

Betrachten wir hierzu zwei Beispiele: Jemand sitzt in seiner Lieblingssofaecke und denkt: »Ich wünsche mir eine treue, fürsorgliche Frau und zwei glückliche Kinder, einen Jungen und ein Mädchen.« Oder: »Ich wünsche mir, ich hätte Abitur, könnte dann erfolgreich Musik studieren und mit spätestens 30 Jahren weltberühmt sein.« Was meinen Sie: Ob die beiden wohl je aktiv werden?

Wunschziele gehören nicht in Handlungszielpläne, allenfalls auf Wunschzettel an das Schicksal oder eine göttliche Macht. Wer Wunschziele aufstellt, macht sich vom Zufall oder Schicksal abhängig und will meist nichts aus eigener Kraft dafür tun, außer zu warten und zu hoffen.

Unerreichbare Handlungs- und Wunschziele umformulieren oder streichen!
Auf unerreichbare Ziele wird man zum Wohl der eigenen psychischen Gesundheit völlig verzichten. Manche – und dazu gehören auch die meisten Wunschziele – lassen sich jedoch in erreichbare umformulieren, sodass sie einen Sinn ergeben. So wird z. B. aus dem Wunsch »Ich wünsche mir eine treue, fürsorgliche Frau und zwei glückliche Kinder, einen Jungen und ein Mädchen« das Handlungsziel »Ich suche jetzt nach einer Partnerin, die zu mir passt und auch gern zwei Kinder hätte. Sollte mir das gelingen, versuche ich, mit ihr zwei Kinder zu bekommen.« Das Ziel besteht nicht mehr in einem gelieferten Ergebnis, das nicht in der eigenen Macht steht, sondern in dem *Versuch*, es – auch mühsam, mit allem verfügbaren Einsatz – zu verfolgen oder zu erarbeiten. Und *dieses* Ziel ist aus eigener Kraft erreichbar.

Ziele hierarchisch ordnen!
Auch erreichbare Handlungsziele können sich eventuelle gegenseitig widersprechen. Um entscheiden zu können, auf welche Ziele man zuerst verzichten sollte, falls sie sich gegenseitig widersprechen und man nicht alle zusammen sinnvoll verfolgen kann, braucht man eine *Zielhierarchie*. Diese gibt an, wie wichtig die einzelnen Ziele im Vergleich zu anderen sind. Wenn sich widersprüchliche Ziele gegenseitig blockieren, lässt sich so leicht entscheiden, welches davon im Hinblick auf die Oberziele oder im Hinblick auf die persönlichen Glaubens- und Wertvorstellungen wichtiger ist, welches man weiterverfolgt und auf welches man verzichten sollte. Falls sich Etappenziele widersprechen, wird auf das verzichtet, das zum weniger wichtigen Oberziel führt.

Wozu Handlungsziele?

Stellen Sie sich vor, Sie sind bei einem Querfeldeinlauf angemeldet. Sie sind gut vorbereitet und vermutlich der schnellste Läufer. Es spräche insofern nichts dagegen, dass Sie den Lauf und den ausgesetzten Preis gewinnen. Nur leider sind Sie etwas spät gekommen und wissen nun nicht, wo das Ziel liegt. Die Konkurrenten freuen sich und schweigen. Und nun? Jemandem hinterherlaufen, der es womöglich auch nicht kennt? Aufgeben und gar nichts tun?

Ähnlich hilflos sind Menschen, die ihre Lebensziele nicht kennen. Sie wissen nicht wohin es im Leben für sie gehen, welchen Sinn, Zweck und Inhalt ihr Leben haben soll. Sie haben keine Ahnung, wofür sie ihr Leben nutzen, was sie erreichen, genießen, verhindern oder fördern wollen.

Weshalb fehlen Handlungsziele?

Viele Menschen finden es schwierig, selbst und eigenverantwortlich Handlungsziele festzulegen, denn die könnten sich im Nachhinein als falsch herausstellen … Und genau diese Verantwortung wollen manche aus unterschiedlichen Gründen lieber nicht tragen.

Andere hatten einmal Ziele, haben diese aber aufgrund von Schicksalsschlägen oder aus anderen Gründen inzwischen verloren. Beispielsweise, weil sich ein Ziel (z. B. Kinder zu zeugen) zwischenzeitlich »aus Altersgründen erledigt« hat oder ihnen die alten Ziele nicht mehr überzeugend oder verlockend erscheinen, ohne dafür Alternativen zu haben.

Wieder andere legen lieber keine Ziele fest, weil sie glauben, dann nicht scheitern zu können oder nicht damit beginnen müssen.

Welche Folgen hat die Ziellosigkeit?

Die Folgen sind ähnlich wie für obigen Querfeldeinläufer: Man läuft mal hierhin, mal dorthin, mal diesem hinterher und mal jenem. Man befürchtet dabei stets, das Falsche zu tun und irrt orientierungslos umher. Oder man gibt ganz auf und macht gar nichts mehr. In jedem Fall erreicht man *so* nie ein Ziel, hat nie Erfolgserlebnisse und keinen Grund zu innerer Zufriedenheit.

Es ist leicht nachvollziehbar, dass so jemand langfristig oft unter erheblichen psychischen Problemen leidet. Es beginnt mit Selbstzweifeln, schwindendem Selbstvertrauen und geringer Selbstachtung, kann zu erheblichen Selbstwertproblemen mit Versagensangst und Scham und schließlich zu Niedergeschlagenheit bis hin zu schwerer Depression führen.

Wie erstellt man Handlungsziele?

Handlungsziele erstellt man, indem man sich folgende Fragen beantwortet: »Was will ich mit der mir verbleibenden Zeit anfangen? Wie will ich sie nutzen? Was will ich erreichen, so dass ich nach heutigem Wissen später sagen kann: Das war gut so! Das würde ich wieder so machen. Schade, wenn es jetzt vorbei ist, aber ich habe das Beste daraus gemacht.«

Ziele nach Bereichen sortieren!

Beim Erstellen von Handlungszielen ist es hilfreich, diese nach unterschiedlichen Bereichen zu sortieren, um keine wichtigen Lebensinhalte zu übersehen. So können folgende vier Lebensbereiche unterschieden werden:

(1) Partner / Familie / Sozialkontakte
(2) Beruf / Karriere / verfügbare Geldmittel
(3) Hobbys / Freizeit
(4) sonstiges

Was sind »gute« Handlungsziele?
Prinzipiell gibt es weder »gute« noch »schlechte«, »sinnvolle« oder »unsinnige« Handlungsziele. Sie sollten allerdings grundsätzlich aus eigener Kraft erreichbar sein und zu den persönlichen Werten und Glaubensgrundsätzen passen und sich darüber hinaus nicht gegenseitig widersprechen und blockieren. Es gibt keinen objektiv richtigen, für alle Menschen gültigen Maßstab, nach dem Handlungsziele erstellt werden könnten, da der persönliche Geschmack, die eigenen Moral- und Glaubensgrundsätze sehr unterschiedlich sind. Und die entscheiden ja maßgeblich, *wie* jemand sein Leben führen und gestalten möchte und was »gut« und was »schlecht« für ihn bedeutet.

Zeit- und Energieverteilung bestimmen!
Neben dem reinen Auflisten der Handlungsziele ist es zweckmäßig zu bestimmen, wie viel Zeit und Energie man momentan für einzelne Ziele aufwendet (Ist-Zustand) und wie viel man dafür eigentlich aufwenden möchte (Soll-Zustand). Denn häufig verfolgt man inhaltlich bereits die »richtigen« Ziele, ist jedoch mit der momentanen Aufteilung von Zeit und Energie für einzelne Lebensziele oder Zielbereiche unzufrieden, z. B. wenn man mehr Zeit und Energie für die Familie investieren möchte und weniger in die Karriere.

Zuerst die langfristigen Handlungsziele!
Einer der häufigsten Fehler beim Bestimmen der Handlungsziele besteht darin, mit den kurzfristigen zu beginnen. Viele Menschen möchten am liebsten mit ihren kurzfristigen Zielen beginnen. Es fällt ihnen erheblich leichter, solche zu benennen, die ihre unmittelbare Zukunft betreffen, die ihnen förmlich »auf den Nägeln brennen« und möglicherweise Probleme verursachen. Aber sie wären schlecht beraten, wenn sie diese als erstes verfolgen würden. Denn so lange die Oberziele unklar sind, können die Etappenziele nicht auf Angemessenheit geprüft werden. Der Maßstab fehlt (siehe hierzu auch die Beispiele aus INFO 13 K: »Handlungsziele«), denn Etappenziele sollen sich grundsätzlich an den Oberzielen ausrichten. Deswegen sind letztere immer wichtiger als Etappenziele. So würde es z. B. keinen Sinn machen, weiterhin kurz- oder mittelfristige Etappenziele zu verfolgen, wenn man sich bereits entschieden hat, das dazu gehörende Oberziel aufzugeben, um mehr Zeit und Energie für andere, wichtigere Ziele zur Verfügung zu haben.

Ziele hierarchisch ordnen!
Um entscheiden zu können, auf welche Ziele man zuerst verzichten sollte, falls sie sich gegenseitig widersprechen und man nicht alle zusammen sinnvoll verfolgen kann, braucht man eine *Zielhierarchie*. Diese gibt an, wie wichtig die einzelnen Ziele im Vergleich zu anderen sind. Wenn sich widersprüchliche Ziele gegenseitig blockieren, lässt sich so leicht entscheiden, welches davon im Hinblick auf die Oberziele oder im Hinblick auf die persönlichen Glaubens- und Wertvorstellungen wichtiger ist. Es wird deutlich, welches man weiterverfolgen und auf welches man verzichten sollte. Falls sich Etappenziele widersprechen, wird das gestrichen, welches zum weniger wichtigen Oberziel führt.

Weshalb auf weniger Ziele konzentrieren?

Stellen Sie sich jemanden vor, der heute neben seinem Achtstunden-Arbeitstag auch noch seine Steuererklärungen der letzten Jahre aufstellen und abgeben, seine Fünfzimmerwohnung gründlich renovieren, zum Friseur gehen, das Fallschirmspringen erlernen, ins Theater gehen und am Abiturfest seiner Tochter teilnehmen will. Die nächsten Tage und Wochen sind ähnlich verplant.

Was meinen Sie, wie sich so jemand abends fühlt?

Vermutlich ziemlich ausgepowert. Und: Entweder hat er das meiste von dem, was er sich vorgenommen hat, noch nicht einmal angefangen, oder er hat alles angefangen, aber nichts zu Ende gebracht. Wir wundern uns nicht, wenn so ein Mensch unzufrieden mit sich, frustriert und total erschöpft ist.

Und was würden Sie ihm raten, wenn er sich darüber bei Ihnen beklagte? Vermutlich: »Tritt mal etwas kürzer!« Oder: »Mach' mal halblang!« Sie würden ihm nahelegen, um seiner eigenen Lebensqualität willen, seine Ziele zu reduzieren oder auf einen Teil davon zu verzichten.

Wann sind es zu viele Ziele?

Ein Mensch hat immer dann zu viele Ziele, wenn er diese aus Zeit- oder Energiegründen nicht so intensiv verfolgen kann, wie er möchte. Oder jemand muss einige Ziele davon immer wieder vor sich herschieben, um die anderen verfolgen zu können. Hat jemand zu viele Lebensziele, ist eine Lebensspanne nicht ausreichend, um sie alle zu verwirklichen. Hat jemand zu viele kurzfristige Ziele, müsste der Tag mehr als 24 Stunden haben.

Weshalb setzt sich jemand so viele Ziele?

Manche Menschen finden es schwierig, sich zwischen verschiedenen verlockenden Zielen zu entscheiden. Die einen, weil sie fürchten, ihr Entscheid könnte sich im Nachhinein als falsch herausstellen, die anderen, weil sie am liebsten auf *nichts* davon verzichten, *alles* auskosten und genießen möchten. Andere schätzen ihre Fähigkeiten, Zeit- oder Energiereserven schlichtweg falsch ein. Sie verplanen so 30 Stunden am Tag oder ein Pensum, das normalerweise für zwei gereicht hätte. Wieder andere meinen, überall dabei sein, alles erleben und mitmachen zu müssen, um nicht an Beliebtheit, Anerkennung und persönlichem Wert zu verlieren.

Welche Folgen hat das?

Häufig erkennt man Menschen, die zu viele Ziele verfolgen, daran, dass sie gehetzt, hektisch und angespannt wirken. Sie sind oft erschöpft, beklagen sich ständig über zu kurze Tage oder die zu schnell verrinnende Zeit, tauchen immer wieder mit neuen Ideen auf, planen zu wenig Zeit für Ruhe- und Schlafphasen ein (vielleicht prahlen sie sogar damit) und finden für Lebensinhalte, die ihnen selbst wichtig sind, zu wenig Zeit (z. B. für Familienleben, Pflege des Freundeskreises oder Hobbys). Sie wirken dadurch gestresst und sind oft leicht erregbar.

Es ist leicht nachvollziehbar, dass Menschen, die immer wieder ihre Ziele verfehlen oder nicht ausreichend verfolgen, langfristig unter erheblichen psychischen Problemen leiden. Einerseits führt dies zu Selbstzweifeln, schwindendem Selbstvertrauen, geringer Selbstachtung und erheblichen Selbstwertproblemen mit Versagensangst und Scham und kann schließlich in Niedergeschlagenheit und in schwerer Depression enden. Andererseits kann die andauernde energetische Überforderung leichte bis schwere Erschöpfungszustände, psychosomatische Erkrankungen oder Burn-outs nach sich ziehen.

Wie reduziert man Lebensziele?

Wenn Sie bereits mit Hilfe des Arbeitsblatts 3 (»Momentan verfolgte Handlungsziele«) die zurzeit von Ihnen verfolgten Ziele in den vier Bereichen

(1) Partner / Familie / Sozialkontakte
(2) Beruf / Karriere / verfügbare Geldmittel
(3) Hobbys / Freizeit
(4) sonstiges

aufgestellt und die jeweils dafür aufgewendete Zeit und Energie angegeben haben, ist der Ist-Zustand bereits erhoben. Vermutlich haben Sie festgestellt, dass entweder der verwendete Zeit- und Energieaufwand 100 Prozent überschreitet, oder Sie nicht alle Ziele so verfolgen können, wie Sie es sich vorgenommen haben und wie es zum Erreichen Ihrer Ziele notwendig wäre.

Grundsätzlich gibt es zwei Möglichkeiten, den Energie- und Zeithaushalt wieder ins Lot zu bekommen: Entweder verzichtet man auf einzelne Ziele komplett, oder man verfolgt manche oder alle Ziele weniger intensiv – mit den daraus entstehenden Konsequenzen. Das eingangs gezeigte Beispiel und die meist vielfältigen negativen Konsequenzen, die aus oberflächlichem Zieleverfolgen entstehen, legen die erste Alternative nahe.

Auf Energie- und Zeitplanung achten!

Wenn Sie bisher zu viele Ziele verfolgt haben, können Sie Ihren Zielplan realistischer gestalten, indem Sie neben dem reinen Auflisten Ihrer Handlungsziele besonders darauf achten, wie viel Zeit und Energie Sie dafür jeweils aufwenden möchten. Wenn Sie die einzelnen Energie- und Zeitangaben (separat für die lang-, mittel- und kurzfristigen Ziele) addieren, sollten sie jeweils maximal 100 Stunden pro Woche bzw. 100 Prozent ergeben. Höhere Werte zeigen an, dass Sie mehr Zeit oder Energie verplanen, als tatsächlich vorhanden ist.

Ziele hierarchisch ordnen!

Um entscheiden zu können, auf welche Ziele man zuerst verzichten sollte, falls man nicht alle zusammen sinnvoll verfolgen kann, braucht man eine *Zielhierarchie*. Diese gibt an, wie wichtig die einzelnen Ziele im Vergleich zu anderen sind. So lässt sich leicht entscheiden, welches davon im Hinblick auf die Oberziele oder im Hinblick auf die persönlichen Glaubens- und Wertvorstellungen wichtiger ist, welches man weiterverfolgt und auf welches man verzichten sollte.

! Für das psychische und körperliche Wohlbefinden verfolgt man Ziele stets so intensiv, wie es erforderlich ist, um sie zu erreichen. Langt die verfügbare Energie und Zeit nicht für alle Ziele, werden die gestrichen, die man am wenigsten wichtig findet.

Glossar

Advocatus diaboli. Als »Anwalt des Teufels« bezeichnet man im Bereich der Rhetorik jemanden, der mit seinen Argumenten die Position der Gegenseite vertritt, ohne ihr selbst anzugehören. In der Psychotherapie wird dieses rhetorische Mittel genutzt, um zu prüfen, ob der Klient eine neue Erkenntnis auch überzeugend begründen und gegen seine alte Sichtweise »verteidigen« kann.

Agnostiker. Anhänger des → Agnostizismus.

Agnostisch. Auf die Art der → Agnostiker.

Agnostizismus. Die Lehre von der Unerkennbarkeit des wahren Seins, der Wahrheit und Wirklichkeit und damit auch der Unerkennbarkeit einer Existenz höherer Mächte. Der Agnostizismus leugnet die → Metaphysik als Wissenschaft und kennzeichnet damit die kantsche und positivistische Position. Agnostizismus ist eine Weltanschauung, die entsprechend dem sokratischen »Ich weiß, dass ich nichts weiß« die grundsätzliche Begrenztheit menschlichen Wissens betont, dabei jedoch die Möglichkeit der Existenz höherer Wesen oder Mächte nicht bestreitet. Er ist sowohl mit Theismus als auch mit Atheismus vereinbar, da der Glaube an höhere Mächte möglich ist, selbst wenn man die Möglichkeit ihrer rationalen Erkenntnis verneint.

Arete. Die Tugendhaftigkeit. Sie beschreibt als zentraler Begriff der antiken griechischen Sittenlehre die Tüchtigkeit, Vortrefflichkeit und Tauglichkeit der Seele, zu Weisheit und Gerechtigkeit zu gelangen.

Atheismus. Der Atheismus sieht sich als Gegenpol des → Theismus, der Negation des Gottesglaubens, und wird deshalb präziser mit atheistischer Glaube beschrieben, da es sich hierbei (wie beim Theismus) um einen Glauben handelt, der auf keiner logischen oder wissenschaftlichen Begründung oder Beweisführung beruht.

Atheist. Vertreter des → Atheismus.

Äußere Freiheit. Die kynische und die stoische Philosophie unterteilen die Entscheidungsfreiheit von Menschen in die äußere und → innere Freiheit. Die äußere Freiheit ist von außen hemmbar, d.h. sie steht letztendlich nicht in der Macht (und damit auch nicht in der Verantwortung) des Betroffenen. Beispiele für äußere Freiheiten: Gesundheit; die berufliche, gesellschaftliche, politische Position; Besitz; Anerkennung oder Repressalien durch andere; Macht.

Axiom. Als Axiom oder Grundsatz bezeichnet man eine unbeweisbare Annahme, unter deren Voraussetzung bestimmte Ableitungen gelten. Eine axiomatisch abgeleitete Aussage besagt im Prinzip: »Unter der Voraussetzung, dass ... gilt, kann man daraus ableiten, dass ... und dann gilt auch ...« Es gibt auch kultur- und glaubenssystemspezifische Axiome. Lehnt man ein bestimmtes Axiom ab, fallen damit auch die daraus abgeleiteten Erkenntnisse und Schlussfolgerungen fort.

Bedingungsanalyse. Die Bedingungs- oder Funktionsanalyse erforscht und begründet die Funktionalität eines Problems oder Verhaltensmusters, z.B. den Problem- oder Symptomgewinn, um derentwillen der Klient das Problem oder Symptom erträgt.

Behaviorismus. Eine von J.B. Watson um 1920 begründete psychologische Schule, die ein »naturwissenschaftliches«, möglichst objektives Beobachten offenen Verhaltens anstrebt. Untersucht wird die Wirkung von Verstärkern zu unterschiedlichen Zeitpunkten auf das beobachtbare Verhalten. Aus diesen Beobachtungen werden verschiedenen Konditionierungsarten und die → Lerngesetze abgeleitet.

Carpe diem! Nutze den Tag! Eine Aufforderung, die knappe Lebenszeit heute zu nutzen und nicht auf den nächsten Tag zu vertrauen.

Deduktion. Die Ableitung des Besonderen vom Allgemeinen, die Erkenntnis des Einzelfalls aus einem allgemeinen Gesetz. Die Wahrheit des Schlusssatzes ist gewährleistet, wenn die Prämissen wahr sind und die Regeln der Logik eingehalten werden. Beispiel: Alle Menschen müssen sterben. Ich bin ein Mensch. Ich muss sterben.

Deduktiver Schluss. → Deduktion.

Discomfort anxiety. Ein von A. Ellis geprägter Begriff. Dabei steht die »Angst vor Unbequemlichkeit« für geringe Frustrations- oder Leidtoleranz von Menschen, die sie in der Regel zum Vermeiden verleitet. Zum Behandeln der discomfort anxiety siehe z. B. Stavemann u. Hülsner (2016).

Disput. Das Prüfen einzelner Sichtweisen, Konzepte, Behauptungen, Prognosen, Schlussfolgerungen und Bewertungen auf Realitätsbezug/Eintrittswahrscheinlichkeit, Logik, Normverträglichkeit, Zielegerichtetheit und Hedonismusorientierung mit Hilfe unterschiedlicher Fragetechniken (Disputtechniken).

Dysfunktional. Unzweckmäßig, nicht zielführend.

Elenktik. Die Kunst des Beweisens, Widerlegens und Überführens. Mit Hilfe der Elenktik erschüttert Sokrates durch gezielt naives Fragen die Sichtweise seiner Gesprächspartner und führt sie in den »Zustand innerer Verwirrung«, zur Erkenntnis des eigenen Nichtwissens.

Empirismus. In der → Erkenntnistheorie des Empirismus geht alle Erkenntnismöglichkeit von den Sinneserfahrungen, dem empirischen Erfassen alles Wahrnehmbaren aus. Obwohl diese Theorie von vielen Seiten als unzutreffend und unhaltbar kritisiert wird, da sie noch nicht einmal in der Lage sei, ihre grundlegenden Sätze aus Beobachtung oder Erfahrung abzuleiten, hat sie doch bis heute Auswirkungen auf diverse naturwissenschaftliche Theorien (wie z. B. auf die → Skinners).

Empirisch. Auf die Art des → Empirismus.

Empirist. Vertreter des → Empirismus. Empiristen akzeptieren ausschließlich Hypothesen, die auf empirisch erfassbarer, sinnlicher Wahrnehmung basieren. Sie sehen ihren geistigen Wegbereiter in Francis Bacon, der seine neue, nichtmetaphysische Wissenschaft auf vorurteilsfreiem Wahrnehmen gründen möchte.

Empiristen wie Locke, Berkeley und Hume sehen (im Gegensatz zu Descartes »angeborenen Ideen«) die neugeborene Seele als → tabula rasa, die erst nach und nach durch Erfahrungen und Sinneseindrücke geprägt wird. Während für Locke Wahrnehmungen noch Auskunft über reale materielle Dinge geben, sind für Berkeley und Hume nur noch die Wahrnehmungen real und nicht die Dinge, auf die sie sich beziehen.

E-prime. Der Begriff wird von D. Bourland (1966) geprägt für den Versuch, auf alle Formen des Hilfsverbs »sein« in Schrift und Sprache zu verzichten. Bereits A. Korzybsky (1995) hat in seinen »General Semantics« erkannt, dass zwei Formen des Begriffs »sein« zu strukturellen Problemen führen: »sein« als Identitätsbegriff (»Ich bin Psychologe«) und »sein« als Prädikat (»Max ist ein egoistischer Mensch«). Durch das Hilfsverb sein kann eine Aussage oder Begründung unzutreffend als passiv oder unveränderbar erscheinen. In obigen Beispielen wäre die Aussage »Ich arbeite als Psychologe« und »Ich finde Max' Verhalten egoistisch« präziser, inhaltlich angemessener. Verantwortung, andauernde Prozesse und Veränderungsalternativen werden so deutlich.

Erkenntnistheorie. Der Teil der Philosophie, der sich mit dem Wesen und dem Umfang der Erkenntnis beschäftigt. Die → Sophisten und Sokrates formulieren erste erkenntnistheoretische Ansätze. Wichtige Vertreter in der Neuzeit sind Descartes und Kant. Grundaussage: Alles philosophische Betrachten hat mit dem Prüfen des Erkenntnisvermögens zu beginnen. Ansätze, die negieren oder bezweifeln, dass Realität objektiv wahrnehmbar ist (Agnostizismus, Skeptizimus, Fiktionalismus), stehen denen gegenüber, die diese Möglichkeit bejahen und an der Erlebniswelt festmachen (Empirismus, Sensualismus, Phänomenalismus, Positivismus). Andere Modelle unterscheiden sich darin, dass behauptet wird, Erkenntnis sei durch Vernunft zu gewinnen (Rationalismus), Erkenntnis sei unmittelbar durch Erfahrung mit der Außenwelt bestimmt (naiver Realismus) oder lediglich mittelbar (kritischer Realismus), oder Erkenntnis führe ohnehin nicht über den Bewusstseinsbereich hinaus (Idealismus).

Existenzielles Problem. Es besteht in der überzeichneten Angst vor dem Sterben und liegt vor, wenn jemand die Wahrscheinlichkeit für die eigene existenzielle Bedrohung unrealistisch übertreibt und deswegen in unnötige emotionale Turbulenzen gerät.

Frustrationsintoleranzproblem. Es liegt vor, wenn jemand darunter leidet, weil gerade etwas anders ist als gewünscht, weil das Leben gerade »zu schwer« ist, weil man auf etwas Angenehmes verzichten soll oder weil ein Ziel nicht ohne den dafür erforderlichen Aufwand zu erreichen ist. Dabei können zwei Frustrationsintoleranz-Typen unterschieden werden: Die Forderer und die Prokrastinierer/Vermeider.

Induktion. Der Schluss vom Besonderen auf das Allgemeine. Beispiel: Aus der Beobachtung, dass alle Menschen unter Wasser ersticken, lässt sich die allgemeine Erkenntnis ableiten, dass Menschen keine Wassertiere sind. Aristoteles unterscheidet dabei Induktion durch einfaches Aufzählen aller Beobachtungen und Induktion durch vollständiges Auszählen aller Möglichkeiten. Die Skeptiker bezweifeln, dass Induktionsschlüsse berechtigt sind, da nie alle Einzelfälle berücksichtigt werden können.

Induktionsschluss. → Induktion.

Induktiv. Auf die Art der → Induktion.

Innere Freiheit. Die kynische und die stoische Philosophie unterteilen die Entscheidungsfreiheit von Menschen in die innere und → äußere Freiheit. Die innere Freiheit ist nicht von außen hemmbar, d. h. sie steht in der Macht (und damit auch in der Verantwortung) des Betroffenen. Beispiele für innere Freiheiten: Ziele, Moral, Glaube, Emotionen, die innere und äußere Haltung.

Kategorienfehler. Ein Kategorienfehler liegt vor, wenn jemand unzulässigerweise einen Terminus einer Kategorie durch einen Terminus einer anderen Kategorie ersetzt und so zu einem Fehlschluss gelangt. Zwei Termini gehören (nach Ryle, 1969) immer dann verschiedenen Kategorien an, wenn sie in bestimmten Satztypen nicht austauschbar sind (z. B. gehören »Steffi« und »Mitternacht« im Satz »...geht auf eine Party« nicht zur gleichen Kategorie, weil der Satz »Mitternacht geht auf eine Party« unsinnig ist). Zudem sind Termini derselben Kategorie durch Konjunktion miteinander zu verbinden (z. B. »Heulen« und »Zähneklappern« im Satz » ... und es gab großes Heulen und Zähneklappern«, während das Wort »Schweinebraten« offensichtlich zu einer anderen Kategorie gehört: »... und es gab großes Heulen, Zähneklappern und Schweinebraten«).

Kognitive Modelle. Die Modelle, die zum Erklären der emotionalen Reaktion auf einen Stimulus kognitive Variablen einbeziehen oder gar zur allein bestimmenden Größe machen. In der Psychotherapie werden diese Modelle vor allem durch A. Ellis (1962, 1973) mit seiner Rational-emotiven (Verhaltens-)Therapie, A. Beck (1976) mit der Kognitiven Therapie, M.C. Maultsby (1975) und M. Mahoney (1974, 1977) mit ihren Modellen der Kognitiven Verhaltenstherapie und D. Meichenbaum (1977, 1979) mit der Kognitiven Verhaltensmodifikation eingeführt.

Kreationismus. Unter Kreationismus wird die Lehre von der – nicht nur christlichen – Schöpfungsvorstellung verstanden. Gott hat durch seine Allmacht das Weltall und alles Leben aus dem Nichts erschaffen. Kreationisten nehmen z. B. das Alte Testament oder den Koran wörtlich und glauben, dass die gesamte Urgeschichte tatsächlich genau so stattgefunden hat, wie dort beschrieben. Unter »Kreationismus« werden manchmal auch die Vertreter der »Intelligent Design«-Theorie subsummiert, obwohl sie die o. g. Positionen in diesem Ausmaß nicht vertreten, sondern annehmen, dass die Evolutionsgesetze durch einen intelligenten Urheber (Gott) geschaffen worden sind.

Kreationist. Vertreter des → Kreationismus.

Kurzfristhedonist. Jemand, der sich kurzfristig hedonistisch verhält, ohne die langfristigen Konsequenzen seines Handelns zu bedenken oder zu beachten.

Langfristhedonist. Jemand, der sich langfristig hedonistisch verhält, auch wenn dies im Augenblick kurzfristige unangenehme, lästige Konsequenzen mit sich bringt.

Lerngesetze. → Lerntheorie.

Lerntheorie. Die Lehre vom Lernen, in der Regel im Sinne des → Behaviorismus, beschreibt die gesetzmäßigen Auswirkungen von gelernten Vorerfahrungen auf Verhaltensreaktionen. Dabei werden hauptsächlich zwei Lerntypen unterschieden: Die klassische (der ›bedingte Reflex‹) und die instrumentelle Konditionierung (das ›Lernen am Erfolg‹). Ausgangspunkt der Lerntheorien sind quantitative Analysen von Abläufen wie dem Übungsfortschritt und des Vergessens, aus denen Vergessens- und Lernkurven abgeleitet werden. Vertreter einiger Theorien sind: E. R. Guthrie (Kontiguitätstheorie: eine S-R-Theorie), E. L. Thorndike (Effekt-Gesetz: Lernen am Erfolg), C. L. Hull (Theorie der Verstärkung von Reaktionstendenzen: eine S-R-Theorie), E. C. Tolman (Orientierungstheorie), O. H. Mowrer (Zwei-Faktoren-Theorie) und A. Bandura (Beobachtungslernen).

Lernziel. Ein Ziel, das sich jemand zu erlernen vornimmt (im Gegensatz zu einem »Könnerziel«, das jemand können will, ohne es mühsam erlernen zu wollen).

Makroanalyse. In der Makroanalyse werden die prädisponierenden, auslösenden und aufrechterhaltenden Bedingungen des diagnostizierten Problems dargestellt.

Metaphysik. Von Aristoteles geprägter, häufig als Synonym für »Philosophie« genutzter Begriff für die philosophische Lehre über die Gründe und Zusammenhänge des Seins »jenseits der Physik«, d. h. über das naturwissenschaftlich fassbare hinaus. Die Metaphysik untersucht somit die Bereiche menschlichen Lebens und des Seins, die einem empirisch-naturwissenschaftlichem Betrachten nicht zugänglich sind, und versucht, mit Hilfe philosophischen Betrachtens Antworten auf Fragen zu finden wie: Warum gibt es uns / die Welt/das Universum? Gibt es einen Gott / ein Leben nach dem Tod / einen freien Willen? Was ist ein gutes/erfülltes / gottgefälliges Leben? Was ist Wahrheit / Wirklichkeit / Freiheit / Realität? Neben solchen Begriffsklärungen beschäftigt sich die Metaphysik u. a. mit dem Betrachten der Beziehung zwischen dem Einzelnen / dem Individuum und dem Ganzen / dem Allgemeinen (→ Universalienproblem) und den Verhältnissen zwischen der *wahren* Wirklichkeit und ihrer beschränkten, fehlerhaften Wahrnehmung durch den Menschen. Ziel der klassischen Metaphysik ist der Erkenntnisgewinn von bzw. die Teilhabe an ewigen, absoluten und göttlichen Wahrheiten. Die kantische und nachkantische Metaphysik gibt das Ziel von objektivem Erkenntnisgewinn als unerreichbar auf und befasst sich stattdessen mit Fragen nach der Erkenntnisfähigkeit und dem Erkenntnisvermögen von Menschen. Teilbereiche der Metaphysik sind die → Ontologie, die → rationale Kosmologie, die → philosophische Anthropologie und die → rationale Theologie. Wichtigste Vertreter: Platon, Aristoteles, Plotin, Thomas von Aquin, Descartes, Spinoza, Leibniz, Kant, Fichte, Hegel (weiterführend: Disse, 2004).

Metaphysisch. Nach Art der → Metaphysik, empirisch nicht erfassbar, den menschlichen Erfahrungshorizont überschreitend. Eine Aussage ist dann metaphysisch, wenn sie sich auf Themen oder Inhalte bezieht, die jenseits jeder empirischen Erfassbarkeit, jeder menschlichen Erfahrbarkeit liegen, z. B. Aussagen über den Sinn des Lebens, über das Gute, das Wahre, das Göttliche.

Naturalismus. Eine philosophisch-weltanschauliche Lehre, die (nach Kant) alles Geschehen aus Naturtatsachen ableitet. Natur gilt als allumfassend, einzigartig und das Geistige oder Göttliche einbeziehend. Wichtige Vertreter sind u. a. die Stoiker.

Naturalist. Ein Vertreter des → Naturalismus.

Naturphilosoph. Antike Naturphilosophen wie Thales, Heraklit und Demokrit möchten, in Abkehr von den bis dahin bestehenden religiös-mystischen Erklärungen der Welt und ihrer Erscheinungen, die Natur und ihre Phänomene mit Hilfe der Physik, Mathematik, Astrologie und Astronomie erklären. Ihr Forschen nach dem Ursprung der Welt und nach dessen grundlegenden Naturprinzipien hat dabei noch eindeutig → metaphysische Züge. Anaxagoras, ein bedeutender Vorsokratiker und Naturphilosoph, versucht alle Erscheinungen des Kosmos mit physikalischen Ursachen zu erklären. Auch Aristoteles, Begründer der Logik, der Kategorienlehre und der methodisch-wissenschaftlichen Forschung, wird zu den Naturphilosophen gezählt. Er versucht, seine Metaphysik mit Hilfe logischer Prinzipien auf einen wissenschaftlich gesicherten Boden zu stellen. Mit Kopernikus, Galilei und Kepler haben sich Naturwissenschaft und Philosophie endgültig von der Theologie emanzipiert, Naturwissenschaft und Metaphysik etablieren sich als eigenständige Wissenschaften. Kopernikus, Kepler und Newton werden häufig als neuzeitliche Naturphilosophen gesehen, da sie – wie ihre vorsokratischen Vorbilder – untersuchen, was *Natur* (d. h. das Wesen jedes Seienden) ist und wie sie in Relation zur Wirklichkeit steht.

Neo-Platonisten. Die neuplatonische philosophische Schule ist bestrebt, Platons unvollendetes »System« weiterzuführen. Der Ägypter Plotin, ihr bekanntester Vertreter, lehrt das Bestehen eines unbeschreiblichen *Einen*. Das Göttliche liegt für ihn jenseits von Person, Wesen und Sein, jenseits des Geistes und des Denkens. Diese mystische Lehre mit ihrer All-Einigkeit war der griechischen Philosophie bisher fremd. Der christliche Neuplatonismus (bekanntester Vertreter: Boethius) setzt in seiner Theologie dieses göttliche Eine mit dem Christengott gleich und die frühen christlichen Schriften beschreiben nahezu eine Vollendung der platonischen Lehre.

Nominalisieren. Die sprachliche Wiedergabe eines andauernden Prozesses durch ein abgeschlossenes Ereignis, häufig mit dem bewussten oder unbewussten Ziel, die eigene Verantwortung für einen jetzt möglichen neuen Entscheid zu verbergen. Beispiele: »Es brach Streit aus« statt »Wir streiten uns miteinander.«, »Ich hatte einen Rückfall« statt »Ich habe wieder mit dem Trinken begonnen.«, »Dann kam die Scheidung« statt »Ich lebe seitdem von … getrennt.«

Oberflächenstruktur. Die von der → Tiefenstruktur abgeleiteten Sätze, die Einheimische in ihrer Sprache äußern und schreiben (vgl. Bandler u. Grinder, 2011).

Ontologie. Die Ontologie beschäftigt sich als allgemeine → Metaphysik mit der Lehre des Seins, die das Seiende als solches untersucht.

Paarvergleich. Eine Skalierungsmethode, bei der die Rangfolge durch den Vergleich von Item-Paarungen hergestellt wird. In der therapeutischen Praxis wird die Methode des Paarvergleichs beispielsweise angewendet, um Übungsleitern zu erstellen: Hierzu werden zunächst verschiedene problemtypische Situationen auf kleine Zettel geschrieben und anschließend in eine Schwierigkeitsrangreihe gebracht. Dazu werden zuerst die leichteste und die schwierigste Übung bestimmt. Sie erhalten die Rangplätze 1 und 10, alle weiteren Zettel fügt man nun ein, indem man sie mit jeder bereits eingeordneten Übung im Hinblick darauf vergleicht, ob sie leichter, schwerer oder gleich schwer ist. Auf diese Weise ordnet man so viele Übungsbeispiele ein, bis möglichst auf jeder Schwierigkeitsstufe mindestens zwei verschiedene Aufgaben stehen.

(1)–(2)–(3)–(4)–(5)–(6)–(7)–(8)–(9)–(10)
niedrigste höchste
Schwierigkeitsstufe

Prämisse. Eine Voraussetzung. In der Logik ist eine Prämisse der als gültig angenommene Vordersatz, aus dem eine Ableitung erfolgt. Beispiel: »Wenn man nicht verdursten will, muss man Flüssigkeit zu sich nehmen.« Der Schluss (der »Muss«-Satzteil) ist nur unter der Voraussetzung sinnvoll, wenn der Vordersatz gilt (»Ich will nicht verdursten«).

Problembereich. Integrative Kognitive Verhaltenstherapeuten orientieren sich beim diagnostischen Einordnen in erster Linie am verursachenden Problem, bevor auch sie dieses dann in ihren symptomatischen Reaktionen beschreiben. Lerngeschichtlich erworbenes, krank machendes (»neurotisches«) emotionales Leid lässt sich gut auf lediglich drei zugrundeliegende Problembereiche zurückführen: auf Selbstwertprobleme, existenzielle Probleme und Frustrationsintoleranzprobleme. Dies erleichtert, die symptomatischen Reaktionen von Klienten, deren Funktionalität und Symptomgewinne zu verstehen (vgl. Stavemann, 2014b) und es hilft dabei, einen adäquaten, an der Problembeseitigung orientierten stringenten Behandlungsplan aufzustellen.

Problembewusstsein. Die Erkenntnis, am Bestehen und Aufrechterhalten eines vorliegenden Problems mitverantwortlich zu sein. In der Psychotherapie ist es auch das Wissen um die psychischen Ursachen eines Problems oder einer emotionalen Störung und die Erkenntnis, dass es oder sie durch eigenes Anstrengen und Selbstverändern beeinflussbar ist. (Vertiefend: Stavemann, 2014b)

Protreptik. Die Kunst des Heranführens, das Ermuntern oder Auffordern zu philosophischem Betrachten eines Themas. Mit Hilfe der Protreptik führt Sokrates seine Gesprächspartner durch gezielte naive Fragen zur Reflexion und Erkenntnis.

Pufferzeit. Ursprünglich ein Begriff der »Netzplantechnik«. (Ein Netzplan ist das graphische oder tabellarische Darstellen von Abläufen und ihrer Abhängigkeiten.) Die Netzplantechnik wird insbesondere genutzt, um Projekte zu planen. Sie umfasst alle Verfahren, die zum Analysieren, Planen, Steuern und Überwachen von Abläufen dienen, wobei Zeit, Kosten, Einsatzmittel und Ressourcen berücksichtigt werden können. Unter Pufferzeit wird dabei ein zeitlicher Spielraum für das Ausführen eines Vorgangs verstanden.

Randbedingung. Die Bedingung, unter der eine Muss-Aussage steht. Beispiele: Ich muss das Gedicht auswendig lernen, *wenn ich es frei vortragen möchte.* Ich muss essen, *wenn ich nicht (ver-)hungern will.* Muss-Aussagen ohne Randbedingung (»Ich muss das Gedicht auswendig lernen«, »Ich muss essen«) sind weder nachvollziehbar noch auf Rationalität oder Funktionalität zu prüfen, solange die Randbedingungen nicht genannt sind.

Rationale Kosmologie. Die rationale Kosmologie untersucht den Zusammenhang alles Seienden und somit das Wesen der Welt als Ganzes.

Rationale Theologie. Die rationale Theologie beschäftigt sich mit den Ursachen und Gründen allen Seins, der Existenz Gottes und dem Jenseits.

Reflexionsfähigkeit. Sie beschreibt die Möglichkeit einer Person, zumindest auf einfacher Abstraktionsebene das eigene Denken, Planen und Verhalten zu beobachten, zu verbalisieren, zu kommunizieren und zu reflektieren, d. h. es auf Realitätsbezug, Widerspruchsfreiheit, Logik, Normen-, Ziel- und Hedonismus-Orientierung zu prüfen und zu bewerten. (Vertiefend: Stavemann, 2015b).

Reflexive Persönlichkeit. Eine reflexive Persönlichkeit besitzt ein reflexives Bewusstsein und reflexives Denken, d. h., sie ist in der Lage, eigenes Denken, Planen und Verhalten zu beobachten, hinsichtlich seiner Funktionalität und vermutlichen Konsequenzen zu durchdenken, im Hinblick auf die eigenen Normen und Ziele zu bewerten und einen Perspektivenwechsel vorzunehmen, sich also aus der Sicht anderer zu betrachten und deren Perspektive einzunehmen (»Wie wird der mein Verhalten finden und wie wird er darauf reagieren?«). (Vertiefend: Stavemann, 2015b).

Regress. In der Philosophie: Das gedankliche Zurückschreiten vom Besonderem zum Allgemeinen, vom Bedingten zur Bedingung, von der Symptomatik zur Ursache.

Regressive Abstraktion. Eine Begriffsbildung oder Verallgemeinerung, die regressiv (auf Art eines → Regresses, vom Besonderen zum Allgemeinen zurückschreitend) gewonnen wird.

Selbstwertkonzept. Es beschreibt die Maßstäbe und die Regeln, nach denen jemand den eigenen Wert – i. d. R. pauschal – bestimmt.

Selbstwertproblem. Bei einem Selbstwertproblem beziehen sich die dysfunktionalen Konzepte auf Regeln oder Eigenschaften, die den Zugewinn oder Verlust eigener Wertigkeit bedeuten. Das Kernproblem besteht dabei im Verwenden eines generalisierenden und pauschalisierenden Selbstwertkonzepts, bei dem von einigen wenigen Eigenschaften, Fähigkeiten oder gar einer einzigen (Fehl-)Leistung auf den gesamten Wert einer Person geschlossen wird (vgl. Stavemann, 2016b). Sie sind besonders stark von soziokulturellen Einflüssen, Moralvorstellungen und Erziehungsnormen geprägt (genauer: Stavemann, 2011).

Skinner. B. F. Skinner, ein amerikanischer Psychologe in der Nachfolge J. B. Watsons (dem Begründer des → Behaviorismus), der Mitte des 20. Jahrhunderts die Verhaltenstherapie entwickelt.

Sokratische Verwirrung. → Zustand innerer Verwirrung.

Sophist. Ein »Weisheitslehrer«, im antiken Athen ein gut bezahlter Wanderlehrer, der die Jugend in Wissenschaft, Philosophie und Redekunst ausbildet. Die Sophisten Protagoras, Gorgias, Prodikos oder Hippias stellen im 5. Jahrhundert v. Chr. den Menschen und erstes naturwissenschaftliches Denken in den Mittelpunkt ihrer Betrachtungen. Sie erkennen die beschränkte Wahrnehmungs- und Erkenntnisfähigkeit des Menschen und lehnen die alten mystischen, göttlichen absoluten Wahrheiten ebenso ab wie die traditionelle Form → metaphysischer Betrachtungen. Der Generalnenner sophistischer Bildung liegt in der Überzeugung, dass man die überkommene Kultur in all ihren Manifestationen (wie: Sprache, Religion, Politik, Moral, Staats- und Rechtswesen) nicht einfach hinnehmen, sondern reflektieren und kritisieren solle.

Sophistisch. Auf die Art der → Sophisten.

Stoiker. Stoiker sind Anhänger einer philosophischen Richtung, die von Zeno und Chrysipp um 300 v. Chr. in Athen gegründet wird. Durch Cicero kommt der Stoizismus, die Lehre der Stoiker, nach Rom. Bekannteste Vertreter sind dort Seneca, Epiktet und Marc Aurel.

Symptomverschreibung. Eine Symptomverschreibung besteht nach Watzlawick et al. (2011) darin, ein als problematisch verstandenes Verhalten vom Klienten *zu fordern*. Beispiel: Von einem Klienten, der aus Angst vor Ablehnung wegen seines unkontrollierbaren Erregungszitterns mit Vermeidungsverhalten reagiert, wird gefordert, in der nächsten Kaffeepause mit den Kollegen unbedingt so sehr zu zittern, dass die Kaffeetasse klappert. Durch diese »Verschreibung« soll dem Klienten die Funktion seines Symptoms bewusst gemacht und verdeutlicht werden, dass er sein Verhalten kontrollieren und steuern kann. Als Symptomverschreibung kann auch das Verfahren der paradoxen Intention (auch paradoxe Intervention) nach Frankl (2010) gelten. Hierbei wird der Klient aufgefordert, sein symptomatisches Verhalten nicht zu bekämpfen, sondern bewusst herbeizuführen und auszuüben. Frankl und Watzlawick et al. zeigen, dass dieses Verfahren zur Symptomreduktion führen kann, wenn bisher der Kampf gegen das Symptom zu seinem Aufrechterhalten beigetragen hat.

Tabula rasa. Unbeschriebenes Blatt, leer.

Theismus. Die Lehre von einer überirdischen, göttlichen Kraft, die als Schöpfer, Erhalter und Lenker der Welt angesehen wird.

Theist. Ein Anhänger des → Theismus.

Tiefenstruktur. Die vollständige sprachliche Repräsentation, von der die → Oberflächenstruktur einer Sprache abgeleitet wird (vgl. Bandler u. Grinder, 2011).

Tilgung. Die Inhalte der → Tiefenstruktur (der vollständigen sprachlichen Repräsentation), die in der → Oberflächenstruktur (der tatsächlichen sprachlichen Botschaft) fehlen. Beispiel: Im Satz »Ich freue mich« ist die Begründung für die Freude getilgt. Diese Tilgungen können durch die Fragen »Weil?« und »Worüber?« wiedergewonnen werden (ausführlicher: Bandler u. Grinder, 2011).

Zeitpunktziele. Die Ziele, die sich mit dem Eintreten eines Ereignisses erledigt haben (z. B. »Ich möchte mir ein Auto kaufen«).

Zeitraumziele. Die Ziele, die endlos zu verfolgen sind (z. B.: »Ich möchte in meiner Ehe darauf achten, mich nicht egozentrisch zu verhalten«).

Veränderungsmotivation. Sie beschreibt den Willen, das in der eigenen Kraft Stehende zu tun, um das bestehende Problem zu lösen. Dazu gehört die Bereitschaft, eigene Konzepte, Denk- und Verhaltensweisen infrage zu stellen, auf Angemessenheit zu prüfen und unangemessene zu korrigieren – auch wenn das mühsam ist. (Vertiefend: Stavemann, 2015b).

Zustand innerer Verwirrung. Aus der Position des »Ich weiß, dass ich nichts weiß« prüft Sokrates seine Gesprächspartner als naiver Frager so lange in ihrem behaupteten Wissen um moralische Normen und Begriffe und verwickelt sie mit Hilfe seiner → Elenktik derart in Widersprüche, bis sie schließlich angesichts der aufgezeigten Lücken, Inplausibilitäten und Unlogiken ihr Nicht-Wissen um die diskutierte Sache erkennen und in den von ihm angestrebten »Zustand der inneren Verwirrung« geraten. Die »Einsicht in das eigene Nichtwissen« und die durch den »Zustand der inneren Verwirrung« hervorgerufene, massive Verunsicherung sei eine wichtige Voraussetzung für Veränderungsprozesse: In der anschließenden → Protreptik könne er seine Gesprächspartner leichter zur Innenschau, zum Innendialog und letztendlich zur Selbsterkenntnis führen und so zu geistiger (Neu-)Orientierung und einem selbstbestimmten Leben verhelfen. Das Eingeständnis ihres Nichtwissens leite die Menschen an, umso mehr nach ihrem sittlichen Ideal, ihren Lebenszielen und moralischen Normen zu forschen, und aus der Kenntnis des »Tugendhaften« heraus, handelten sie dann auch zwangsläufig entsprechend moralisch.

Literatur

Adler, A. (1983). Wozu leben wir? Frankfurt/M.: Fischer.

Adler, A. (2004). Der Sinn des Lebens (23. Aufl.). Frankfurt / M.: Fischer.

Aristoteles. (2009). Nikomachische Ethik. Köln: Anaconda.

Aurel, M. (2015). Selbstbetrachtungen. Hamburg: Nicol.

Baggini, J. (2003): Atheism: A Very Short Introduction. Oxford University Press.

Baggini, J. (2007). What's It All About? – Philosophy and the Meaning of Life. London: Granta Books. Dt.: (2007). Der Sinn des Lebens. Philosophie im Alltag. München: Piper.

Bandler, R. & Grinder, J. (2011). Metasprache und Psychotherapie, Struktur der Magie I (12. Aufl.). Paderborn: Jungfermann.

Beck, A. T. (1976). Cognitive therapy and the emotional disorders. New York: International University Press.

Beck, A. T., Rush, A. J., Shaw, B. F. & Emery, G. (2010). Kognitive Therapie der Depression (2. Aufl.). Weinheim: Beltz / PVU.

Born, K. (2016). Körperliches und psychisches Wohlbefinden. Prinzipien für ein erfülltes und zufriedenes Leben. Wiesbaden: IKVT-Skript.

Born, K. (2016). Akzeptanz und Commitmenttherapie in der KVT. In H. H. Stavemann (Hrsg.), Integrative KVT – neue Entwicklungen und Behandlungskonzepte. Weinheim: Beltz.

Bourland, D. D. (1966). A linguistic note: writing in E-prime. General Semantics Bulletin, 32–33, 111–114.

Brody, H. & Brody, D. (2002). Der Placebo-Effekt. Die Selbstheilungskräfte unseres Körpers. München: dtv.

Bucej, J. (2014).Seelenruhe. Philosophisch zur inneren Mitte finden. München: Riemann.

Bucher, A. (2014). Psychologie der Spiritualität (2. Aufl.). Weinheim: Beltz.

Chessick, R. D. (1971). Why Psychotherapists Fail. New York: Science House.

Chessick, R. D. (1982). Sokrates: First Psychotherapist. The American Journal of Psychoanalysis, 42 (1).

Ciarrochi, J. V. & Bailey, A. (2010). Akzeptanz- und Commitmenttherapie in der KVT. Weinheim: Beltz.

Damasio, A. R. (2003). Ich fühle, also bin ich. Die Entschlüsselung des Bewusstseins (4. Aufl.). München: List.

Dawkins, R. (2008). Der Gotteswahn. Berlin: Ullstein.

Disse, J. (2004). Kleine Geschichte der abendländischen Metaphysik. Von Platon bis Hegel (2. Aufl.). Darmstadt: WGB

Dwyer, J. W., Clarke, L. L. & Miller, M. K. (1990). The effect of religion concentration and affiliation on country cancer mortality rates. Journal of Health and Social Behavior, 31, 185–202.

Ehrsson, H. H. (2007). The Experimental Induction of Out-of-Body Experiences. Science, 317, 1048 f.

Ellis, A. (1962). Reason and emotion in psychotherapy. New York: Lyle Stuart.

Ellis, A. (1973). Humanistic Psychotherapy: The rational-emotive approach. New York: The Julian Press.

Ellis, A. (2002). Overcoming Resistance. A Rational Emotive Behaviour Therapy Integrated Approach (2. Aufl.). New York: Springer.

Ellis, A. (2003). Discomfort Anxiety: A New Cognitive-Behavioral Construct (Part I + II). In Journal of Rational-Emotive and Cognitive-Behavior Therapy, 21 (3–4) 183–192, 193–202.

Emmons, R. A. (1992). Abstract versus concrete goals: Personal striving level, physical illness and psychological well-being. Journal of Personality and Social Psychology, 62, 292–300.

Epiktet. (2008). Handbüchlein der Moral. Dt. von K. Steinmann. Ditzingen: Reclam.

Epiktet. (2009). Wege zum glücklichen Handeln. Dt. von W. Capelle. Berlin: Insel Verlag.

Epiktet. (2015). Das Buch vom geglückten Leben. Dt. von K. Conz. Köln: Anaconda.

Epikur (1991). Brief an Minoekeus. In R. Müller: Griechische Atomisten. Leipzig: Reclam.

Epikur (1999). Philosophie der Freude: Briefe. Hauptlehrsätze. Spruchsammlung. Fragmente. Berlin: Insel.

Flassbeck, C. & Keßler, B. H. (2013). Werte als Kompass der Psychotherapie. In: Senf, W., Broda, M. & Wilms, B. (Hrsg.). Techniken der Psychotherapie. Ein methodenübergreifendes Kompendium. Stuttgart: Thieme.

Frank, J. D. (1961). Persuasion and healing. Baltimore: John Hopkins Press.

Frankl, V. E. (2010). Logotherapie und Existenzanalyse. Weinheim: Beltz.

Harris, S. (2006). Letter to a Christian Nation. New York: Random House.

Harris, S. (2007). Das Ende des Glaubens. Religion, Terror und das Licht der Vernunft. Zürich: Edition Spuren.

Hautzinger, M. (2016). Depression im Alter: Psychotherapeutische Behandlung für das Einzel- und Gruppensetting (2. Aufl.). Weinheim: Beltz.

Hautzinger, M. (2013). Kognitive Verhaltenstherapie bei Depressionen (7. Aufl.). Weinheim: Beltz.

Hayakawa, S. I. (1984). Sprache im Denken und Handeln (7. Aufl.). Darmstadt: Verlag Darmstädter Blätter.

Heckmann, G. (1981). Das Sokratische Gespräch. Erfahrungen in philosophischen Hochschulseminaren. Hannover: Hermann Schroedel.

Heidenreich, T. & Michalak, J. (2016). Achtsamkeitsbasierte Kognitive Therapie. In H. H. Stavemann (Hrsg.), Integrative KVT – neue Entwicklungen und Behandlungskonzepte. Weinheim: Beltz.

Hitchens, D. (2009). Der Herr ist kein Hirte. Wie die Religion die Welt vergiftet. München: Heyne.

Hoerster, N. (2010). Die Frage nach Gott (3. Aufl.). München: Beck.

James, W. (2014). Die Vielfalt religiöser Erfahrung. Mit einem Vorwort von Peter Sloterdijk. Frankfurt: Insel.

Kandel, E. R., Schwartz, J. H., Jessell, T. M., Siegelbaum, S. A. & Hudspeth, A. J. (2012). Principles of Neural Science (5. Aufl.). New York: Elsevier.

Kirsch, I. (2016). Der Placeboeffekt in der antidepressiven Behandlung. Verhaltenstherapie 2016; 26: 55–61.

Koenig, H. & Cohen, H. J. (2002). The link between religion and health: Psychoneuroimmunology and the fair factor. Oxford: Oxford University Press.

Korzybski, A. (1951). The Role of Language in the Perceptual Process. In R. R. Blake & G. V. Ramsey (Hrsg.), Perception: An Approach to Personality. New York: Ronald Press.

Korzybski, A. (1995). Science and Sanity: An Introduction to Non-Aristotelian Systems and General Semantics (5. Aufl.). San Francisco: Institute of General Semantics.

Kriz, J. (2014). Grundkonzepte der Psychotherapie (7. Aufl.). Weinheim: Beltz / PVU.

Leahy, R. L. (2012). Overcoming Resistance in Cognitive Therapy. New York: Guilford Press.

Lenggenhager, B., Tadi, T., Metzinger, T. & Blanke, O. (2007). Video Ergo Sum: Manipulating Bodily Self-Consciousness. *Science*, 317, 1096–1099.

Lincoln, T. (2014). Der wahnhafte Patient: Ambulante KVT bei Schizophrenie und anderen psychotischen Störungen. In H. H. Stavemann (Hrsg.), KVT-Praxis. Strategien und Leitfäden für die Integrative KVT (3. Aufl.). Weinheim: Beltz.

Lincoln, T. (2016). Ambulante KVT bei psychotischen Störungen. In H. H. Stavemann (Hrsg.), Integrative KVT – neue Entwicklungen und Behandlungskonzepte. Weinheim: Beltz.

Luppen, A. & Stavemann, H. H. (2013). Kognitive Verhaltenstherapie in der Neuropsychologie. Weinheim: Beltz.

Luppen, A. & Stavemann, H. H. (2014). Und plötzlich aus der Spur … Mit neurologischen Erkrankungen psychisch gesund umgehen. Ein Ratgeber für Betroffene und deren Angehörige. Weinheim: Beltz.

Mackie, J. L. (1986). Das Wunder des Theismus. Argumente für und gegen die Existenz Gottes. Ditzingen: Reclam.

Mahoney, M. J. (1991). Human change processes: The scientific foundations of psychotherapy. Delran: Basic Books.

Mahoney, M. J. & Gabriel, G. J. (1987). Psychotherapy and the Cognitive Sciences: An Evolving Alliance. Journal of Cognitive Psychotherapy, 1 (1), 39–56.

Maultsby, M. C. (1975). Help Yourself to Happiness (2.Aufl.). New York: Institute for Rational Living.

Mayer, S. (2012). Stoisch leben: Die Kunst cool zu bleiben. Güllesheim: Silberschnur.

Mead, G. H. (1969). Geist, Identität und Gesellschaft. Frankfurt / M.: Suhrkamp.

Mead, G. H. (1987). Gesammelte Aufsätze. Hrsg. von H. Joas. Frankfurt / M.: Suhrkamp.

Meichenbaum, D. (1977). Methoden der Selbstinstruktion. In F. H. Kanfer & A. P. Goldstein (Hrsg.), Möglichkeiten der Verhaltensänderung. München: Urban & Schwarzenberg.

Meichenbaum, D. (1979). Kognitive Verhaltensmodifikation. München: Urban & Schwarzenberg.

Metzinger, T. (2003). Being No One – The Self-Model Theory of Subjectivity. Cambridge (MA): MIT-Press.

Mohr, H. (1995). Natur und Moral: Ethik in der Biologie. Darmstadt: Wiss. Buchges.

Montgomery, R. W. (1993). The Ancient Origins of Cognitive Therapy: The Re-emergence of Stoicism, Journal of Cognitive Psychotherapy, 7 (1), 5–19.

Nagel, T. (2012). Was bedeutet das alles? Stuttgart: Reclam.

Nelson, L. (2002). Die sokratische Methode. In D. Birnbacher und D. Krohn (Hrsg.), Das sokratische Gespräch. Stuttgart: Reclam.

Nietzsche, F. (1988). Sämtliche Werke. Kritische Studienausgabe in 15 Einzelbänden (2. Aufl.). Hrsg. v. G. Colli und M. Montinari. Berlin: de Gruyter.

Nietsche, F. (2015). Götzendämmerung oder wie man mit dem Hammer philosophiert. Hamburg: Severus.

Onfray, M. (2007a). Zurück zur Fackel der Aufklärung. Der Spiegel, 22, 60–61.

Onfray, M. (2007b). Wir brauchen keinen Gott. Warum man jetzt Atheist sein muss. München: Piper.

Onfray, M. (2014). Atheist Manifesto: The Case against Christianity, Judaism, and Islam. New York: Skyhorse Publishing.

Pargament, K. I. et al. (2001). Religious struggle as predictor of mortality among medically ill elderly patients: a 2-year longitudinal study. Archive of Internal Medicine, 161, 1881–1885.

Platon. (1964). Der siebente Brief. Dt. und hrsg. von E. Howald. Stuttgart: Reclam.

Platon (1986). Philebos. Dt. von O. Apelt. Hamburg: Meiner.

Platon. (1987). Phaidon. Dt. von F. Schleiermacher, Nachwort von A. Graeser. CreateSpace Independent Publishing Platform.

Ricken, F. (2007). Philosophie der Antike. Stuttgart: Kohlhammer.

Roscher, D. & Poser, W. (2014). Doppelstrategie: Psychotherapie kombiniert mit Psychopharmakotherapie. In H. H. Stavemann (Hrsg.), KVT-Praxis. Strategien und Leitfäden für die Integrative KVT (3. Aufl.). Weinheim: Beltz.

Roth, G. (1996). Das Gehirn und seine Wirklichkeit. Kognitive Neurobiologie und ihre philosophischen Konsequenzen (5. Aufl.). Frankfurt / M.: Suhrkamp.

Roth, G. (2001). Fühlen, Denken, Handeln. Wie das Gehirn unser Verhalten steuert. Frankfurt / M.: Suhrkamp.

Ryle, G. (1969). Der Begriff des Geistes. Ditzingen: Reclam.

Schätzing, F. (2013). Nachrichten aus einem unbekannten Universum. Eine Zeitreise durch die Meere (2. Aufl.). Frankfurt / M.: Fischer.

Schandry, R. (2011). Biologische Psychologie (3. Aufl.). Weinheim: Beltz.

Schlarb, A. A. & Stavemann, H. H. (2011). Einführung in die KVT mit Kindern und Jugendlichen. Weinheim: Beltz

Seeman, T. E., Dubin, L. F. & Seeman, M. (2003). Religiosity / Spirituality and health. A critical review of the evidence for biological pathways. American Psychologist, 58, 53–63.

Seneca, L. A. (2010). Vom glückseligen Leben und andere Schriften. Dt. von O. Apelt. Köln: Anaconda.

Seneca, L. A. (2014). Briefe an Lucilius. Hrsg. von M. Giebel. Ditzingen: Reclam.

Seneca, L. A. (2014). Von der Kürze des Lebens (11. Aufl.), dtsch. Von O. Apelt. München: dtv.

Shakespeare, W. (2009). Hamlet. Köln: Anaconda.

Singer, W. (2002). Der Beobachter im Gehirn. Essays zur Hirnforschung. Frankfurt / M.: Suhrkamp.

Singer, W. (2003). Ein neues Menschenbild?. Gespräche über Hirnforschung. Frankfurt / M.: Suhrkamp.
Spierling, V. (2006). Kleine Geschichte der Philosophie. Große Denker von der Antike bis zur Gegenwart. München: Piper.
Stavemann, H. H. (2002). Plädoyer für eine »philosophische Wende« in der Kognitiven (Verhaltens-) Therapie. Zeitschrift für Rational-Emotive & Kognitive Verhaltenstherapie, 13 (1)
Stavemann, H. H. (2006). Differentialindikation für Disputationstechniken und Sokratische Dialoge in der Kognitiven Verhaltenstherapie. Verhaltenstherapie & Psychosoziale Praxis, 38 (2), 337–349.
Stavemann, H. H. (2010). Im Gefühlsdschungel – Emotionale Krisen verstehen und bewältigen (2. Aufl.). Weinheim: Beltz.
Stavemann, H. H. (2011) … und ständig tickt die Selbstwertbombe. Selbstwertprobleme erkennen und lösen. Weinheim: Beltz.
Stavemann, H. H. (2013a). Frustkiller & Schweinehundbesieger – Geringe Frustrationstoleranz und Aufschieberitis loswerden. Weinheim: Beltz.
Stavemann, H. H. (2013b). Psychotherapeutische sokratische Gesprächsführung. In: Senf, W., Broda, M. & Wilms, B. (Hrsg.). Techniken der Psychotherapie. Ein methodenübergreifendes Kompendium. Stuttgart: Thieme.
Stavemann, H. H. (2014a). Konzept der Problemorientierten Kognitiven Psychodiagnostik (PKP) in: Stavemann, H. H. & Hülsner, Y. (2014): Der Blick hinter das Symptom: Problemorientierte Kognitive Psychodiagnostik und abgeleitete Behandlungspläne. Weinheim: Beltz.
Stavemann, H. H. (2014b). Integrative KVT. Die Therapie emotionaler Turbulenzen (5. Aufl.). Weinheim: Beltz.
Stavemann, H. H. (Hrsg.) (2014c). KVT-Praxis. Strategien und Leitfäden für die Integrative KVT (3. Aufl.). Weinheim: Beltz.
Stavemann, H. H. & Hülsner, Y. (2014): Der Blick hinter das Symptom: Problemorientierte Kognitive Psychodiagnostik und abgeleitete Behandlungspläne. Weinheim: Beltz.
Stavemann, H. H. & Stavemann, V. (2014). Kognitive Diagnostik im Coaching. In: Möller, H. & Kotte, S.(Hrsg.): Diagnostik im Coaching: Grundlagen, Analyseebenen, Praxisbeispiele. Heidelberg: Springer.
Stavemann, H. H. (2015a). Sokratische Gesprächsführung in Therapie und Beratung (3. Aufl.). Weinheim: Beltz.
Stavemann, H. H. (2015b). Sokratische Gesprächsführung. In: M. Linden & M. Hautzinger (Hrsg.). Verhaltenstherapiemanual (8. Aufl.). Heidelberg: Springer.
Stavemann, H. H. (Hrsg.)(2015c). Therapie Tools Integrative KVT. Weinheim: Beltz.
Stavemann, H. H. (Hrsg.) (2016a). Integrative KVT – neue Entwicklungen und Behandlungskonzepte. Weinheim: Beltz.
Stavemann, H. H. (2016b). Problemorientierte Kognitive Psychodiagnostik: Diagnose – Problemanalyse – Behandlungsplanung. In: H. H. Stavemann (Hrsg.), Integrative KVT – neue Entwicklungen und Behandlungskonzepte. Weinheim: Beltz.
Stavemann, H. H. & Hülsner, Y. (2016). Integrative KVT bei Frustrationsintoleranz: Ärgerstörungen und Prokrastination. Weinheim: Beltz.
Stefanek, M., McDonald, P. G. & Hess, S. A. (2004). Religion, spirituality and cancer: Current status and methodological challenges. Psycho-Oncology, 14, 450–463.
Taylor, C. (2002). Die Formen des Religiösen in der Gegenwart (2. Aufl.). Frankfurt / M.: Suhrkamp.
Usher, P. (2015). Stoizismus heute. Eine antike Philosophie für die moderne Zeit. Babelcube Inc.
Vossenkuhl, W. (2011). Philosophie: Basics. für die Westentasche. München: Piper.
Watzlawick, P. (2005). Wie wirklich ist die Wirklichkeit? Wahn-Täuschung-Verstehen (3. Aufl.). München: Piper.
Watzlawick, P. (2006). Die erfundene Wirklichkeit. Wie wissen wir, was wir zu wissen glauben? München: Piper.
Watzlawick, P., Beavin, J. H. & Jackson, D. D. (2011). Menschliche Kommunikation. Formen, Störungen, Paradoxien (12. Aufl.). Stuttgart: Huber.
Wengenroth, M. (2012). Therapie-Tools Akzeptanz- und Commitmenttherapie (ACT). Weinheim: Beltz

Sachwortverzeichnis

Hinweise zum Arbeitsmaterial

Die hier im Anhang aufgeführten Materialien finden Sie auch auf unserer Internetseite (http://www.beltz.de). Sie kommen zu diesen Materialien, indem Sie auf die Seite des Titels gehen, den Link zum Arbeitsmaterial anklicken und folgendes Passwort eingeben: EURE5eF (Groß- und Kleinschreibung beachten).

Dann können Sie das Material herunterladen. Wenn Sie die Seite schließen, kommen Sie zurück zur Inhaltsübersicht. Da das Arbeitsmaterial nur so lange zur Verfügung steht, wie das Buch lieferbar ist, empfehlen wir Ihnen, es sich auf dem eigenen Rechner zu speichern.